# 免疫检查点抑制剂
# 不良事件识别与管理

主　审　Yeung Sai-Ching
主　编　杨润祥　孔光耀

人民卫生出版社
·北　京·

**图书在版编目（CIP）数据**

免疫检查点抑制剂不良事件识别与管理 / 杨润祥，
孔光耀主编 . —北京：人民卫生出版社，2024.8
ISBN 978-7-117-35835-4

Ⅰ. ①免…　Ⅱ. ①杨…②孔…　Ⅲ. ①免疫抑制剂 –
毒性 – 管理　Ⅳ. ①R979.5

中国国家版本馆 CIP 数据核字（2024）第 020607 号

| | | |
|---|---|---|
| 人卫智网 | www.ipmph.com | 医学教育、学术、考试、健康，<br>购书智慧智能综合服务平台 |
| 人卫官网 | www.pmph.com | 人卫官方资讯发布平台 |

免疫检查点抑制剂不良事件识别与管理
Mianyi Jianchadian Yizhiji Buliang Shijian Shibie yu Guanli

主　　编：杨润祥　孔光耀
出版发行：人民卫生出版社（中继线 010-59780011）
地　　址：北京市朝阳区潘家园南里 19 号
邮　　编：100021
E - mail：pmph @ pmph.com
购书热线：010-59787592　010-59787584　010-65264830
印　　刷：天津善印科技有限公司
经　　销：新华书店
开　　本：889×1194　1/16　　印张：17
字　　数：455 千字
版　　次：2024 年 8 月第 1 版
印　　次：2024 年 8 月第 1 次印刷
标准书号：ISBN 978-7-117-35835-4
定　　价：89.00 元

打击盗版举报电话：010-59787491　E-mail：WQ @ pmph.com
质量问题联系电话：010-59787234　E-mail：zhiliang @ pmph.com
数字融合服务电话：4001118166　　E-mail：zengzhi @ pmph.com

## 编委会

杨培丽　宾川县人民医院

杨善兰　大理白族自治州人民医院

杨锡铭　大理市人民医院

杨慧勤　昆明市延安医院

吴　皎　昆明医科大学第三附属医院

吴苏日娜　内蒙古自治区人民医院

何雪心　复旦大学附属华山医院

沈　波　江苏省肿瘤医院

张　旋　云南省肿瘤医院

张　超　曲靖市第一人民医院

张　静　大理大学附属医院

张万琳　成都市第八人民医院

张本斯　大理大学

张艳丽　大连医科大学附属第一医院

张琳琳　西安交通大学第二附属医院

陈　洁　复旦大学附属肿瘤医院

陈　曦　中国人民解放军联勤保障部队第九〇〇医院

陈小波　昆明医科大学第一附属医院

陈卓远　昆明市延安医院

纳　晨　昆明市延安医院

林　根　福建省肿瘤医院

罗　慧　云南省肿瘤医院

罗志国　复旦大学附属肿瘤医院

罗金艳　江苏省人民医院

罗治彬　重庆大学附属医院

罗春香　云南省肿瘤医院

和　洁　昆明医科大学第二附属医院

周冬梅　烟台市烟台山医院

赵　玲　昆明医科大学第二附属医院

赵洪云　中山大学肿瘤防治中心

胡志皇　复旦大学附属肿瘤医院

柯亭羽　昆明医科大学第二附属医院

段林灿　云南省肿瘤医院

贾　玫　北京中医药大学东直门医院

高春林　云南省肿瘤医院

高德培　云南省肿瘤医院

郭鸿彬　中南大学湘雅医院

黄　菊　哈尔滨医科大学附属肿瘤医院

崔艳江　大理白族自治州人民医院

梁　赟　复旦大学附属肿瘤医院

彭文颖　昆明医科大学第三附属医院

董　岩　云南省肿瘤医院

韩丽丽　西安交通大学第二附属医院

曾佳佳　云南省肿瘤医院

雷　巧　云南省肿瘤医院

鲍明亮　云南省肿瘤医院

蔡丽娟　云南省肿瘤医院

樊燕青　大同市第二人民医院

戴　玲　北京大学肿瘤医院

魏向群　云南大学附属医院

## 主审简介

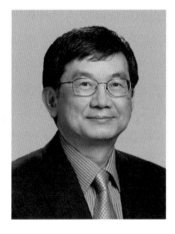

　　Yeung Sai-Ching（杨世正），休斯敦大学生物学博士，圣路易斯大学医学博士，美国得克萨斯大学安德森癌症中心终身教授。

　　自1997年以来，在得克萨斯大学安德森癌症中心急诊室工作26年，拥有丰富的肿瘤急症临床经验。在药理学、生物化学、内分泌学和新陈代谢以及急诊医学方面具有扎实的基础。在 *Cancer Cell*、*JCI*、*JNCI*、*PNAS* 期刊上发表有重大影响的论文共100余篇，主编 *Oncologic Emergencies*、*Medical Care of Cancer Patients* 等专著。

　　目前的研究方向为：糖尿病和肥胖对癌症的影响、癌症患者败血症的生物标志物、中性粒细胞减少的临床管理、以癌细胞代谢为治疗目标以及肿瘤急诊中的临床问题。

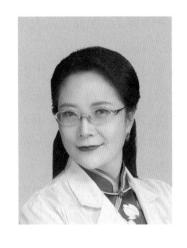

杨润祥，二级教授，博士研究生导师，云南省肿瘤医院内二科科主任，荣获"兴滇英才支持计划"第一层次的云岭学者、"兴滇英才支持计划"第二层次的云岭名医、云南省医学领军人才、云南省中青年学术和技术带头人、云南省区域肿瘤精准诊治省创新团队带头人、云南省李孟鸿专家工作站负责人、云南省肿瘤内科学带头人等称号。

从事肿瘤内科临床工作三十余年，先后在中国医学科学院肿瘤医院、美国德克萨斯大学安德森癌症中心学习，目前主要从事胸部肿瘤、消化道肿瘤、神经内分泌肿瘤等恶性肿瘤的临床规范化诊治及相关基础研究，具有丰富的临床经验和处理本专业疑难及危重病例的诊治能力。作为分中心项目负责人开展抗肿瘤药物临床试验130余项。

主持国家自然科学基金课题5项，主要参与（R2）1项；主持云南省省级厅级课题十余项。2014年以第一完成人荣获云南省科学技术进步奖二等奖；以第一或通讯作者在《科学引文索引》（Science Citation Index, SCI）收录期刊中发表论文10余篇（包括 JAMA、Nature Medicine 等，总的影响因子300余分），在核心期刊发表论文30多篇。科研成果于2016年在第十六届世界肿瘤转移大会上做学术报告，2018年在美国NCCN年会壁报上展示，2023年在世界肺癌大会做学术报告。主编专著《肿瘤合并症治疗例析》《肿瘤急症治疗例析》，主译专著《癌症分子生物学：机制、靶点和治疗》。

担任中国临床肿瘤学会理事、中国医师协会肿瘤医师分会常务委员、中国抗癌协会肿瘤临床化疗专业委员会常务委员、中国抗癌协会多原发和不明原发肿瘤专业委员会常务委员、中国抗癌协会神经内分泌肿瘤专业委员会常务委员、云南省医师协会肿瘤医师分会主任委员、云南省抗癌协会肿瘤转移专业委员会主任委员、云南省肺癌防治协会小细胞肺癌专业委员会主任委员等国内及省内学术任职多项。

## 主编简介

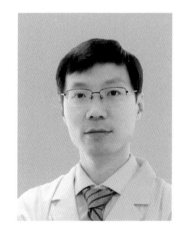

　　孔光耀，西安交通大学教授、博士生导师，西安交通大学生物诊断治疗国家地方联合工程研究中心副主任，中国西部科技创新港精准医疗研究院肿瘤与免疫研究所副所长。2011 年获南开大学博士学位。同年赴美国威斯康星大学麦迪逊分校 McArdle Laboratory For Cancer Research 从事博士后研究工作。2016 年入选西安交通大学"青年拔尖人才支持计划"A 类。2017 年入选陕西省"百人计划"青年项目，同时入选首批西安交通大学医学部国家级后备人才支持计划"攀登人才计划"。2019 年获国家自然科学基金委优秀青年科学基金项目支持。

　　主要研究方向为肝癌和白血病的发病机制、肿瘤靶向治疗以及肿瘤动物模型构建等。在 *Journal of Clinical Investigation*、*Blood*、*Leukemia*、*Science Advances*、*Cell Death & Disease* 等国际权威期刊发表研究论文 50 余篇。主持国家自然科学基金项目 5 项，作为课题负责人主持国家重点研发计划子课题 1 项，以课题骨干参与国家重点研发计划子课题 1 项。

　　目前担任中国生理学会血液生理专业委员会委员、中国医药治疗管理协会细胞治疗质量控制与研究专业委员会委员、中国医药生物技术协会科研实验室建设与管理分会常委、陕西省抗癌协会理事、陕西省抗癌协会转化医学专业委员会副主任委员等。

肿瘤免疫治疗是继手术、放化疗和靶向治疗之后新兴的肿瘤治疗手段，近年来免疫检查点抑制剂取得了突破性进展。与传统化疗相比，免疫检查点抑制剂在多个瘤种中疗效显著，但因其独特的发生机制，不良事件可涉及全身多个器官，有时还会延迟发生，严重时甚至危及生命。因此，临床医生应全面地认识免疫检查点抑制剂相关不良事件，争取早发现、早诊断和早治疗，使患者在免疫治疗中最佳获益。

免疫检查点抑制剂通过激活机体免疫系统攻击癌细胞的同时可能会诱发自身免疫反应，尤其在联合免疫治疗中更为常见，这是免疫相关不良事件发生的重要原因。随着免疫检查点抑制剂的广泛应用，越来越多的不良事件和一些罕见毒性被陆续报道，治疗药物也不断新增，因此本书参考了大量文献和国内外指南，全面整理了当前报道的免疫检查点抑制剂不良事件的识别与管理策略。

本书内容分为三部分，第一部分为绪论，介绍了免疫检查点抑制剂及相关不良事件的发生机制和识别管理原则；第二部分详细讲解各系统免疫检查点抑制剂不良事件的识别与管理，包括皮肤、内分泌系统、消化系统、呼吸系统、心血管系统、血液系统、泌尿系统、神经系统、运动系统、视觉系统等。第三部分为总结与展望，总结了免疫相关不良事件的发病特点、识别与管理要点，并对将来的研究方向如预测标志物进行了展望。

《免疫检查点抑制剂不良事件识别与管理》详细介绍了各系统不良事件的识别与管理，并结合临床实际工作中的病例进行讨论分析，具有较强的实用性。免疫相关不良事件涉及全身多器官多系统，且多数患者伴有基础疾病，经常需要联合多学科医生进行诊治；故本书不仅适用于肿瘤科医师，也是各个科室广大临床工作者实际工作中一本实用的手边参考书。

杨润祥

2023 年 9 月

Immune checkpoint inhibitors (ICIs) have changed the treatment of a wide range of cancers in the rapidly changing field of oncology. These treatments have offered many people fresh hope by utilizing the immune system's capacity to identify and destroy cancer cells while promising long-term life. However, much like any significant advancement in medical science, they are not without problems.

Immune checkpoints are regulatory pathways that modulate T-cell responses to presented antigens. In healthy individuals, immune checkpoint proteins mediate self-tolerance and prevent T cells from attacking normal cells indiscriminately. In the process of carcinogenesis, genomic instability may result in multiple gene mutations, and these mutations produce abnormal proteins that can be recognized as "non-self," i.e., neoantigens. A hallmark of cancer is evasion of immune surveillance, and malignant cells have "learned" how to use various mechanisms to hide from the immune system, some of which involve immune checkpoints.

In recent years, antibody drugs that bind and inhibit the function of several immune checkpoint proteins [cytotoxic T lymphocyte-associated antigen 4 (CTLA-4), lymphocyte-activation gene-3 (LAG3), programmed cell death protein-1 (PD-1), and one of its ligands (PD-L1)] have revolutionized cancer therapy. To date, eleven ICIs have been approved by the US Food and Drug Administration and more outside the US. These are various types of monoclonal antibodies, and the infusion of these biologicals is associated with potential anaphylactoid reactions or infusion-related cytokine release syndrome. Boosting the immune system to treat cancer is a double-edged sword: the enhanced immune activity attacks the cancer cells, but it often leads to autoimmune diseases as well. Immune-related adverse effects (irAEs) arising from ICI therapy vary in incidence and spectrum for the immune checkpoint proteins targeted and the types of malignancy being treated, and combination therapy with different ICIs tends to cause more frequent and more severe irAEs than monotherapy.

The first ICI, ipilimumab, was developed at MD Anderson Cancer Center. Being an emergency physician in a comprehensive cancer center, I have been on the front line to diagnose and manage serious irAEs since the very beginning of cancer immunotherapy using ICIs. ICIs are being increasingly used in various combinations for a wide variety of cancer. As new agents targeting new checkpoint proteins and novel combinations of agents come into use, the relative proportions of irAEs seen in treatment-related adverse reactions may shift.

This book is unique in that it is a comprehensive discussion of novel syndromes of oncologic complications (i.e., irAEs). irAEs can appear in almost any organ system. They can range from mild and self-limiting to severe and life-threatening. Understanding, diagnosing, and managing these particular problems is crucial for doctors in all specialties as ICIs become a staple in the cancer treatment arsenal.

The complex tango between immunotherapy and its unexpected effects is the subject of this book. We explain the wide range of clinical manifestations, delve into the mechanistic insights of various irAEs, and share our experience in clinical management. Our goal is to empower healthcare professionals to give their patients the best treatment possible.

We made an effort to give the most recent evidence and suggestions possible, drawing on clinical trials, real-world experiences, and expert consensus, as we are aware that the area is continuously evolving and expanding. We also recognize that tackling irAEs requires a multidisciplinary approach. This book offers a comprehensive approach to patient care thanks to contributions from experts in a variety of specialties and domains, including dermatology, cancer, rheumatology, and endocrinology.

We believe this book will serve as a beacon, illuminating the intricacies of irAEs for the aspiring oncologist, the experienced internist, the attentive nurse, the enquiring researcher, and any other stakeholder in the care of cancer patients. Knowledge is our most powerful tool when facing a challenge. Let this book be your reliable companion as we continue to explore the frontier of cancer immunotherapy.

With optimism and enthusiasm,

Yeung Sai-Ching, MD, PhD, FACP
Professor of Medicine
Director of Research
Ashbel Smith Professor
Department of Emergency Medicine
The University of Texas MD Anderson Cancer Center
Houston, Texas, USA
October 2023

# 目录

第一部分　绪论

# 第一章

# 肿瘤免疫检查点抑制剂概述

肿瘤免疫治疗是继手术、放疗、化疗和靶向治疗之后的一种新兴的肿瘤治疗方法，是目前最热门的肿瘤治疗手段之一。肿瘤免疫治疗是通过激活自身免疫系统来杀死肿瘤细胞，其主要包括免疫疫苗、免疫检查点抑制剂（immune checkpoint inhibitors, ICIs）治疗、细胞因子治疗、过继性免疫细胞治疗等，其中以 ICIs 的临床研究最为成熟，近年来取得了突破性进展，备受瞩目。

正常情况下，机体免疫系统可识别并清除癌变细胞，但肿瘤细胞常通过多种方法逃避免疫系统监视，最终发生免疫逃逸而导致肿瘤发生、发展。免疫检查点是一类免疫调节性分子，可以调节免疫反应的强度和广度，从而避免正常组织的损伤和破坏，ICIs 作用原理见图 1-1。ICIs 是癌症治

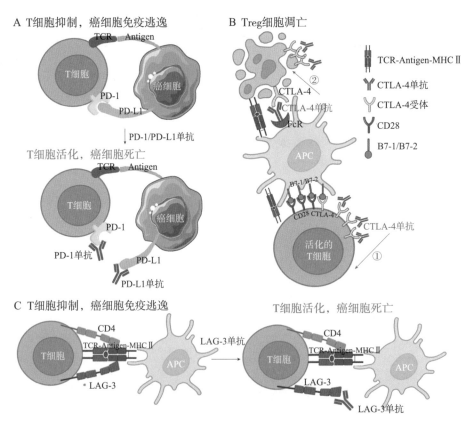

**图 1-1　免疫检查点抑制剂作用原理**
①松开 CD28 对初始 T 淋巴细胞的"刹车"作用，准许它们激活杀伤肿瘤细胞；②诱发调节性 T 细胞（Treg 细胞）死亡。LAG-3 和 CD4 蛋白高度同源，但能以更高的亲和力与 MHC Ⅱ 结合，通过抑制 MHC-TCR 信号转导抑制 T 淋巴细胞活化
A. PD-1/PD-L1 单抗作用原理；B. CTLA-4 单抗作用原理；C. LAG-3 单抗作用原理。

疗进入免疫治疗时代的里程碑式事件，在黑色素瘤、肺癌、胃癌及肾癌等多种肿瘤治疗中取得了较好的疗效，甚至在某些肿瘤中被纳入了一线治疗，部分患者可以获得持久的临床缓解。目前应用于临床的 ICIs 主要包括程序性死亡受体 1（programmed death‑1, PD‑1）/程序性死亡受体配体 1（programmed cell death protein ligand‑1, PD‑L1）单抗和细胞毒性 T 淋巴细胞相关抗原 4（cytotoxic T lymphocyte‑associated antigen‑4, CTLA‑4）单抗两大类，靶向其他新的免疫检查点，如淋巴细胞活化基因 3（lymphocyte activating 3, LAG‑3）、T 细胞免疫球蛋白黏蛋白 3（T cell immunoglobulin and mucin domain‑containing protein 3, TIM 3）、VTSTA、T 细胞免疫球蛋白和 ITIM 结构域蛋白（T cell immunoglobulin and ITIM domain protein, TIGIT）、B7‑H3、诱导性共刺激分子（inducible costimulator, ICOS）、B/T 淋巴细胞衰减因子（B‑and T‑lymphocyte attenuator, BTLA）的单抗还在研究当中。

## 第一节　程序性死亡受体 1/程序性死亡受体配体 1 单抗

1992 年日本科学家 Tasuku Honjo 偶然从凋亡的 B 淋巴细胞系中克隆出了 PD‑1。1999—2002 年，华裔科学家陈列平率先发现肿瘤细胞上高表达一个免疫球蛋白样分子，将其命名为 B7‑H1，现又称程序性死亡受体配体（PD‑L1），并发现 PD‑L1 可能是肿瘤免疫逃逸的机制，用抗体阻断该途径可恢复 T 淋巴细胞的免疫功能。后来美国科学家 Gordon Freeman 发现上述 2 个分子有类似于配体和受体的相互反应，二者结合可抑制淋巴细胞活化。

PD‑1 是一种重要的免疫抑制性跨膜蛋白，主要表达于 T 淋巴细胞表面［也在自然杀伤（natural killer, NK）细胞、B 淋巴细胞和某些髓系细胞表达］，为 CD28 超家族成员，在抑制 T 淋巴细胞活化、下调免疫应答和促进自身免疫耐受中具有重要作用。目前研究认为 PD‑1 配体包括 PD‑L1 和 PD‑L2。PD‑L1 属于 B7 配体家族的 I 型跨膜糖蛋白，在多种肿瘤细胞和 T/B 淋巴细胞、树突状细胞（dendritic cell, DC）细胞中表达；PD‑L2 则分布较为局限。肿瘤微环境（tumor microenvironment, TME）中 γ 干扰素（interferon‑γ, IFN‑γ）等细胞因子会上调肿瘤细胞 PD‑L1 表达，与 PD‑1 结合后诱导 T 淋巴细胞凋亡和抑制 T 淋巴细胞免疫功能，阻断肿瘤免疫环节中的抗原提呈过程，进而诱发肿瘤免疫逃逸和促进肿瘤生长。因此，针对主要表达于 T 淋巴细胞表面的 PD‑1 靶点和主要表达于肿瘤细胞表面的 PD‑L1 靶点相继研发了 PD‑1 和 PD‑L1 单抗，是目前最成功的肿瘤免疫治疗之一。

### 一、程序性死亡受体 1 单抗

PD‑1 单抗主要通过靶向 T 淋巴细胞，阻断 PD‑1 与 PD‑L1/PD‑L2 的结合，使人体杀伤肿瘤细胞的主力军 T 淋巴细胞被重新激活而发挥抗癌作用（图 1‑1A）。PD‑1 单抗的有效率在 10%～30%（经典型霍奇金淋巴瘤及黑色素瘤有效率可达 80% 以上），相较于其他靶向药有效率虽略低，但仍具有持久性、广谱性和低毒性的优势。对 PD‑1 单抗有效的患者，PD‑1 单抗疗效平均维持时间较长，有的甚至长达 5～10 年，且在绝大多数肿瘤中可尝试使用，重要的是，相较传统放化疗，PD‑1 单抗的毒副作用发生率明显降低。目前全球已获批上市的 PD‑1 单抗包括帕博利珠单抗、纳武利尤单抗、西米普利单抗、多塔利单抗和中国研发的信迪利单抗、特瑞普利单抗等。

1. 帕博利珠单抗　帕博利珠单抗（pembrolizumab）是一款 PD‑1 人源化单克隆抗体，2014 年获美国食品药品监督管理局（Food and Drug Administration, FDA）批准上市，2018 年在中国获批上市。帕博利珠单抗作为首个获 FDA 批准的 PD‑1 单抗，是目前 FDA 批准的涵盖瘤种最多的 ICI。帕博利珠单抗最初主要用于晚期黑色素瘤的二线治疗，国内获批的适应证主要包括：①一线治疗失败的不可切除或转移性黑色素瘤；②联合培美曲塞和铂类化疗用于 *EGFR/ALK* 突变阴性的转移性非鳞状非小细胞肺癌（non-small cell lung carcinoma, NSCLC）的一线治疗；③PD-L1 肿瘤比例分数（tumor proportion score, TPS）≥1% 的 *EGFR/ALK* 突变阴性的局部晚期或转移性 NSCLC 一线单药治疗；④联合卡铂和紫杉醇用于转移性鳞状 NSCLC 的一线治疗；⑤一线治疗失败的联合阳性分数（combined positive score, CPS）≥10% 的局部晚期或转移性食管鳞癌；⑥CPS≥20% 的转移性或不可切除的复发性头颈鳞状细胞癌的一线单药治疗；⑦*KRAS/NRAS/BRAF* 野生型，不能切除或转移性的微卫星高度不稳定性（microsatellite instability-high, MSI-H）/错配修复缺陷（mismatch repair deficient, dMMR）结直肠癌的一线单药治疗；⑧联合铂类和氟尿嘧啶类用于局部晚期不可切除或转移性食管/胃食管结合部癌的一线治疗；⑨单药用于既往接受过索拉非尼或含奥沙利铂化疗的肝细胞癌（hepatocellular carcinoma, HCC）患者的治疗。

2. 纳武利尤单抗　纳武利尤单抗（nivolumab），2014 年获 FDA 批准上市，2018 年在中国获批上市，是我国首个上市的 ICI。国内获批的适应证主要包括：①二线治疗 *EGFR/ALK* 阴性、既往接受过含铂方案化疗后进展或不可耐受的局部晚期或转移性 NSCLC；②含铂类方案治疗期间或之后出现疾病进展且肿瘤 PD-L1 阳性（TPS≥1%）的复发性或转移性头颈鳞癌；③既往接受过 2 种或 2 种以上全身性治疗方案的晚期或复发性胃/胃食管连接部癌；④联合伊匹木单抗用于不可切除的非上皮样、恶性胸膜间皮瘤的一线治疗；⑤联合含氟尿嘧啶和铂类用于晚期或转移性胃/胃食管连接部癌或食管腺癌的一线治疗；⑥经新辅助放化疗及完全手术切除后仍有病理学残留的食管癌或胃食管连接部癌患者的辅助治疗；⑦联合氟尿嘧啶和含铂化疗适用于晚期或转移性食管鳞癌患者的一线治疗。

3. 特瑞普利单抗　特瑞普利单抗（toripalimab），是我国自主研发的首个批准上市的 PD-1 单抗，目前共获批 6 项适应证：①既往接受全身系统治疗失败的不可切除或转移性黑色素瘤；②既往接受过二线及以上系统治疗失败的复发或转移性鼻咽癌；③既往接受过治疗的局部进展或转移性尿路上皮癌（urothelium carcinoma, UC）；④联合顺铂和吉西他滨用于局部复发或转移性鼻咽癌患者的一线治疗；⑤联合含铂化疗用于局部晚期或转移性食管鳞癌的一线治疗；⑥联合标准化疗用于晚期 *EGFR/ALK* 阴性非鳞 NSCLC 的一线治疗。

4. 信迪利单抗　信迪利单抗（sintilimab），是首个进入国家医保目录的 PD-1 单抗。其适应证包括：①单药用于治疗至少经过二线系统化疗的复发或难治性经典型霍奇金淋巴瘤；②联合培美曲塞和铂类化疗用于驱动基因阴性的晚期或复发性非鳞状 NSCLC 的一线治疗；③联合吉西他滨和铂类用于不可手术切除的局部晚期或转移性鳞状 NSCLC 的一线治疗；④联合贝伐珠单抗用于既往未接受过系统治疗的不可切除或转移性 HCC 的一线治疗，是目前唯一获批肝癌一线适应证的 PD-1 单抗；⑤联合紫杉醇和顺铂或氟尿嘧啶和顺铂用于不可切除的局部晚期、复发或转移性食管鳞癌的一线治疗；⑥联合化疗（奥沙利铂＋卡培他滨）一线治疗不可切除的局部晚期、复发性或转移性胃或胃食管交界处癌。

5. 卡瑞利珠单抗　卡瑞利珠单抗（camrelizumab），是继信迪利单抗和特瑞普利单抗后的第 3 个国产 PD-1 单抗，目前已获批 9 项适应证，涵盖 5 大肿瘤，包括：①三线治疗复发/难治性霍奇金淋巴瘤；②既往接受过索拉非尼和/或含奥沙利铂系统化疗的晚期 HCC；③既往接受过一线化疗后疾病进展或不可耐受的局部晚期或转移性食管鳞癌；④联合培美曲塞和卡铂用于 *EGFR/ALK* 阴性、不可切除的局部晚期或转移性 NSCLC 的一线治疗；⑤既往接受过二线化疗后疾病进展或不可耐受的晚期鼻咽癌；⑥联合顺铂和吉西他滨用于复发或转移性鼻咽癌的一线治疗；⑦联合紫杉醇和顺铂用于晚期食管癌的一线治疗；⑧联合化疗用于晚期或转移性鳞状 NSCLC 的一线治疗；⑨联合阿帕替尼用于不可切除或转移性肝细胞癌患者的一线治疗。

6. **替雷利珠单抗**　替雷利珠单抗（tislelizumab），是对 Fc 段成功改造的创新型 PD-1 单克隆抗体，且最大限度地减少了与巨噬细胞中的 Fcγ 受体结合（PD-1 单抗与巨噬细胞中的 Fcγ 受体结合之后，激活抗体依赖的细胞介导的吞噬作用，从而杀伤 T 淋巴细胞，导致 PD-1 抗体的抗肿瘤活性下降）。目前已获批 9 项适应证，其中完全批准用于：①联合化疗用于晚期鳞状 NSCLC 的一线治疗；②联合化疗晚期非鳞状 NSCLC 的一线治疗；③既往接受含铂化疗后疾病进展的局部晚期或转移性 NSCLC 的二/三线治疗；④既往接受过一线标准化疗后进展或不可耐受的局部晚期或转移性食管鳞状细胞癌；⑤联合化疗用于复发或转移性鼻咽癌的一线治疗。附条件批准用于：①至少经二线系统化疗的复发或难治性经典型霍奇金淋巴瘤；②PD-L1 高表达的含铂化疗失败 12 个月内进展的局部晚期或转移性 UC；③既往接受过至少一种全身治疗的不可切除 HCC；④既往经治、不可切除或转移性 MSI-H/dMMR 的成人实体瘤。

7. **派安普利单抗**　派安普利单抗（penpulimab）是国产第 5 款 PD-1 单抗，用于治疗至少经过二线系统化疗的复发或难治性经典型霍奇金淋巴瘤。

8. **赛帕利单抗**　赛帕利单抗（zimberelimab），是国产第 6 款 PD-1 单抗，是国内第一款经过转基因大鼠平台自然选择的全人源化 PD-1 单抗；用于二线及以上复发或难治性经典型霍奇金淋巴瘤。

9. **斯鲁利单抗**　斯鲁利单抗（serplulimab），是创新型人源化 PD-1 单抗，于 2018 年启动临床试验。目前在研临床试验覆盖 NSCLC、小细胞肺癌（small cell lung cancer, SCLC）、胃癌、宫颈癌、肝癌等，已获批的适应证包括：①单药治疗经治失败、不可切除或转移性 MSI-H 实体瘤；②联合化疗（白蛋白紫杉醇 - 卡铂）一线治疗局部晚期或转移性鳞状 NSCLC；③联合化疗用于广泛期 SCLC 的一线治疗。它是首款在 SCLC 领域取得突破的 PD-1 单抗。

10. **西米普利单抗和多塔利单抗**　西米普利单抗（libtayo）和多塔利单抗（jemperli）这两款 PD-1 单抗目前已获 FDA 批准上市，但国内尚未上市。西米普利单抗在国外获批的适应证包括：①不可手术切除或不可耐受放疗的局部晚期或转移性皮肤鳞状细胞癌；②PD-L1 高表达（TPS≥50%）且 *EGFR/ALK/ROS1* 突变阴性的晚期 NSCLC 的一线治疗。多塔利单抗在国外获批适应证：①dMMR 的复发或晚期实体瘤；②既往接受过含铂类化疗后疾病进展、dMMR 的复发或晚期子宫内膜癌。

## 二、程序性死亡受体配体 1 单抗

PD-L1 单抗同时靶向肿瘤细胞和抗原提呈细胞（antigen presenting cell, APC）表面的 PD-L1，恢复 T 淋巴细胞介导的抗肿瘤免疫作用，并解除 DC 细胞的自我抑制（图 1-1A），强化抗肿瘤免疫应答，整体免疫疗效更强。同时，PD-L1 单抗不阻止 T 淋巴细胞表面的 PD-1 与巨噬细胞表面的 PD-L2 的相互作用，从而在免疫系统被激活时，不抑制 PD-L2 控制炎症和保护正常肺组织免受过度损伤的作用，降低了细胞因子风暴等致命性副作用的发生，其≥3 级不良事件发生率较 PD-1 单抗低。另外，PD-L1 单抗大多为 IgG1 抗体，具有半衰期长、稳定性好的优点。目前全球已获批上市的 PD-L1 单抗包括阿替利珠单抗、度伐利尤单抗、阿维鲁单抗和中国研发的恩沃利单抗、舒格利单抗。

1. **阿替利珠单抗**　阿替利珠单抗（atezolizumab）是一款 Fc 区改造的人源化 PD-L1 单抗，可阻止其与 PD-1 和活化 T 淋巴细胞表达的 B7-1 结合，在晚期 NSCLC 中显示出显著抗癌活性。国内获批适应证包括：①联合 EP/EC 化疗一线治疗广泛期 SCLC，是改变 SCLC 一线治疗的里程碑药物；②联合贝伐珠单抗用于既往未接受过系统治疗的不可切除 HCC 的一线治疗；③PD-L1 高表达、*EGFR/ALK* 突变阴性的转移性 NSCLC 的一线单药治疗；④联合培美曲塞和铂类化疗用于 *EGFR/ALK* 突变阴性的转移性非鳞状 NSCLC 的一线治疗。

2. 度伐利尤单抗　度伐利尤单抗（durvalumab）在国内获批的适应证包括：①不可切除的Ⅲ期 NSCLC，且在同步放疗 + 含铂化疗后疾病未进展者的维持治疗；②联合 EP/EC 化疗一线治疗广泛期 SCLC，是批准用于 SCLC 的第 2 款 PD-L1 单抗。

3. 阿维鲁单抗　阿维鲁单抗（avelumab），目前在国内尚未上市，国外获批的适应证包括：①接受含铂化疗后疾病未进展的局部晚期或转移性 UC 的一线维持治疗；②联合阿昔替尼用于晚期肾细胞癌的一线治疗；③转移性 Merkel 细胞癌（罕见皮肤癌）的一线/后线治疗。

4. 恩沃利单抗　恩沃利单抗（envafolimab）是全球首个皮下注射剂型的 PD-L1 单抗。国内获批适用于不可切除或转移性 MSI-H/dMMR 的成人晚期实体瘤，包括既往经过氟尿嘧啶类、奥沙利铂和伊立替康治疗后出现疾病进展的晚期结直肠癌患者以及既往治疗后出现疾病进展且无满意替代治疗方案的其他晚期实体瘤患者。

5. 舒格利单抗　舒格利单抗（sugemalimab）是一种全人源全长抗 PD-L1 单抗，为 IgG4 抗体，其国内获批的适应证包括：①联合培美曲塞和卡铂用于 *EGFR/ALK* 突变阴性的转移性非鳞状 NSCLC 的一线治疗；②联合紫杉醇和卡铂用于转移性鳞状 NSCLC 的一线治疗。舒格利单抗是首个针对Ⅳ期鳞状和非鳞状 NSCLC 患者的 PD-L1 单抗。

## 第二节　细胞毒性 T 淋巴细胞相关抗原 4 单抗

细胞毒性 T 淋巴细胞相关抗原 4（CTLA-4），是一类表达于调节性 T 细胞（Treg 细胞），表面的免疫球蛋白超家族成员，负责传递抑制信号给 T 淋巴细胞，即 CD152。CTLA-4 单抗的作用机制相对复杂，目前认为主要包括以下 2 个方面（图 1-1B）：①松开 CD28 对初始 T 淋巴细胞的"刹车"作用，准许它们激活、杀伤肿瘤细胞。表达于 T 淋巴细胞的 CTLA-4 和协同刺激分子受体 CD28 高度同源，二者均可与 APC 表面配体 B7-2/B7-1 结合，与配体结合后 CTLA-4 向 T 淋巴细胞传导抑制信号，CD28 则传导激活信号；由于 CTLA-4 对 B7 的亲和力高于 CD28，故阻断了 CD28 对 T 淋巴细胞的协同刺激，起到"刹车"作用；CTLA-4 单抗通过阻断 CTLA-4，诱导 T 淋巴细胞重新激活和分化、增殖为效应细胞，从而杀伤肿瘤细胞。②诱发 Treg 细胞死亡：CTLA-4 单抗阻断 Treg 细胞表面 CTLA-4 分子与 Fc 间的共刺激信号，接着通过抗体 Fc 受体介导的抗体依赖细胞介导的细胞毒作用（antibody-dependent cell-mediated cytotoxicity, ADCC），有效清除高表达 CTLA-4 的肿瘤局部 Treg 细胞，从而解除 Treg 细胞的免疫抑制效应，达到抗肿瘤效果。CTLA-4 单抗是世界上第 1 种获批上市的 ICIs，主要包括早年获 FDA 批准上市的伊匹木单抗和获 FDA 优先审查资格的替西木单抗。

1. 伊匹木单抗　伊匹木单抗（ipilimumab）是全球首个 ICI，也是目前在我国首个且唯一获批上市的 CTLA-4 单抗。FDA 批准单药用于不可切除或转移性黑色素瘤的治疗，但单药治疗效果不佳，且毒副反应重。伊匹木单抗的临床研究进展缓慢，目前在国内获批适用于联合纳武利尤单抗用于不可切除、非上皮型恶性胸膜间皮瘤的一线治疗。纳武利尤单抗联合伊匹木单抗为国内首个获批的双免疫疗法。

2．替西木单抗　替西木单抗（tremelimumab）的研发先后历经 18 年，在黑色素瘤、肺癌、UC 和头颈癌的临床试验中均以失败告终，直至Ⅲ期临床试验（HIMALAYA），与度伐利尤单抗联合应用于治疗无法接受手术治疗的肝癌患者中表现出积极疗效。目前该适应证与"PD-L1 单抗度伐利尤单抗联合用于治疗无法接受手术治疗的肝癌"的申请已被 FDA 纳入优先审查，有望成为第 2 个获批的 CTLA-4 单抗。

## 第三节　双特异性抗体

卡度尼利单抗（cadonilimab）是全球首个 PD-1/CTLA-4 双特异性抗体，填补了中国双特异性抗体的空白。目前获批适用于一线含铂化疗治疗失败的复发或转移性宫颈癌的单药治疗，填补了中国晚期宫颈癌的免疫药物治疗的空白。此外，目前我国其他双靶点抗体药物研发亦如火如荼，AK112（抗 PD-1/VEGF）、IBI318（抗 PD-1/PD-L1）等正处于早期临床试验阶段，但能否实现高效低毒有待进一步评估。

以上 ICIs 适应证统计时间截至 2022 年 11 月底，目前还有后续的临床试验在开展中，适应证将会不断扩大。

## 第四节　新一代免疫检查点抑制剂

尽管 PD-1/PD-L1 单抗和 CTLA-4 单抗近年来在肿瘤治疗中取得了巨大成功，但仍有一部分患者对治疗无反应或产生耐药，因而最近有许多研究聚焦于靶向抑制型受体（LAG-3、TIM3、TIGIT 和 BTLA）和 B7 家族的配体（VISTA、B7-H3 等），这可能是新一代 ICIs 的发展方向。

1．淋巴细胞活化基因 3　LAG-3 是新一代 ICIs 的热门靶点，主要表达于活化的 T 淋巴细胞、B 淋巴细胞和 NK 细胞；LAG-3 和 CD4 是同源蛋白，但能以更高的亲和力与 MHC Ⅱ 结合，主要通过抑制 MHC-TCR 信号转导抑制 T 淋巴细胞活性，TME 中持续的抗原刺激导致 LAG-3 过度表达，造成 T 淋巴细胞衰竭而诱发肿瘤，阻断 LAG-3 可以重新激活免疫反应杀伤肿瘤细胞（图 1-1C）。瑞拉利单抗（relatlimab）是进入临床的第一个的 LAG-3 单抗，RELATIVITY-047 临床试验（Ⅱ/Ⅲ期）结果显示转移性或不可切除的黑色素瘤的一线治疗中，瑞拉利单抗联用纳武利尤单抗组较纳武利尤单抗单药组显著延长了患者的中位无进展生存期（median progression free survival, mPFS）（10.12 个月 *vs.* 4.63 个月），且具有可控的安全性。LAG-3 被誉为继 PD-1/PD-L1 之后新一代肿瘤免疫治疗靶点，具有巨大的应用前景，目前已开发出 20 余种针对 LAG-3 的抗体，包括 LAG-3 阻断性抗体如瑞拉利单抗、Sym022、TSR-033、REGN3767、LAG525、INCAGN2385-101、MK-4280 和 BI754111 等，以及双特异性抗体如 MGD013（抗 PD-1/LAG-3）、FS118（抗 LAG-3/PD-L1）和 XmAb22841（抗 CTLA-4/LAG-3）等。

2．T 淋巴细胞免疫球蛋白黏蛋白 3　TIM3 也是一种负调控的免疫检查点，在 T 淋巴细胞、Treg 细胞、DC、NK 细胞和巨噬细胞表面表达。TIM3 有 4 个配体（Gal-9、PS、HMGB1 和 CEACAM-1），TIM3 与其主要配体 Gal-9（半乳糖凝集素-9）结合导致辅助性 T 淋巴细胞凋亡而抑制肿瘤免疫应答。有研究发现 TIM3 在 PD-1 耐药的肿瘤中表达上调，这可能是 PD-1 单抗发生耐药的机制之一。目前已开发出多种针对 TIM3 的抗体，包括靶向 TIM3 的 TSR-022、MBG453、cobolimab 等，双特异性抗体如

LY3415244（抗 TIM3/PD-L1）、RO712661 和 AZD7789（抗 TIM3/PD-1）等。现国内外尚无 TIM3 药物上市，目前初步观察到有抗肿瘤活性，但需 Ⅱ/Ⅲ 期试验进一步验证。

3. T 淋巴细胞免疫球蛋白和 ITIM 结构域蛋白  TIGIT（VS.TM3/VS.IG9）是脊髓灰质炎病毒受体（PVR）家族成员，是含 Ig 及 ITIM 结构域的 T 淋巴细胞和 NK 细胞共有的抑制性受体。TIGIT 与 CD226 竞争性结合表达于 DC 表面的 CD155，阻碍了 CD226 介导的免疫激活而抑制免疫细胞活性，TIGIT 同时也会抑制 NK 细胞的细胞毒性，且 TIGIT 在 Treg 细胞高表达也造成其抑制功能增强。目前已有 20 余种针对 TIGIT 的抗体药物进入临床试验，包括靶向 TIGIT 的单抗，如已进入 Ⅲ 期的替瑞利尤单抗、MK-7684、BMS-986207、BGB-A1217 和 AB154，及双特异性抗体如 AZD-2936、IBI-321（抗 TIGIT/PD-1），HLX-301（抗 TIGIT/PD-L1）和 AK130（抗 TIGIT/TGF-β）等。Ⅱ 期 CITYSCAPE 研究结果显示在 PD-L1 阳性、局部晚期不可切除或转移性 NSCLC 的一线治疗中，替瑞利尤单抗联合阿替利珠单抗较阿替利珠单抗单药组提高了患者的客观缓解率（objective response rate, ORR）（31.3% vs. 16.2%）和 mPFS（5.4 个月 vs. 3.6 个月），但安全性有待进一步评估。

4. VISTA  VISTA（V-domain Ig suppressor of T cell activation）亦被称为 Dies1、PD-1H，属于 B7 家族成员，胞外结构域和 PD-L1 同源，主要在 T 淋巴细胞、单核细胞、骨髓细胞和中性粒细胞表达，VISTA 与其配体 VS.IG-3 结合后，可抑制 T 淋巴细胞增殖和分化，阻断 VISTA 可增加肿瘤的免疫浸润，减少骨髓来源的 Treg 细胞生成，改善 TME 的免疫抑制。目前已研发出 3 种 VISTA 单抗，包括 VS.TB112、BMS-767 和 SG7。VS.TB112 在 Ⅰ 期临床试验中已被终止（原因不详），BMS-767 单抗是唯一的 pH 选择性阻断抗体，而 SG7 可能比其他 2 个单抗毒性小。CA-170 是一款选择性靶向 PD-L1 和 VISTA 的口服小分子双重拮抗剂，是目前研发进度最快的 VISTA 靶向药，在经治但 ICI 未知的 NSCLC 中疗效和安全性良好，目前处于 Ⅱ/Ⅲ 期临床试验中。

5. B7-H3  B7-H3（CD276）是一种跨膜蛋白，属于 B7 免疫共刺激和共抑制家族成员，其配体尚不明确。早先被证明主要是作为共刺激受体，促进 T 淋巴细胞增殖，诱导细胞毒性 T 淋巴细胞，选择性地刺激 IFN-γ 而产生免疫刺激功能；后来更多证据表明 B7-H3 在免疫细胞中主要发挥共抑制作用，促使肿瘤细胞逃避免疫监视。B7-H3 在黑色素瘤、白血病、乳腺癌、前列腺癌等多种肿瘤细胞中高表达，因此，靶向 B7-H3 可以解除肿瘤的免疫抑制，增强对肿瘤的杀伤。目前，针对 B7-H3 靶标的单抗、双抗、抗体偶联药物、CAR-T 等不断涌现。其中依布妥组单抗（MGA271）是首款靶向 B7-H3 蛋白，具有 Fc 优化功能的单克隆抗体，在一项头颈部鳞癌的 Ⅱ 期临床试验中联合 PD-1 单抗治疗获得了 33.3% 的 ORR，其余药物还在 Ⅰ 期临床试验中。

6. 诱导性共刺激分子  ICOS（CD278）是一种 T 淋巴细胞共刺激受体，在活化的 T 淋巴细胞上表达，ICOS 配体则在 B 淋巴细胞、巨噬细胞和 DC 等抗原呈递细胞上表达，ICOS 共刺激受体的作用主要是增强 T 淋巴细胞的抗肿瘤活性，单独使用 ICOS 共刺激受体激动剂或与共抑制剂联用有望提高抗肿瘤免疫疗法的应答率，该靶点目前尚无药物获批上市。

7. B/T 淋巴细胞衰减因子  BTLA（CD272）是一种共抑制性受体，表达于活化的 T 淋巴细胞、B 淋巴细胞。肺癌、黑色素瘤、结直肠癌和淋巴瘤等肿瘤高表达其配体 HVEM，与 BTLA 结合后可抑制淋巴细胞的杀伤功能。阻断 BTLA 与其配体的结合，可抑制肿瘤的免疫逃逸，而 BTLA 单抗与 PD-1/PD-L1 单抗联用也有较大潜力。该靶点尚无药物获批上市，最快的处于 Ⅰ/Ⅱ 期的临床试验阶段，JS004 是全球第一款获批进入临床的 BTLA 单抗，目前处于晚期肺癌的 Ⅰ/Ⅱ 期临床试验中。其他在研单抗还包括 ANB032 和 HFB-200603 均处于 Ⅰ 期临床试验阶段。

## 第五节　讨论

ICIs 是当前研究最多、进展最快的抗肿瘤药物，引领癌症治疗的重大变革。目前全球已有 4 000 多个关于 PD-1/PD-L1 单抗的临床试验，国内也有近百个相关研究处于临床试验阶段，覆盖了肺癌、肝癌、胃癌、食管癌、鼻咽癌、淋巴瘤等国内高发癌种，其中 70% 以上为联合用药，大大提高了 ICIs 治疗的有效率，PD-1/PD-L1 单抗的主流搭档包括化疗（铂类/紫杉醇/依托泊苷等）、靶向治疗（贝伐珠单抗/呋喹替尼等）、免疫治疗（伊匹木单抗/LAG-3 抗体/TIM3 抗体/CAR-T 细胞治疗）或局部治疗（放疗、射频消融）等。由于 CTLA-4 单抗在单药治疗中普遍存在应答率有限、毒性较大等问题，故研究策略也多与化疗、靶向治疗、免疫治疗和局部治疗等联用。近年来多个靶向 CTLA-4 和 PD-1/PD-L1 的双特异性抗体也陆续进入临床试验，全球首个 PD-1/CTLA-4 双特异性抗体卡度尼利单抗已在中国获批上市，多款类似药物的有效性和安全性还有待进一步评估。

在这个免疫治疗在癌症治疗中广泛应用的时代（表 1-1 汇总了国家药品监督管理局获批的各类 ICIs 适应证的生存数据），临床医生除需掌握各类 ICIs 的适应证、评估患者是否耐受免疫治疗外，还有一个问题值得大家思考：究竟哪些患者能最大获益？目前可结合以下几个指标进行综合考虑：①PD-L1 表达水平，当肿瘤组织中 PD-L1 高表达（TPS≥50%），PD-1/PD-L1 单抗可以作为首选治疗手段，而若 PD-L1 仅表达阳性（1%≤TPS<50%），PD-1/PD-L1 单抗可使一线化疗失败的肺癌患者获益；②MSI 状态，肿瘤组织中 MSI-H 者对 ICIs 的有效率明显高于微卫星低度不稳定性（microsatellite instability-low, MSI-L）和微卫星稳定状态（microsatellite stability, MSS）者；③肿瘤突变负荷（tumor mutation burden, TMB）丰度，TMB 越高，患者从免疫治疗中获益的概率就越大；④肿瘤浸润淋巴细胞检测，通过免疫组化染色（CD3/CD4/CD8 等），可以判断肿瘤组织中是否有较多淋巴细胞浸润，浸润的淋巴细胞越多，PD-1/PD-L1 单抗有效率越高。总之，免疫系统错综复杂，单一 ICIs 治疗可能很难达到预期效果，探究更为低毒高效的联合治疗方案和研发双靶点的双特异性抗体是未来发展的新方向。另外通过计算机生物学、生物信息学等方法建立综合预测免疫疗效、免疫相关不良事件（immune-related adverse events, irAEs）的生物标志物评价体系或可进一步提高患者获益，这些举措有望推动肿瘤精准医学的发展。

表 1-1　各类 ICIs 药物的适应证和临床试验数据汇总

| 瘤种 | 药物名称 | 批准时间 | 中国国家药品监督管理局（NMPA）适应证 | 治疗线 | 治疗方案 | mOS/月 | mPFS/月 | ORR/% | 临床试验（分期） |
|---|---|---|---|---|---|---|---|---|---|
| NSCLC | 帕博利珠单抗 | 2019年3月 | 联合培美曲塞/铂类化疗用于 EGFR/ALK（-），mnsqNSCLC | 一线 | 帕博利珠单抗200mg Q3W 35周期+AP/AP | 22 vs. 10.7（HR=0.56） | 9.0 vs. 4.9（HR=0.48） | 48.0 vs. 19.4 | Keynote-189（Ⅲ期） |
| | 帕博利珠单抗 | 2019年10月 | 单药治疗 EGFR/ALK（-），mnsqNSCLC（PD-L1 TPS≥1%） | 一线 | 帕博利珠单抗200mg Q3W 35周期/含铂化疗 | 16.7 vs. 12.1（HR=0.81） | NS | NS | Keynote-042（Ⅲ期） |
| | 帕博利珠单抗 | 2019年11月 | 联合卡铂和紫杉醇用于 msqNSCLC | 一线 | 帕博利珠单抗200mg Q3W 35周期+TP/TP | 17.1 vs. 11.6（HR=0.71） | 8.0 vs. 5.1（HR=0.57） | 62.6 vs. 38.4 | Keynote-407（Ⅲ期） |
| | 纳武利尤单抗 | 2018年6月 | 单药治疗 EGFR/ALK（-），既往接受过含铂化疗的局部晚期或 mNSCLC | 二线 | 纳武利尤单抗3mg/kg Q2W/多西他赛 | 12.0 vs. 9.6（HR=0.68） | NA | 17.0 vs. 4.0 | CheckMate-078（Ⅲ期） |
| | 特瑞普利单抗 | 2022年9月 | 联合标准化疗用于 EGFR/ALK（-），晚期 nsqNSCLC | 一线 | 特瑞普利单抗240mg Q3W+标准化疗后特瑞普利单抗单抗维持/标准化疗 | 尚未达到 vs. 17.1（HR=0.69） | 8.4 vs. 5.6（HR=0.49） | 65.7 vs. 46.2 | CHOICE-01（Ⅲ期） |
| | 信迪利单抗 | 2021年2月 | 联合培美曲塞和铂类化疗用于 EGFR/ALK（-），晚期 nsqNSCLC | 一线 | 信迪利单抗200mg Q3W+AP/AP | 24.2 vs. 16.8（HR=0.65） | 9.2 vs. 5.0（HR=0.49） | 51.9 vs. 9.8 | ORIENT-11（Ⅲ期） |
| | 信迪利单抗 | 2021年6月 | 联合吉西他滨和铂类用于不可手术切除的局部晚期或 msqNSCLC | 一线 | 信迪利单抗200mg Q3W+GP后信迪利单抗维持/GP | 尚未达到 vs. （HR=0.56） | 5.1 vs. 4.9（HR=0.62） | 44.7 vs. 35.4 | ORIENT-12（Ⅲ期） |
| | SHR-1210 | 2020年6月 | 联合培美曲塞和卡铂用于 EGFR/ALK（-），不可切除的局部晚期或 mnsqNSCLC | 一线 | SHR-1210 200mg Q3W+AP后SHR1210+A维持/AP后A维持 | 尚未达到 vs. 20.9（HR=0.73） | 11.3 vs. 8.3（HR=0.60） | 60.5 vs. 38.6 | CameL（Ⅲ期） |

续表

| 瘤种 | 药物名称 | 批准时间 | 中国国家药品监督管理局（NMPA）适应证 | 治疗线 | 治疗方案 | mOS/月 | mPFS/月 | ORR/% | 临床试验（分期） |
|---|---|---|---|---|---|---|---|---|---|
| NSCLC | SHR-1210 | 2021年12月 | 联合化疗用于晚期或msqNSCLC | 一线 | SHR-1210 200mg Q3W+TP后 SHR-1210维持/TP | 尚未达到 vs. 12.0（HR=0.55） | 8.5 vs. 4.9（HR=0.37） | 64.8 vs. 36.7 | CameL-Sq（Ⅲ期） |
| | 替雷利珠单抗 | 2021年1月 | 联合化疗用于晚期sqNSCLC | 一线 | 替雷利珠单抗 200mg Q3W+TP/TP | 尚未达到 | 7.6 vs. 5.5（HR=0.52） | 74.8 vs. 49.6 | RATIONALE307（Ⅲ期） |
| | 替雷利珠单抗 | 2021年6月 | 联合化疗用于晚期nsqNSCLC | 一线 | 替雷利珠单抗 200mg Q3W+AP后 替雷利珠单抗+A维持/AP后A维持 | NA | 9.7 vs. 7.6（HR=0.65） | 57.4 vs. 36.9 | RATIONALE304（Ⅲ期） |
| | 替雷利珠单抗 | 2022年1月 | 既往接受含铂化疗后疾病进展的局部晚期或mNSCLC | 二/三线 | 替雷利珠单抗 200mg Q3W/多西他赛 | 16.9 vs. 11.9（HR=0.66） | 4.2 vs. 2.6（HR=0.63） | 22.6 vs. 7.0 | RATIONALE303（Ⅲ期） |
| | HLX10 | 2022年11月 | 联合化疗用于局部晚期或转移性sqNSCLC | 一线 | HLX10+AP/AP | 尚未达到（HR=0.60） | 9.79 vs. 5.72（HR=0.44） | 75 vs. 55.5 | ASTRUM-004（Ⅲ期） |
| | 阿替利珠单抗 | 2021年4月 | 单药治疗PD-L1高表达、EGFR/ALK（−）、mNSCLC | 一线 | 阿替利珠单抗 1 200mg Q3W/含铂化疗 | 20.2 vs. 13.1（HR=0.59） | 7.2 vs. 5.5（HR=0.67） | NA | IMpower110（Ⅲ期） |
| | 阿替利珠单抗 | 2021年7月 | 联合培美曲塞和铂类化疗用于EGFR/ALK（−）、mnsqNSCLC（PD-L1 TPS≥1%） | 一线 | 阿替利珠单抗 1 200mg Q3W+AP/AP | 18.9 vs. 13.9（HR=0.79） | 7.0 vs. 5.5（HR=0.64） | 49.2 vs. 31.9 | IMpower130（Ⅲ期） |
| | 度伐利尤单抗 | 2019年12月 | 单药用于不可切除的Ⅲ期NSCLC在同步放疗+含铂化疗后疾病未进展者 | 维持 | 度伐利尤单抗 10mg/kg Q2W/安慰剂 | 47.5 vs. 29.1（HR=0.71） | 17.2 vs. 5.6（HR=0.55） | NA | PACIFIC（Ⅲ期） |

续表

| 瘤种 | 药物名称 | 批准时间 | 中国国家药品监督管理局（NMPA）适应证 | 治疗线 | 治疗方案 | mOS/月 | mPFS/月 | ORR/% | 临床试验（分期） |
|---|---|---|---|---|---|---|---|---|---|
| NSCLC | 舒格利单抗 | 2021年12月 | 联合培美曲塞和卡铂用于 EGFR/ALK（-），mnsqNSCLC | 一线 | 舒格利单抗1 200mg Q3W+AP后舒格利单抗+A维持/AP后A维持 | 26.8 vs. 19.8（HR=0.72） | 9.6 vs. 5.8（HR=0.59） | NA | GEMSTONE-302（Ⅲ期） |
| | 舒格利单抗 | 2021年12月 | 联合紫杉醇和卡铂用于 msqNSCLC | 一线 | 舒格利单抗1 200mg Q3W+TP后舒格利单抗维持/TP | 23.3 vs. 12.2（HR=0.56） | 8.3 vs. 4.8（HR=0.34） | 70.5 vs. 46.0 | |
| SCLC | 阿替利珠单抗 | 2020年2月 | 联合EP化疗治疗ES-SCLC | 一线 | 阿替利珠单抗1 200mg Q3W+EP后阿替利珠单抗维持/EP | 12.3 vs. 10.3（HR=0.70） | 5.2 vs. 4.3（HR=0.77） | 60.2 vs. 64.4 | IMpower133（Ⅲ期） |
| | 度伐利尤单抗 | 2021年7月 | 联合EP化疗治疗ES-SCLC | 一线 | 度伐利尤单抗1 500mg Q3W+EP后度伐利尤单抗维持/EP | 12.9 vs. 10.5（HR=0.75） | 5.1 vs. 5.4（HR=0.78） | 67.0 vs. 58.0 | CASPIAN（Ⅲ期） |
| | HLX10 | 审批中 | 联合化疗用于ES-SCLC | 一线 | HLX10 4.5mg/kg Q3W+EP/EP | 15.4 vs. 10.9（HR=0.63） | 5.7 vs. 4.3（HR=0.48） | 80.2 vs. 70.4 | ASTRUM-005（Ⅲ期） |
| 恶性黑色素瘤 | 帕博利珠单抗 | 2018年7月 | 单药治疗不可切除或转移性黑色素瘤 | 二线 | 帕博利珠单抗2mg/kg Q3W 35周期或PD | 12.1 | 2.8 | 16.7 | Keynote-151（Ⅰb期单臂） |
| | 特瑞普利单抗 | 2018年12月 | 单药治疗既往系统治疗失败的不可切除或转移黑色素瘤 | 二线 | 特瑞普利单抗3mg/kg Q2W | 22.2 | 3.3 | 17.3 | POLARIS-01（Ⅱ期） |
| 头颈部鳞状细胞癌 | 帕博利珠单抗 | 2020年12月 | 单药治疗不可切除的R/M头颈部鳞状细胞癌（PD-L1 CPS≥20%） | 一线 | 帕博利珠单抗200mg Q3W 35周期/EXTREME | 14.9 vs. 10.7（HR=0.61） | NS | NS | Keynote-048（Ⅲ期） |
| | 纳武利尤单抗 | 2019年10月 | 单药治疗既往接受过含铂类化疗后的R/M头颈部鳞状细胞癌（PD-L1 TPS≥1%） | 二线 | 纳武利尤单抗3mg/kg Q2W/标准单药化疗 | 8.2 vs. 4.7（HR=0.55） | NA | 13.3 vs. 5.8 | CheckMate-141（Ⅲ期） |

续表

| 瘤种 | 药物名称 | 批准时间 | 中国国家药品监督管理局（NMPA）适应证 | 治疗线 | 治疗方案 | mOS/月 | mPFS/月 | ORR/% | 临床试验（分期） |
|---|---|---|---|---|---|---|---|---|---|
| NPC | 特瑞普利单抗 | 2021年2月 | 单药用于系统治疗失败的 R/M NPC | 三线 | 特瑞普利单抗 3mg/kg Q2W | 17.4 | 1.9 | 20.5 | POLARIS-02（Ⅱ期） |
|  | 特瑞普利单抗 | 2021年11月 | 联合顺铂和吉西他滨用于局部 R/M NPC | 一线 | 特瑞普利单抗 240mg Q3W+GP 后 特瑞普利单抗单抗维持/GP | 尚未达到（HR=0.60） | 11.7 vs. 8.0（HR=0.52） | 77.4 vs. 66.4 | JUPITER-02（Ⅲ期） |
|  | SHR-1210 | 2021年4月 | 二线化疗后疾病进展或不可耐受的晚期 NPC | 三线 | SHR-1210 200mg Q2W | 17.1 | 3.7 | 28.2 | CAPTAIN（Ⅱ期） |
|  | SHR-1210 | 2021年6月 | 联合顺铂和吉西他滨用于 R/M NPC | 一线 | SHR-1210 200mg Q3W+GP 后 SHR-1210 维持/GP | 尚未达到 vs. 22.6（HR=0.67） | 9.7 vs. 6.9（HR=0.54） | 87.3 vs. 80.6 | CAPTAIN-1$^{st}$（Ⅲ期） |
|  | 替雷利珠单抗 | 2022年6月 | 联合化疗用于复发或 mNPC | 一线 | 替雷利珠单抗 200mg Q3W+GP/GP | 尚未达到 vs. 23.0（HR=0.60） | 9.2 vs. 7.4（HR=0.52） | 69.5 vs. 55.3 | RATIONALE309（Ⅲ期） |
| MPM | 纳武利尤单抗 | 2021年6月 | 联合伊匹木单抗用于不可切除的非上皮样 MPM | 一线 | 纳武利尤单抗 3mg/kg Q2W+ 伊匹木单抗 1mg/kg Q6W 2年/含铂化疗 | 18.1 vs. 8.8（HR=0.46） | NS | NS | CheckMate-743（Ⅲ期） |
| ESCC | 帕博利珠单抗 | 2020年6月 | 单药治疗局部晚期或 mESCC（PD-L1 CPS≥10%） | 二线 | 帕博利珠单抗 200mg Q3W 2年/单药化疗（D/T/cpt-11） | 12.0 vs. 5.3（HR=0.34） | 2.3 vs. 3.1（HR=0.79） | 17.7 vs. 7.1 | Keynote-181 As Ⅰ an（Ⅲ期） |
|  | 纳武利尤单抗 | 2022年6月 | 联合氟尿嘧啶和含铂化疗用于晚期或 mESCC | 一线 | 纳武利尤单抗 240mg Q2W+DDP+5-FU/ DDP+5-FU | 13.2 vs. 10.7（HR=0.74） | 5.8 vs. 5.6（HR=0.81） | 47.0 vs. 27.0 | CheckMate-648（Ⅲ期） |
|  | 特瑞普利单抗 | 2022年5月 | 联合含铂化疗用于局部晚期或 mESCC | 一线 | 特瑞普利单抗 240mg Q3W+TP 后 特瑞普利单抗单抗维持/TP | 17.0 vs. 11.0（HR=0.58） | 5.7 vs. 5.5（HR=0.58） | 69.3 vs. 52.1 | JUPITER-06（Ⅲ期） |

续表

| 瘤种 | 药物名称 | 批准时间 | 中国国家药品监督管理局（NMPA）适应证 | 治疗线 | 治疗方案 | mOS/月 | mPFS/月 | ORR/% | 临床试验（分期） |
|---|---|---|---|---|---|---|---|---|---|
| ESCC | 信迪利珠单抗 | 2022年6月 | 联合紫杉醇和顺铂或氟尿嘧啶和顺铂用于不可切除局部晚期或 R/M ESCC | 一线 | 信迪利单抗 200mg Q3W*+含铂化疗／含铂化疗 | 16.7 vs. 12.5（HR=0.63） | 7.2 vs. 5.7（HR=0.56） | 66.0 vs. 55.0 | ORIENT-15（Ⅲ期） |
| | SHR-1210 | 2020年6月 | 联合化疗用于既往接受过一线化疗后疾病进展或不可耐受的局部晚期或 mESCC | 二线 | SHR-1210 200mg Q2W+多西他赛+cpt-11／多西他赛+cpt-11 | 8.3 vs. 6.0（HR=0.71） | 1.9 vs. 1.9（HR=0.69） | 20.2 vs. 6.4 | ESCORT（Ⅲ期） |
| | SHR-1210 | 2021年12月 | 联合紫杉醇和顺铂用于不可切除局部晚期或 R/M ESCC | 一线 | SHR-1210 200mg Q3W+TP/TP | 15.3 vs.12.0（HR=0.70） | 6.9 vs. 5.6（HR=0.56） | 72.1 vs. 62.1 | ESCORT-1st（Ⅲ期） |
| | 替雷利珠单抗 | 2022年4月 | 单药用于既往接受过一线标准化疗后进展或不可耐受的局部晚期或 mESCC | 二线 | 替雷利珠单抗 200mg Q3W／化疗（D/T/cpt-11） | 8.6 vs. 6.3（HR=0.70） | 1.6 vs. 2.1（HR=0.83） | 20.3 vs. 9.8 | RATIONALE302（Ⅲ期） |
| | 帕博利珠单抗 | 2021年9月 | 联合铂类和氟尿嘧啶类用于不可切除局部晚期或 mE/GEJC | 一线 | 帕博利珠单抗 200mg Q3W 35 周期+DDP+5-FU/DDP+5-FU | 12.4 vs. 9.8（HR=0.73） | 6.3 vs. 5.8（HR=0.65） | 45.0 vs. 29.3 | Keynote-590（Ⅲ期） |
| E/GEJC | 纳武利尤单抗 | 2022年6月 | 单药用于新辅助放化疗+手术后未达到 pCR 的局部晚期 E/GEJC | 辅助 | 纳武利尤单抗 240mg Q2W 8 周期后 480mg Q4W 共 1 年／安慰剂 | NA | DFS: 22.4 vs. 11.0（HR=0.69） | NA | CheckMate-577（Ⅲ期） |
| | 纳武利尤单抗 | 2020年3月 | 单药用于既往接受过≥2 种系统治疗的晚期 rG/GEJC | 三线 | 纳武利尤单抗 3mg/kg Q2W／安慰剂 | 5.26 vs. 4.14（HR=0.63） | 1.61 vs. 1.45（HR=0.60） | 11.2 vs. 0.0 | ATTRACTION-2（Ⅲ期） |
| G/GEJC | 纳武利尤单抗 | 2021年8月 | 联合含氟尿嘧啶和铂类用于晚期或 mG/GEJC 和 mOAC | 一线 | 纳武利尤单抗 360mg Q3W 或 240mg Q2W+XELOX 或 FOLFOX／化疗 | 13.8 vs. 11.6（HR=0.80） | 7.7 vs. 6.9（HR=0.77） | 60.0 vs. 45.0 | CheckMate-649（Ⅲ期） |

续表

| 瘤种 | 药物名称 | 批准时间 | 中国国家药品监督管理局(NMPA)适应证 | 治疗线 | 治疗方案 | mOS/月 | mPFS/月 | ORR/% | 临床试验(分期) |
|---|---|---|---|---|---|---|---|---|---|
| G/GEJC | 信迪利单抗 | 2022年6月 | 联合奥沙利铂和卡培他滨用于不可切除局部晚期或r/mG/GEJC | 一线 | 信迪利单抗200mg Q3W*+CapeOX/CapeOX | 15.2 vs. 12.3 (HR=0.76) | 7.1 vs. 5.7 (HR=0.64) | 65.1 vs. 58.7 | ORIENT-16 (III期) |
| HCC | 帕博利珠单抗 | 2022年10月 | 单药用于既往接受过索拉非尼或含奥沙利铂化疗的HCC | 二线 | 帕博利珠单抗200mg Q3W 35周期+BSC/BSC | 14.6 vs. 13.0 (HR=0.79) | 2.6 vs. 2.3 (HR=0.74) | 12.7 vs. 1.3 | Keynote-394 (III期) |
| | 信迪利单抗 | 2021年6月 | 联合贝伐珠单抗用于既往未接受过系统治疗的不可切除或mHCC的治疗 | 一线 | 信迪利单抗200mg Q3W+IBI305#/索拉非尼 | 尚未达到 vs. 10.4 (HR=0.57) | 4.6 vs. 2.8 (HR=0.56) | 21.0 vs. 4.0 | ORIENT-32 (II/III期) |
| | SHR-1210 | 2020年3月 | 单药用于既往和/或接受过索拉非尼和/或奥沙利铂系统化疗的晚期HCC | 二线 | SHR-1210 3mg/kg Q2W/Q3W | 13.8 | 2.1 | 14.7 | NCT02989922 (II期) |
| | 替雷利珠单抗 | 2021年6月 | 单药用于既往接受过至少一种全身治疗的不可切除HCC | 二/三线 | 替雷利珠单抗200mg Q3W | 13.2 | 2.7 | 13.3 | RATIONALE208 (II期) |
| | 阿替利珠单抗 | 2020年11月 | 联合贝伐珠单抗用于不可切除HCC | 一线 | 阿替利珠单抗1 200mg Q3W+贝伐15mg/kg Q3W/索拉非尼 | 尚未达到 vs. 13.2 (HR=0.44) | 5.7 vs. 3.2 (HR=0.60) | 27 vs. 12 | IMbrave150 (III期) |
| CRC | 帕博利珠单抗 | 2021年6月 | KRAS/NRAS/BRAF野生型，MSI-H/dMMR，不可切除或mCRC 单药治疗 | 一线 | 帕博利珠单抗200mg Q3W 35周期/标准化疗 Q2W±贝伐或西妥昔西 | 16.5 vs. 8.2 (HR=0.59) | NS | 45.0 vs. 33.0 | Keynote-177 (III期) |
| UC | 特瑞普利单抗 | 2021年4月 | 单药用于含铂治疗失败的局部晚期或mUC | 二线 | 特瑞普利单抗3mg/kg Q2W | 14.4 | 2.3 | 26 | POLARIS-03 (II期) |

续表

| 瘤种 | 药物名称 | 批准时间 | 中国国家药品监督管理局（NMPA）适应证 | 治疗线 | 治疗方案 | mOS/月 | mPFS/月 | ORR/% | 临床试验（分期） |
|---|---|---|---|---|---|---|---|---|---|
| UC | 替雷利珠单抗 | 2020年4月 | 单药用于PD-L1高表达的含铂化疗失败12个月内进展的局部晚期或mUC | 二/三线 | 百泽安 200mg Q3W | 9.8 | 2.1 | 24 | RATIONALE204（II期） |
| CC | AK104 | 2022年6月 | 单药治疗含铂化疗治疗失败的复发或mCC | 二/三线 | AK104 6mg/kg Q2W | NA | NA | 33 | AK104-201（II期） |
| | 替雷利珠单抗 | 2022年3月 | 单药用于既往经治、不可切除或转移性MSI-H/dMMR的成人实体瘤 | 二/三线 | 替雷利珠单抗 200mg Q3W | 尚未达到 | 尚未达到 | 45.9 | RATIONALE209（II期） |
| MSI-H实体瘤 | HLX10 | 2022年3月 | 单药用于经治疗失败、不可切除或转移性MSI-H实体瘤 | 二/三线 | HLX10 3mg/kg Q2W | NA | NA | 39.70 | ASTRUM-010（II期） |
| | KN035 | 2021年11月 | 单药用于不可切除或转移性MSI-H/dMMR晚期实体瘤 | 二/三线 | KN035 300mg BiW | 尚未达到 | 11.1 | 42.7 | KN035-CN006（II期） |
| cHL | 信迪利单抗 | 2018年12月 | 单药用于经过至少二线系统化疗的R/R-cHL | 三线 | 信迪利单抗 200mg Q3W | NA | 6mPFS：77.6% | 80.4 | ORIENT-1（II期） |
| | SHR-1210 | 2019年5月 | 单药用于经过至少二线系统化疗的R/R-cHL | 三线 | SHR-1210 200mg Q3W | NA | NA | 87.1 | NCT03209973（II期） |
| | 替雷利珠单抗 | 2019年12月 | 单药用于经过至少二线系统化疗的R/R-cHL | 三线 | 替雷利珠单抗 200mg Q3W | NA | 31.5 | 87.1 | RATIONALE203（II期） |
| | AK105 | 2021年8月 | 单药用于经过至少二线系统化疗的R/R-cHL | 三线 | AK105 200mg BiW | 尚未达到 | 尚未达到 | 89.4 | NCT03722147（I/II期） |

*：对于体重＜60kg者按3mg/kg计算；#：贝伐珠单抗生物仿制剂；NS：无显著差异；NA：不适用。

化疗方案：AP，亚叶酸钙＋培美曲塞＋铂类；BSC，最佳支持治疗；DDP：顺铂；D/T/cpt-11，多西他赛/紫杉醇/伊立替康；EXTREME，西妥昔单抗＋含铂化疗＋5-FU；FOLFOX，奥沙利铂＋亚叶酸钙＋氟尿嘧啶；GP，吉西他滨＋顺铂；TP，紫杉醇＋顺铂；XELOX，奥沙利铂＋卡培他滨。

CPS：联合阳性分数；TPS：肿瘤细胞阳性比例分数；pCR：病理完全缓解。

（吴皎　杨润祥）

# 第二章

# 免疫检查点抑制剂相关不良事件的发生机制概述

近十年来，我们对适应性免疫的认识促进了免疫检查点抑制剂（ICIs）的研究进展，目前已经有多个 ICIs 药物获批治疗非小细胞肺癌（NSCLC）、乳腺癌、复发/难治性恶性淋巴瘤等十多种恶性肿瘤。虽然 ICIs 带来了巨大的临床获益，但是随着接受 ICIs 治疗的患者群体不断增加，在临床应用过程中，免疫相关的不良事件逐渐凸显。总体来说，与化疗、放疗相比，ICIs 引起的免疫相关不良事件（irAEs）比较轻微，但是其产生的机制独特，且不良事件的发生涉及全身多个器官和组织，此外不良事件经常延迟发生，有时难以提前预知，严重时甚至危及生命，因此全面地认识 irAEs，尤其是深入了解其发生机制迫在眉睫。

## 第一节 免疫检查点抑制剂相关不良事件的反应动力学

irAEs 通常发生在皮肤、内分泌及代谢系统、消化系统、呼吸系统、神经系统等不同的组织器官，各组织器官所发生的不良事件的动力学差异很大，这可能反映了这些不良事件的发生机制不同。irAEs 的反应动力学倾向于所使用药物的依赖以及发炎的特定器官。皮疹往往出现在 ICIs 治疗的早期（在 1 或 2 次剂量以内），且通常无需全身免疫抑制治疗（immunosuppressive therapy, IST），皮疹的症状就能改善。内分泌不良事件的发生因药物的不同而不同，通常在几剂治疗后发生，其治疗通常需要长期的激素替代。

ICIs 药物的不同也会导致相关不良事件的反应动力学有很大差异。比如伊匹木单抗，几乎所有的严重的不良事件都发生在给药的第 7 周（也就是给药 3 次剂量）之后，1~2 级不良事件一般先于 3~4 级不良事件发生，大多数 3 级或更高级别的不良事件发生在治疗开始后的 12~15 周内。但是程序性死亡受体 1（PD-1）单抗治疗产生的高级别 irAEs 可在每 2 周给药 2 或 3 次剂量后发生，甚至有些不良事件在给药 1 剂时就会发生，这在伊匹木单抗中很少发生。

此外，ICIs 的联合应用与相关不良事件发病早、持续时间长、多种严重的 irAEs 同时发生密切相关。细胞毒性 T 淋巴细胞相关抗原 4（CTLA-4）单抗治疗的 3~4 级不良事件发生率约为 30%，PD-1 单抗的 3~4 级不良事件发生率约为 17%，两者联合应用时 3~4 级不良事件发生率高达 44%。抗淋巴细胞活化基因 3（LAG-3）抗体瑞拉利单抗联合 PD-1 单抗纳武利尤单抗用于治疗黑色素瘤的 3~4 级不良事件发生率为 18.9%，而纳武利尤单抗的 3~4 级不良事件发生率仅为 9.7%。近期的一项研究报道了 ICIs 的致死性不良事件的反应动力学，其结果表明 irAEs 很少致命。PD-1 单抗或程序性死亡受体配体 1（PD-L1）单抗的不良事件致死率分别为 0.36% 和 0.38%，而单药伊匹木单抗的不良事件致死率为 1.08%，PD-1/PD-L1 单抗和 CTLA-4 单抗的联合应用，其不良事件致死率为 1.23%。

单药 PD-1 单抗或 CTLA-4 单抗治疗后，发展为致死性不良事件的中位时间为 40 天，而联合免疫治疗仅为 14.5 天。CTLA-4 单抗的开始治疗到致死性不良事件死亡的中位生存期为 64 天，PD-1 单抗为 43 天，而联合用药组仅为 35 天。

## 第二节 免疫检查点抑制剂相关不良事件的发生机制

irAEs 的机制取决于所使用的 ICIs 的类型（PD-1/PD-L1 单抗和 CTLA-4 单抗）。CTLA-4 是 T 淋巴细胞启动和激活的重要调节因子，其表达需要淋巴结的共刺激，这种共刺激是由 T 淋巴细胞上的 CD28 和抗原呈递细胞上的 CD80 和/或 CD86 的相互作用所介导。CTLA-4 单抗可以诱导 T 淋巴细胞激活和增殖、$CD4^+CD25^+$ Treg 细胞存活受损和辅助性 T 淋巴细胞 17（Th17）数量增加，此外还可以诱导抗肿瘤 T 淋巴细胞和健康细胞抗原之间的交叉反应和自身抗体的产生。PD-1 及其配体 PD-L1 调节外周组织或肿瘤组织的免疫激活，其在激活的 T 淋巴细胞中表达上调。PD-1 与其配体 PD-L1 或程序性死亡受体配体 2（PD-L2）的相互作用与 T 淋巴细胞的增殖、激活和效应功能降低密切相关，PD-1 和 PD-L1 单抗可以诱导 Treg 细胞存活和 Treg 细胞抑制功能降低，细胞因子产生增加。

活化的 T 淋巴细胞浸润到正常组织似乎可以解释 PD-1/PD-L1 单抗的 irAEs。PD-1/PD-L1 单抗的高毒性不是剂量依赖性的，大约 15%~20% 的患者会发生 3 级或更高级别的 irAEs，这比单独使用 CTLA-4 单抗进行免疫治疗时不良事件的发生率低。CTLA-4 单抗以非特异性的方式扩展现有的 T 淋巴细胞克隆，抑制 Treg 细胞并可能增强 B 淋巴细胞活性，其临床疗效与从治疗开始就存在的克隆型丢失的减少和高频率的外周血克隆型的维持有关。与之相反的是，PD-1 单抗会刺激肿瘤部位 T 淋巴细胞克隆的单克隆扩增，并聚焦 T 淋巴细胞克隆性，这可以进一步区分针对两种检查点的抗体免疫活性。现有研究表明，活化的 T 淋巴细胞组织浸润是 irAEs 的重要标志。一项关于克隆 T 淋巴细胞在炎症组织中扩增的早期报告，来自 1 例发展为致命性心肌炎的患者，尸体剖检获得的心肌组织和肿瘤组织中都存在共有的 T 淋巴细胞克隆。随后在其他研究中也发现了与心肌炎、肝炎、肺炎和结肠炎相关的 T 淋巴细胞炎症组织。一项针对结肠炎患者的活体组织切片样本进行的单细胞 RNA 测序分析表明，与对照组（来自筛选结肠镜获得的样本）和接受 ICIs 治疗但没有结肠炎的患者相比，接受 ICIs 治疗且有结肠炎的患者具有 $CD8^+$ T 淋巴细胞（颗粒酶 B 和 K 以及 Ki-67 标记）的显著积累。这些 T 淋巴细胞通常与组织驻留记忆细胞拥有共同的 T 淋巴细胞受体（T-cell receptor, TCR）序列，这表明与活动期结肠炎相关的 T 淋巴细胞克隆的一个重要子集是预先存在的。

尽管研究者们将研究治疗应答和不良事件的关注点大部分集中在 T 淋巴细胞介导的免疫上，但现有的重要证据表明，B 淋巴细胞是抗肿瘤免疫和 irAEs 的重要预测者，并可能是其贡献者。一系列研究表明，ICIs 的响应与 B 淋巴细胞和/或三级淋巴样结构的存在具有明显的相关性。尽管在发生 irAEs 的患者中尚未报道有该作用机制，但有几种 irAEs 的发生似乎是由 B 淋巴细胞驱动的体液免疫介导的，比如大疱性类天疱疮、甲状腺炎和重症肌无力（myasthenia gravis, MG）。

CTLA-4 单抗和 PD-1/PD-L1 单抗可导致免疫信号通路非特异性上调。尽管这些免疫治疗所导致的 irAEs 的特征具有共同点，但 irAEs 在不同组织器官的发生频率和临床表现上有着明显差异，这些表型上的差异提示不同的 ICIs 具有不同的 irAEs 发生机制。CTLA-4 单抗和 PD-1/PD-L1 单抗都能增加 T 淋巴细胞的激活和增殖、下调 Treg 细胞的功能和可能增强体液自身免疫，但是每种 ICIs 对免疫相关的各信号通路的调节程度不一样，这也导致了 irAEs 表型的不同。

### 一、T 淋巴细胞激活

在缺乏免疫检查点的动物模型中，*Ctla4* 基因敲除小鼠可发生严重、迅速甚至致命的 T 淋巴细胞淋巴增殖、高丙种球蛋白血症和 T 淋巴细胞介导的自身免疫过度激活。同样，成年期获得性 *Ctla4* 缺乏的 *Ctla4*$^{flox/flox}$ 小鼠会发生多器官自身免疫性疾病，但相较于先天缺乏 *Ctla4* 小鼠，其疾病较轻。对人类而言，CTLA-4 单倍体不足伴自身免疫浸润（简称为 CHAI）和 LRBA（lipopolysaccharide-responsive vesicle trafficking, beach-and anchor-containing）缺陷伴自身抗体、Treg 细胞缺陷、自身免疫浸润和肠病（简称为 LATAIE），这两种遗传病引起 CTLA-4 通路的功能异常，并导致广泛的多器官淋巴细胞浸润、Treg 细胞缺陷和自身抗体产生。尽管 CTLA-4 相关遗传疾病的动物模型和患者的疾病表型比接受 CTLA-4 单抗的患者的 irAEs 严重得多，但它们都有相似类型的功能性免疫异常。

正常情况下，Treg 细胞表达 CTLA-4，通过抑制效应 T 淋巴细胞增殖和细胞因子释放来下调免疫应答，维持自身免疫耐受。在小鼠内，CTLA-4 单抗通过抗体依赖细胞介导的细胞毒性损害 Treg 细胞的功能和存活，从而增加肿瘤微细胞中效应 T 淋巴细胞与 Treg 细胞的比例，这可能增强了抗肿瘤反应，并有助于观察到 CTLA-4 单抗的治疗效果。根据这些动物数据，在接受伊匹木单抗的患者中，循环 Treg 细胞数量减少，而原始记忆、中枢记忆和效应记忆细胞的相对频率没有显著变化，但这种减少并未在所有研究中证实。Treg 细胞和 Th17 的失衡可能是 irAEs 与 ICIs 发生的原因之一。增强的 Th17 细胞反应在包括类风湿关节炎、银屑病关节炎和炎症性肠病在内的许多自身免疫性疾病的发病机制中都起着重要作用，这是由于这些细胞产生如 IL-17α、IL-21 和 IL-22 等促炎细胞因子。事实上，CTLA-4 单抗增加了黑色素瘤患者体内循环 Th17 细胞的数量，尤其是在出现 irAEs 的患者中，并且在接受伊匹木单抗的患者中，IL-17 水平的增加与严重的 irAEs 的发生有关，尤其是与结肠炎的发生有关，这表明 ICIs 对 Th17 细胞的影响会促进 irAEs 的发生。

PD-1 单抗也能增强 T 淋巴细胞激活，但与 CTLA-4 单抗相比，其导致的 irAEs 的表型不同。PD-1 在 T 淋巴细胞上表达，而其配体 PD-L1 和 PD-L2 存在于 APC、肿瘤细胞和各种正常组织中，通常起下调 T 淋巴细胞活性的作用。PD-1 和 PD-L1 均由 Treg 细胞表达，这一途径可能参与了 Th1 细胞向 Treg 细胞的分化。缺乏 PD-1 或 PD-L1 的小鼠根据其遗传背景产生各种自身免疫表现，在某些情况下，这是由自身抗体介导的（例如，PD-1 缺陷小鼠出现心肌损伤生物标志物——抗肌钙蛋白 I 抗体）。PD-1 和 PD-L1 单抗导致循环 Treg 细胞数量的减少，这与接受其治疗的黑色素瘤患者更高的无进展存活率有关。

除了这些细胞变化外，CTLA-4 单抗和 PD-1/PD-L1 单抗均导致细胞因子的产生增加。事实上，在人体内用单克隆抗体阻断 CTLA-4 会导致 CD4$^+$ 和 CD8$^+$ T 淋巴细胞激活的增强，随后释放细胞因子如肿瘤坏死因子（tumor necrosis factor, TNF）、γ 干扰素（IFN-γ）和 IL-2，这可能导致 T 淋巴细胞的进一步增殖和激活。如前所述，IL-17 可能介导 irAEs 的发生，因为它具有显著的促炎功能，并且有证据表明在一些 irAEs（如结肠炎）患者中循环水平增加。尽管有报道称 irAEs 患者中 IL-1RA、CXCL-10 和 TNF 水平升高，但其他促炎细胞因子的作用均不太明显。在接受 ICIs 治疗的患者中，抗 TNF 药物已成功地用于治疗不同类型的 irAEs，这提示该细胞因子在这些不良事件的发展中发挥了作用。然而，这些细胞因子在 irAEs 发生过程中的确切作用尚不清楚，还需要进一步的研究。

## 二、肿瘤抗原的交叉反应

抗肿瘤 T 淋巴细胞与健康细胞上的类似抗原之间的交叉反应可能是某些 irAEs 发生的基础，如使用 ICIs 治疗黑色素瘤时患者所发生的白癜风。来自 "Immuno Cancer International Registry-BIOGEAS Registry" 的数据显示，在 368 例报告的白癜风病例中，96% 的病例与黑色素瘤有关，这提示 T 淋巴细胞与黑色素细胞之间存在抗原的交叉反应。此外，由于肿瘤反应性 T 淋巴细胞群的低选择性所导致的与正常组织的交叉反应，被认为是 ICIs 相关心肌炎的发生原因。为了支持这一机制，2 名接受联合免疫治疗（CTLA-4 和 PD-1 单抗）发生致命性心肌炎的患者，其解剖结果显示：相较于非病变的肌肉组织，心肌和肿瘤中均有高度 T 淋巴细胞浸润和克隆性扩增，其中一名患者受影响的心脏组织中 PD-L1 表达增加了 10 倍。

## 三、B 淋巴细胞介导的自身抗体的产生

由于 ICIs 导致 T 淋巴细胞激活的增强，T 淋巴细胞与 B 淋巴细胞相互作用增强导致自身抗体的产生。事实上，生发中心滤泡 T 淋巴细胞与 B 淋巴细胞之间的相互作用对体液免疫至关重要，而异常的相互作用与自身免疫有关。在 CTLA-4 单抗诱导的 irAEs 小鼠模型中，自身抗体的产生是普遍的。研究发现，野生型小鼠反复注射 CTLA-4 单抗可产生抗垂体抗体，下垂体炎（脑垂体炎症）作为一种常见的 irAEs，在伊匹木单抗治疗时可观察到，但使用 PD-1/PD-L1 单抗时不会出现。现有的研究表明接受 ICIs 治疗的患者在一次剂量后出现了 B 淋巴细胞变化，包括循环 B 淋巴细胞数量的减少，$CD21^{low}$ B 淋巴细胞和浆细胞数量的增加，这为 B 淋巴细胞在 irAEs 中的潜在作用提供了进一步的证据支持。这些早期的变化是随后发生 irAEs 强有力的预测因子。

在不良事件中检测自身抗体将支持免疫介导的病因学，并有助于指导特定的治疗干预。自身抗体在群体患者中并非普遍存在，但在一些具有特定 irAEs 的患者中几种自身抗体已被证实存在。例如，抗促甲状腺素、卵泡刺激素（follicle-stimulating hormone, FSH）和促肾上腺皮质激素（adrenocorticotropic hormone, ACTH）分泌细胞的自身抗体已在接受伊匹木单抗治疗并发展为垂体炎的黑色素瘤患者中被发现。接受 CTLA-4 单抗或 PD-1/PD-L1 单抗治疗并有 irAEs 患者体内检测到自身抗体的例子有：甲状腺炎患者的抗甲状腺抗体，关节炎患者的类风湿因子（rheumatoid factor, RF）和抗环瓜氨酸肽抗体（anticyclic citrullinated peptide, anti-CCP antibody）。此外，在接受 PD-1 单抗治疗的 1 型糖尿病（type 1 diabetes mellitus, T1DM）患者中发现了糖尿病自身抗原 GAD-65、IA-2、ICA-512、ZNT-8 和胰岛素的阳性自身抗体。

对于患有相同免疫性疾病的患者而言，使用 ICIs 的患者体内比未使用患者存在更少的自身抗体。这一发现已在 T1DM、类风湿性关节炎（rheumatoid arthritis, RA）和 MG 中被报道。这一发现提示，血清自身抗体的显著缺乏可能暗示了一种独特的机制，或者是因为无法检测到尚未确定的自身抗体，抑或涉及的特异性自身抗体水平非常低，目前尚不清楚。

## 四、单克隆抗体的直接作用

由于 ICIs 是一种针对表达于免疫细胞和其他组织分子的单克隆抗体，因此 irAEs 可能是由来自这些治疗的补体介导的直接损伤引起的。比如，CTLA-4 在垂体前叶高表达，垂体炎主要见于伊匹木单抗所导致的不良事件，但不见于 PD-1 或 PD-L1 单抗。此外，心肌 PD-L1 主要定位于内皮细胞，

对免疫介导的心脏损伤至关重要。在接受 ICIs 联合治疗并发生致命性心肌炎的患者，其受影响的心肌组织中，PD-L1 的表达量比非病变肌肉组织增加了 10 倍。

### 五、微生物群

研究数据表明肠道菌群和 irAEs 的发展有密切关系。在一项前瞻性研究中，富含拟杆菌门细菌的粪便预治疗能够抵抗 CTLA-4 单抗所导致的结肠炎进展。在另一项接受 ICIs 联合治疗的晚期黑色素瘤患者的前瞻性研究中发现，相较于没有严重的 irAEs 的患者，富含拟杆菌属肠炎胎儿弧菌的粪便预治疗会导致更多的患者发展为严重 irAEs。在一项 34 例患者的研究中发现，10 例患者有结肠炎的不良事件，治疗前粪便中发现的拟杆菌科成员能保护患者避免伊匹木单抗导致的结肠炎发生，此外该研究也展示了粪便预治疗中如梭菌目、粪杆菌属等厚壁菌门与结肠炎发生风险高有关；相比之下，拟杆菌门与结肠炎无关。一个单一的报道描述了粪便微生物群移植的应用能够逆转接受 PD-1 单抗治疗患者的剂量限制性结肠炎，该研究辅助支持"微生物群可能通过改变影响 T 淋巴细胞激活和增殖的代谢中间产物，影响 ICIs 导致的免疫相关结肠炎的进展和消除"的观点。但是，美国食品药品监督管理局（FDA）描述一些接受粪便微生物群移植的患者由于艰难梭菌感染导致败血症发生和死亡，这使粪便微生物群移植治疗的热情降温。

### 六、遗传因素

用以评价单核苷酸多态性（single nucleotide polymorphisms, SNP）及其与 irAEs 潜在关系的基因组分析已经在接受 ICIs 治疗的几组患者中进行。一项针对接受 PD-1/PD-L1 单抗治疗的 94 例晚期癌症患者的研究表明，irAEs 的发生与 rs246079（*UNG*）、rs10964859（*IFNW1*）、rs4143815（*PD-L1*）、rs12979860（*IFNL4*）、rs3087243（*CTLA4*）、rs11571302（*CTLA4*）、rs7565213（*CTLA4*）相关。对接受伊匹木单抗治疗的黑色素瘤患者的免疫细胞进行全外显子组测序和蛋白质组学分析，结果表明富集的基因通路是调节干扰素产生的通路，富集的分子通路是自身免疫相关的分子。一系列研究表明人类白细胞抗原（human leukocyte antigen, HLA）的遗传标记 *HLA-DR15*、*B52*、*Cw12* 与脑垂体不良事件的发生呈正相关；*HLA-DRB1*\*04：05 等位基因阳性率与 ICIs 导致的炎症性关节炎的发生呈正相关；*HLA-DRB1*\*11：01 和 ICIs 导致的皮肤瘙痒的发生呈正相关；*HLA-DQB1*\*03：01 与 ICIs 导致的结肠炎的发生呈正相关。通过二代测序技术对接受 ICIs 治疗的黑色素瘤患者进行分析，结果表明 *SMAD3* 的突变与胰腺炎不良事件的发生有关；*CD274*、*SLCO1B1* 的突变与肝炎不良事件的发生有关；*PRDM1*、*CD274* 的突变与脑炎不良事件的发生有关；*PRDM1*、*CD274*、*TSHR*、*FAN1* 的突变与肌炎不良事件的发生有关。

### 七、自身免疫疾病

既往自身免疫性疾病的种类会影响 irAEs 的发生。有研究表明，患有炎性肠病的肿瘤患者接受 ICIs 治疗后胃肠不良事件的发生率为 41%，无炎性肠病时的胃肠不良事件的发生率为 11%。另一项针对患有炎性肠病的黑色素瘤患者的研究表明，接受 ICIs 治疗后结肠炎的发生率为 19%，而有其他既往自身免疫性疾病患者的结肠炎发生率为 3%。Alice Tison 等研究者总结了自身免疫疾病对 irAEs 的预期耀斑风险的影响，结果表明有类风湿关节炎时预期耀斑风险为 55%～56%，有风湿性多肌痛时预期耀斑风险为 57%～64%，有银屑病关节炎时预期耀斑风险为 50%～79%，有脊柱关节炎时预期耀斑风险为 23%～31%，有结节病时预期耀斑风险为 19%～20%，有系统性红斑狼疮（systemic lupus erythematosus, SLE）时预期耀斑风险为 27%～31%，有系统性硬化症时预期耀斑风险为 11%～25%，有偏侧惊厥 - 偏瘫 - 癫痫综合征时预期耀斑风险为 25%～43%，有肌炎时预期耀斑风险为 33%～50%，有血管炎时预期耀斑风险为 17%～46%。

## 第三节 讨论

研究者们认为 irAEs 的发生与 ICIs 的作用机制密切相关。基于在相关器官组织中的研究发现、预测生物标志物的进展以及处理不良事件的现有认知，我们认为，组织特异性的 irAEs 的发生是由 B 淋巴细胞、T 淋巴细胞或复杂的病因学所导致的。现有的 irAEs 小鼠模型有助于验证以上的假设，并开发出能够更好地减缓 ICIs 毒副作用同时维持其治疗效果的策略，包括：预防性药物或免疫抑制药物的临床使用、ICIs 剂量和用药计划的调整、主要在肿瘤微环境（TME）可生物利用的 ICIs 抗体的使用、较低毒性的免疫肿瘤药物的替代使用以及改变微生物群体的新药在内的多种方法。

新一代的肿瘤免疫治疗和联合治疗可能与 irAEs 的高发密切相关。2019 年帕博利珠单抗和阿维鲁单抗与酪氨酸激酶抑制剂（tyrosine kinase inhibitor, TKI）阿西替尼的联合应用被批准用于治疗晚期肾细胞癌。其中，甲状腺功能减退（25%～35%）和关节痛（18%～20%）是最常被报道的 irAEs。在小鼠模型中 JAK 抑制剂托法替尼通过调节炎症细胞，可增强抗体治疗药物的肿瘤细胞递送能力，这为进行短期托法替尼与 ICIs 共给药的试验提供了依据。

由于免疫治疗的不同给药方式影响其毒副作用，有研究者开始对瘤内治疗产生了兴趣，因此了解局部免疫治疗是否会影响 irAEs 发生的频率和严重程度极其重要。为了尽可能地减少不良事件的发生，ICIs 的给药系统被设计为体内局部和缓慢释放，目前包括纳米粒、支架材料、水凝胶和细胞在内的给药系统可以装载多种由患者活检标本筛选出的免疫靶点药物，但是这些给药系统能否减轻 irAEs 的发展还需要进一步的研究。

（杨 祎 孔光耀）

# 第三章

# 免疫检查点抑制剂不良事件识别与管理概述

随着肿瘤免疫治疗新时代的开启，越来越多免疫检查点抑制剂（ICIs）进入人们视野，目前已有近 20 种 ICIs 在国内获批上市且部分为一线用药，这大大改善了肺癌、消化道肿瘤、淋巴瘤等国内高发癌种患者的生存预后。与传统化疗相比，ICIs 治疗不仅对多种瘤种显效，且对人体的伤害性和不良事件发生率明显降低，但因其通过激活机体免疫系统攻击癌细胞的同时也可能会导致自身免疫反应，必然也存在一些 ICIs 相关不良事件，有些甚至为致命性的，这在 ICIs 联合治疗方案中更为常见。因此，临床医生应该更为严密地监测和尽早识别免疫相关不良事件（irAEs），争取早发现、早诊断、早治疗，使肿瘤患者在免疫治疗中最佳获益。

## 第一节　各系统免疫检查点抑制剂相关不良事件概述

irAEs 在发生时间上与传统抗肿瘤药物有着显著差异，irAEs 高峰通常发生在 ICIs 单药治疗后的 9~12 周（平均 4 个治疗周期），有报道称 irAEs 最早可在第 1 周期开始治疗时即出现，亦可延迟出现在治疗后甚至治疗结束后的数月，ICIs 联合治疗方案中 irAEs 高峰一般早于单药治疗。一般而言，ICIs 在不同部位的发生率为皮肤＞胃肠道＞肝脏＞肾脏＞肺脏＞内分泌。

### 一、皮肤不良事件

皮肤不良事件是最常见和最早出现的 irAEs，临床常表现为皮疹、瘙痒、口腔炎和白癜风，通常症状都较轻，极少发生重症如重症多形红斑/中毒性表皮坏死松解症（Stevens-Johnson syndrome/toxic epidermal necrolysis, SJS/TEN）等。

### 二、内分泌系统不良事件

内分泌系统不良事件主要包括甲状腺功能异常（甲状腺功能减退与甲状腺功能亢进）、垂体炎、原发性肾上腺功能减退和 1 型糖尿病（T1DM）等；值得注意的是某些内分泌不良事件尤其甲状腺功能紊乱会持续存在，这是由于自身免疫造成的内分泌器官损伤常是永久性的。

### 三、消化系统不良事件

消化系统不良事件主要包括胃肠不良事件、肝脏不良事件和胰腺不良事件。胃肠不良事件是第二常见的 irAEs，3~4 级胃肠不良事件是导致 ICIs 治疗中断的常见原因，主要表现为腹泻和结肠炎，腹泻最为常见，结肠炎则最为严重；肝脏不良事件主要表现为转氨酶升高伴或不伴胆红素（bilirubin,

BIL）升高，分为肝细胞型、胆汁淤积型和混合型 3 种类型，多数为肝细胞型，诊断时需排外病毒性肝炎活动期、其他疾病或药物导致的肝损伤、胆道梗阻，患者有时表现为发热、乏力、食欲下降、黄疸等，但多数患者无明显临床症状；ICIs 治疗中可出现血脂肪酶/淀粉酶升高，但多数为无症状性的，较少发生急慢性胰腺炎，诊断时需排外其他造成血脂肪酶/淀粉酶升高的原因，如多器官功能衰竭、糖尿病酮症酸中毒（diabetic ketoac-idosis, DKA）和肠梗阻等。

### 四、呼吸系统不良事件

呼吸系统不良事件中的免疫相关性肺炎是一种罕见但却致命的严重 irAEs，临床表现为呼吸困难、咳嗽、发热和胸痛，重症患者可快速恶化发生呼吸衰竭，但部分患者无明显临床症状，仅在影像学检查中发现，呈现非特异性间质性肺炎（nonspecific interstitial pneumonia, NSIP）、机化性肺炎（organizing pneumonia, OP）、磨玻璃样肺炎和过敏性肺炎（hypersensitivity pneumonitis, HP），常累及下叶。

### 五、心血管不良事件

心血管不良事件少见，但亦为高致死性不良事件，主要包括冠状动脉疾病、心肌炎、心包炎、房颤、心力衰竭和静脉血栓，表现为无症状的心肌酶升高、非特异性不适主诉、快速进展的慢性心力衰竭，甚至致死性的暴发性心肌炎。

### 六、血液系统不良事件

血液系统不良事件是指各种形式的血细胞减少，临床上并不多见，包括自身免疫性溶血性贫血（autoimmune hemolytic anemia, AIHA）、再生障碍性贫血（aplastic anemia, AA）、免疫性血小板减少、获得性血友病、中性粒细胞减少和噬血细胞综合征等，其中以血小板减少和溶血性贫血较为多见，诊断时需排外肿瘤本身及其并发症、抗肿瘤药物导致的骨髓抑制等因素。

### 七、泌尿系统不良事件

泌尿系统不良事件较为少见，主要指肾炎及其引起的急性肾损伤（acute kidney injury, AKI），多数患者仅出现肌酐升高而无明显症状，极少发生较为严重的 AKI，可出现血尿、少尿、水肿和蛋白尿，病理类型以肾小管间质性肾炎最为多见。

### 八、神经系统不良事件

神经系统不良事件也不常见，主要包括重症肌无力（MG）、吉兰-巴雷综合征（Guillain-Barre syndrome, GBS）、外周神经病变、自主神经病变、无菌性脑膜炎（aseptic meningitis, AM）、脑炎、横贯性脊髓炎（transverse myelitis, TM），表现为头痛、头晕、共济失调、感觉异常甚至出现抽搐、意识改变、失语和精神行为异常等，诊断时需排外其他病因导致的中枢和周围神经系统症状，如肿瘤进展、中枢神经系统（central nervous system, CNS）转移、感染、糖尿病周围神经病变等。

### 九、骨骼肌与风湿免疫系统不良事件

骨骼肌与风湿免疫系统不良事件对患者生活质量影响较大，以骨关节/肌肉类风湿样改变最为多

见，表现为关节炎、肌痛和肌炎等，由于肿瘤本身、放化疗也会引起患者关节痛，临床上常难以鉴别，ICIs引起的肌炎虽较少见，但若发生爆发性坏死、横纹肌溶解累及心肌时可危及生命。

### 十、视觉系统不良事件

视觉系统不良事件非常少见，但部分却是严重的不良事件，常造成免疫治疗中断和严重影响患者生活质量，主要包括葡萄膜炎、巩膜炎、睑缘炎、溃疡性结膜炎、视网膜炎、视神经炎和眼眶炎等，其中以葡萄膜炎最为常见。

各类irAEs的发生率、危险因素、发生机制、临床表现、诊断和治疗策略等详见后续章节。

## 第二节 免疫检查点抑制剂相关不良事件全程管理

免疫检查点抑制剂相关不良事件全程管理至关重要，包括积极预防、基线评估、早期发现、及时治疗和监测随访。

### 一、治疗前

在开始ICIs治疗前，临床医生要有意识积极预防irAEs，必须完善基线检查和风险评估，且对患者进行irAEs相关的知情告知，尤其垂体、甲状腺和肾上腺功能的基线检查是非常重要的，可协助评估患者发生毒性的易感性，同时在鉴别诊断irAEs与一些原有疾病中具有重要意义，并根据评估结果进行监测和调整随访方案。

对于特殊人群需要规范筛查，目前认为乙型肝炎病毒（hepatitis B virus, HBV）或丙型肝炎病毒（hepatitis C virus, HCV）携带者，老年患者可使用ICIs；妊娠患者不推荐使用ICIs；免疫接种患者建议选择程序性死亡受体配体1（PD-1）单抗；自身免疫性疾病患者、接受过造血干细胞或器官移植患者、驱动基因突变阳性的非小细胞肺癌（NSCLC）患者、人类免疫缺陷病毒（human immunodeficiency virus, HIV）携带者及ZPS评分（Zubrod performance status）≥2的患者某些情况可考虑使用ICIs。另外，有基础疾病的患者应用ICIs治疗前需额外完善相关基线检查并进行动态监测，例如，一般情况下不需要针对胰腺进行基线检查，但若有相关原有疾病，需检测血、尿淀粉酶，并行胰腺影像学检查；如患者促甲状腺激素（thyroid stimulating hormone, TSH）高，基线检查及动态监测应包括甲状腺过氧化物酶抗体（thyroid peroxidase antibody, TPO-Ab），如患者TSH低，注意完善促甲状腺激素受体抗体（thyroid stimulating hormone receptor antibody, TRAb）；如患者有肾上腺、垂体原发疾病，注意在一般基线检查上完善黄体生成素（luteinizing hormone, LH）、卵泡刺激素（FSH）和睾酮等检测。具体基线评估建议项目如表3-1，风险评估及处理建议如表3-2。

### 表3-1 ICIs治疗开始前的基线检查项目*

| 检查项目 | 检查内容 |
| --- | --- |
| 一般情况 | 体格检查（包括神经系统检查），全面询问患者的自身免疫性疾病、内分泌疾病、肺纤维化及感染性疾病（HBV、HCV、结核、新型冠状病毒或HIV等）病史，吸烟史、家族史、妊娠状态、既往接受抗肿瘤治疗情况和基线用药情况、排便习惯（频率、形状）（Ⅰ级） |

续表

| 检查项目 | 检查内容 |
| --- | --- |
| 影像学检查 | 胸、腹和盆腔 CT（Ⅰ级） |
| 一般血液学检查 | 血常规、尿常规、粪便常规、生化（肝肾功、血糖、血脂等）、肝炎病毒学 +HIV、凝血功能等（Ⅰ级） |
| 皮肤、黏膜 | 尤其针对有自身免疫性皮肤病史的患者（Ⅰ级） |
| 胰腺 | 血、尿淀粉酶（Ⅱ级） |
| 甲状腺 | 甲状腺功能（Ⅰ级） |
| 肾上腺、垂体 | 皮质醇功能测定、ACTH（Ⅰ级） |
| 肺 | 血氧饱和度、胸部 CT（Ⅰ级） |
| 心血管 | 心肌酶谱、心电图、心脏超声（Ⅰ级） |
| 类风湿性 / 骨骼肌 | 红细胞沉降率、C 反应蛋白、肌酶、抗核抗体、抗中性粒细胞胞质抗体、类风湿抗体（Ⅲ级） |

\* 参照《中国临床肿瘤学会（CSCO）免疫检查点抑制剂相关的毒性管理指南》（2023 版）

**表 3-2　ICIs 相关毒性的风险评估与处理建议\***

| | 风险因素 | 风险预测 | 处理建议 |
| --- | --- | --- | --- |
| 现病史 | 肺部活动性感染 | 增加免疫相关性肺炎的发生风险 | 控制感染后再行 ICIs 治疗 |
| | 基础合并症 | 存在肾功能衰竭、严重甲状腺功能异常、心衰、肝功能不全人群，irAEs 发生风险增加，同时加重基础疾病 | 专科医师会诊，处理活动性基础疾病，待好转 / 稳定后再启动 ICIs 治疗 |
| 既往史 | 慢性阻塞性肺疾病 | 增加免疫相关性肺炎的发生风险 | 用药期间密切观察有无咳嗽、呼吸困难、发热、胸痛等加重；动态监测血氧饱和度、胸部 CT、肺功能等 |
| | 间质性肺疾病 | 免疫相关性肺炎的发生风险是普通患者 6 倍 | |
| | 既往 irAEs | irAEs 发生风险增加 | 充分考虑利弊后决定是否再启动 ICIs 治疗，充分知情同意、加强监测 |
| 检查结果 | 心血管疾病 | 增加免疫相关性心脏毒性的风险 | 动态监测心电图和心肌酶谱、脑钠肽等 |
| | 较高的肿瘤负荷 | 肿瘤负荷越大，irAEs 发生风险越高 | 高肿瘤负荷患者为免疫治疗优势人群，充分知情同意后用药并加强监测 |
| 治疗方案 | 联用 CTLA-4 单抗 | 各级毒性发生率增加 3 倍左右，≥3 级毒性发生时间提前、持续时间延长，尤其增加胃肠道毒性风险 | 谨慎评估获益与风险后决定 |
| | 联用 EGFR-TKI / ALK-TKI | 增加 irAEs 发生风险，出现较重的≥3 级毒性，以肺毒性和肝毒性最常见 | 靶向治疗作为一线治疗，尽量不联合免疫治疗 |
| | 联用抗血管生成药物，尤其 TKIs | 增加 irAEs 发生风险，尤其结肠炎、肝炎发生风险；易出现较重的≥3 级毒性 | 此为常用的免疫联合方案，建议充分知情同意，密切关注有无腹泻、腹痛、血便、黄疸、发热、乏力等，动态监测大便常规、肝功能 |
| | 联合放疗 | 可能增加免疫相关性肺毒性发生风险，整体以轻度肺炎为主 | 用药期间密切观察有无咳嗽、呼吸困难、发热、胸痛等加重；动态监测血氧饱和度、胸部 CT、肺功能等 |
| | 联合化疗 | 可能增加肝毒性的风险 | 每次用药前复查肝功能 |

\* 参照 2022 年《免疫检查点抑制剂相关毒性防治与管理建议》

## 二、治疗中

开始 ICIs 治疗后要注意定期监测。使用 ICIs 治疗期间，每次重复使用药物前，均应仔细询问患者近期病史并查体，完善一般检查项目，当出现症状和检查结果异常时需进一步行相应系统检查，原则上每 2~4 个用药周期进行 1 次全面评估，ICIs 治疗的前 4 个月可适当考虑提高评估频率；对用药期间出现异常、风险人群和特殊人群（如上所述，包括造血干细胞或器官移植后、自身免疫性疾病、血液透析、疫苗接种、妊娠期和感染性疾病患者），原则上每间隔 1~2 个用药周期应进行 1 次全面评估；在 ICIs 治疗 4 个月后，患者如无毒性发生，可考虑适当降低评估频率。

irAEs 的早期识别和判断非常重要，ICIs 治疗中患者出现 irAEs 后首先应该确定发生的原因。如果非 ICIs 所致，采取相应的对症管理；如果判定为 ICIs 所致，及时评估 irAEs 严重程度，根据 irAEs 分级管理选择不同的管理方式。

## 三、确诊后

irAEs 毒性分级管理目前通常参照美国国立卫生研究院癌症研究所制定的《常见不良事件评价标准》5.0 版（*Common Terminology Criteria for Adverse Events, CTCAE* V5.0），将 irAEs 毒性分为 4 级：G1，轻度毒性；G2，中度毒性；G3，重度毒性；G4，危及生命的毒性，根据不同级别的毒性有不同的管理原则（表 3-3）。irAEs 通常可累及患者的任何脏器或系统，临床医生需要尽可能全面了解毒性类型，以提高早期识别、诊断能力，避免误诊、漏诊，对有 ICIs 应用史的患者，出现任何新发毒性症状或体征，均需要考虑是否为 ICIs 所致，各类紧急危重 irAEs 的常见症状、体征和实验室检查结果见表 3-4 和表 3-5。

### 表 3-3　irAEs 毒性分级管理原则

| 分级 | 程度 | 住院级别 | 糖皮质激素 | ICIs 治疗 |
|---|---|---|---|---|
| G1（轻度） | 轻度或没有症状 | 无需住院 | 不需要 | 密切监测下继续使用 |
| G2（中度） | 轻度影响日常工作生活 | 无需或可考虑住院 | 局部外用或口服泼尼松 0.5~1mg/（kg·d） | 暂停使用 |
| G3（重度） | 显著影响日常生活、需要照顾 | 住院治疗 | 口服泼尼松或静脉使用甲泼尼龙 1~2mg/（kg·d） | 停用，基于患者的风险/获益比讨论是否恢复 |
| G4（危及生命） | 需紧急干预避免死亡 | 收住重症加护病房 | 静脉使用甲泼尼龙 1~2mg/（kg·d）3 天，症状缓解减量 1mg/（kg·d）维持，逐步减量至 6 周停药 | 永久停用 |

## 表 3-4 危重 irAEs 的常见临床表现与体征

| 临床表现 | 体征 | 潜在 irAEs |
|---|---|---|
| 神经系统症状 | | |
| 头痛 | 颈项强直 | 脑膜炎 |
| | 低血压 | 垂体炎 |
| 精神状态异常 | 颈项强直 | 脑膜炎 |
| 衰弱 | 呼吸衰竭 | 吉兰 - 巴雷综合征、重症肌无力 |
| | 截瘫 | 横贯性脊髓炎 |
| | 精神状态改变 | 脑炎 |
| 心肺系统症状 | | |
| 胸痛 | 周围性水肿 | 心肌炎 |
| | 劳力性呼吸困难、奇脉、交替脉 | 心包炎 |
| 咳嗽 | 低氧血症 | 肺炎 |
| 气促 | 低氧血症 | 肺炎 |
| | 周围性水肿 | 心肌炎 |
| | 奇脉、交替脉 | 心包炎 |
| | 面色苍白 | 溶血性贫血、嗜血细胞综合征 |
| | 脱水或深大呼吸 | 糖尿病酮症酸中毒 |
| 消化系统症状 | | |
| 腹痛 | 精神状态改变、黄疸 | 肝炎 |
| | 恶心、呕吐 | 胰腺炎 |
| | 腹泻、脱水 | 结肠炎 |
| | 脱水或深大呼吸 | 糖尿病酮症酸中毒 |
| 腹泻 | 脱水、腹痛 | 结肠炎 |
| 呕吐 | 颈项强直、精神状态改变 | 脑膜炎 |
| | 腹痛 | 胰腺炎 |
| | 黄疸 | 肝炎 |
| 其他系统症状 | | |
| 视觉下降 | 眼痛 | 葡萄膜炎 |
| 皮疹 | 大疱性疾病、Nikolsky's 征 | 寻常型天疱疮 |
| | Nikolsky's 征伴黏膜受累 | 重症多形红斑 / 中毒性表皮坏死松解症 |
| 疲乏 | 低血压 | 肾上腺功能不全、垂体炎 |
| | 心动过缓 | 甲减、心肌炎 |
| | 脱水、深大呼吸、脾大 | 糖尿病酮症酸中毒、溶血性贫血、嗜血细胞综合征 |
| 关节痛 | 肿块、活动受限 | 关节炎 |

**表 3-5　危重 irAEs 的常见实验室检查结果**

| 实验室指标 | 变化趋势 | 潜在 irAEs |
|---|---|---|
| **血液分析** | | |
| 中性粒细胞 | ↓ | 中性粒细胞减少、再生障碍性贫血、骨髓抑制、嗜血细胞综合征 |
| | ↑ | 白细胞增多症、骨髓激活、自身免疫性溶血性贫血 |
| 淋巴细胞 | ↓ | 淋巴细胞减少症、骨髓抑制 |
| 血红蛋白 | ↓ | 自身免疫性溶血性贫血、溶血性尿毒症综合征、再生障碍性贫血、伴有出血的结肠炎、获得性血友病、嗜血细胞综合征 |
| 血小板 | ↓ | 免疫性血小板减少症、溶血性尿毒症综合征、获得性血栓性血小板减少性紫癜、嗜血细胞综合征 |
| **血生化** | | |
| $Na^+$ | ↓ | 肾上腺功能不全、垂体炎、甲减 |
| | ↑ | 尿崩症 |
| $K^+$ | ↓ | 肾炎、结肠炎 / 腹泻 |
| | ↑ | 肾上腺功能不全、肾功能衰竭、横纹肌溶解综合征、糖尿病酮症酸中毒 |
| $Cl^-$ | ↓ | 肾上腺功能不全 |
| $Ca^{2+}$ | ↓ | 甲状旁腺功能减退症 |
| | ↑ | 结节病 |
| $HCO_3^-$ | ↓ | 糖尿病酮症酸中毒、乳酸性酸中毒、严重结肠炎、肾炎 |
| | ↑ | 肾上腺功能不全、严重结肠炎、代偿性呼吸性酸中毒（肺炎、重症肌无力、吉兰 - 巴雷综合征） |
| 尿素氮 | ↑ | 肾炎、获得性血栓性血小板减少性紫癜、溶血性尿毒症综合征 |
| 肌酐 | ↑ | 肾炎、获得性血栓性血小板减少性紫癜、溶血性尿毒症综合征、结节病、狼疮 |
| 血糖 | ↓ | 肾上腺功能不全 |
| | ↑ | 糖尿病、糖尿病酮症酸中毒 |
| 白蛋白 | ↓ | 肝炎、肾病综合征 |
| ALT | ↑ | 肝炎、肌炎 |
| AST | ↑ | 肝炎、肌炎 |
| LDH | ↑ | 肌炎、自身免疫性溶血性贫血、心肌炎、关节炎 |
| 直接胆红素 | ↑ | 肝炎 |
| 间接胆红素 | ↑ | 溶血性贫血 |
| 脂肪酶 / 淀粉酶 | ↑ | 胰腺炎 |
| **心肌酶谱 + 脑钠肽** | | |
| 肌酸激酶 | ↑ | 肌炎 |
| 肌酸激酶同工酶 | ↑ | 心肌炎 |
| 肌钙蛋白 | ↑ | 心肌炎、肺栓塞、肾功能不全 |
| 脑钠肽 | ↑ | 心肌炎、肺栓塞、肾功能不全 |
| **尿液分析** | | |
| 尿酮体 | ↑ | 糖尿病酮症酸中毒、饥饿性酮症 |
| 尿蛋白 | ↑ | 肾炎、肾病综合征 |
| 尿潜血 | ↑ | 肾炎、肌炎、溶血性尿毒症综合征 |

| 实验室指标 | 变化趋势 | 潜在 irAEs |
|---|---|---|
| 甲功、皮质醇 | | |
| TSH | ↓ | 甲亢、垂体炎、中枢性甲减 |
| | ↑ | 原发性甲减、甲状腺炎 |
| FT4 | ↓ | 原发性甲减、垂体炎 |
| | ↑ | 甲状腺炎甲亢期、格雷夫斯病 |
| 皮质醇 | ↓ | 原发性肾上腺功能不全、垂体炎 |
| 凝血功能 | | |
| PT/INR | ↑ | 肝毒性、获得性血栓性血小板减少性紫癜 |
| 活化部分凝血活酶时间 | ↑ | 肝毒性、获得性血友病、获得性血栓性血小板减少性紫癜 |

## 四、控制后

irAEs 缓解后是否、何时 ICIs 再挑战治疗目前尚无统一标准答案。比较明确的是，因 irAEs 中断 ICIs 治疗后，ICIs 再挑战治疗应请专科医生进行会诊，如果出现过重度或威胁生命的 irAEs，必须永久性停止此类 ICIs 治疗；ICIs 再挑战治疗应尽可能选择不同类型的 ICIs 药物；ICIs 再挑战治疗后，必须严密监测既往 irAEs 再次出现，若 irAEs 再次出现，要考虑永久性停止该类 ICIs 治疗。

## 第三节 讨论

肿瘤患者接受了 ICIs 治疗后，大多数 ICIs 相关不良事件经过规范的诊断和治疗后可减轻或消失，而如果不能尽早识别和尽早治疗，则可能导致患者发生严重 irAEs，预后不佳，最终导致 ICIs 治疗中断或终止，这样不仅影响整体治疗效果，更会增加死亡风险。因此，临床医生应切实贯穿"预防—评估—诊断—治疗—随访"全流程，早期识别、及时合理治疗、多学科诊治是 irAEs 识别和管理的关键。急诊医生要特别关注肿瘤患者的治疗史，了解既往使用的药物，特别是免疫治疗，评估急症是否与 irAEs 相关；同时还应与肿瘤科医生沟通，决策临床治疗和激素的使用。为了更完善地应对临床应用中使用 ICIs 引起的副作用，在将来可能通过修饰单克隆抗体、使用新型抗体转运载体，或筛选识别免疫检查点治疗引起的器官特异性毒性的预测性生物标志物，以达到减弱或及时应对临床治疗过程中的不良事件的目的。

（吴　皎　韩丽丽）

第二部分

# 各系统免疫检查点抑制剂不良事件识别与管理

# 第四章

# 皮肤不良事件

免疫检查点抑制剂（ICIs）的应用开启了肿瘤治疗的新时代，改善了许多患者的预后。然而，抗肿瘤药物在增强 T 淋巴细胞抗肿瘤功能的同时，也会产生一系列免疫应答介导的毒副作用，称为免疫相关不良事件（irAEs）。其中免疫相关皮肤不良事件（immune-related cutaneous adverse events, ircAEs）最为常见。ircAEs 影响 1/3 ~ 1/2 以上接受 ICIs 的患者，主要表现有斑丘疹、瘙痒、银屑病、白癜风及苔藓样皮炎等，多在首次治疗后的 2 ~ 6 周发生。其他罕见不良事件有重症多形红斑（Stevens-Johnson syndrome, SJS）、伴嗜酸性粒细胞增多和系统症状的药物反应（drug reaction with eosinophilia and systemic symptoms, DRESS）、中毒性表皮坏死松解症（toxic epidermal necrolysis, TEN）、脱发、甲营养不良等。不同皮肤不良事件之间患者预后差别很大，而且 ICIs 引起的 ircAEs 相较于传统的致敏药物潜伏期及持续时间长、皮疹多样且不典型，容易造成漏诊、误诊，严重可危及生命。因此，需要早期识别并及时干预 ICIs 引起的药疹，尽可能减少对肿瘤治疗进程的干扰，提高患者的生活质量，最大程度避免重型药疹危及生命的情况出现。

在治疗上，当使用抗肿瘤药物出现皮肤不良事件时，应充分评估患者的一般情况和肿瘤负荷，根据皮损诊断、严重程度及原发病的情况制定个体化的治疗方案。关于是否需要调整抗肿瘤治疗方案，应结合《中国临床肿瘤学会（CSCO）免疫检查点抑制剂相关的毒性管理指南》（2023 版）、相应皮肤病专科指南等综合分析。同时，可加强多学科交流，旨在患者在尽可能安全的情况下最大程度获益，从而实现有效管理 ircAEs，将 ICIs 的临床疗效进一步优化。

## 第一节　发疹性皮肤不良事件

发疹性疾病是指以周身皮肤出现斑疹、丘疹、斑丘疹为主要表现，可伴有水疱、脓疱、瘀斑、瘀点、风团等皮损的疾病。由于发疹性疾病在 ICIs 相关的 ircAEs 中发生频率较高，而且皮疹多样，较易误诊，因此需要早期识别、积极干预、防止重症。以下为 ircAEs 其中的发疹型药疹、多形红斑型药疹、苔藓样皮炎型药疹的介绍，希望对临床诊断及治疗有所帮助。

### 一、发疹型药疹

#### （一）发病率

发疹型药疹是最常见的 ircAEs。在接受程序性死亡受体 1（PD-1）单抗单药治疗的患者中发生率高达 15%，在接受细胞毒性 T 淋巴细胞相关抗原 4（CTLA-4）单抗和程序性死亡受体 1/程序性死亡受体配体 1（PD-1/PD-L1）单抗联合治疗的患者中发生率高达 25%。皮损通常在治疗 3 ~ 6 周后出现，呈剂量依赖性，并且随治疗周期增加而加重。

### （二）临床表现及分级

发疹型药疹表现为麻疹型或猩红热型药疹。麻疹型药疹表现类似麻疹，皮损为针尖至粟粒大小的红色斑丘疹，密集对称的分布。可泛发全身，以躯干为多，严重者可伴发瘀点，瘙痒明显。猩红热型药疹皮损呈弥漫性鲜红斑，或呈米粒至豆大红色斑疹或斑丘疹，密集对称分布，常从面颈部向躯干，四肢分布。1~4天内遍布全身，尤以皱褶部位或四肢屈侧更为明显，皮损可密集、融合，形态酷似猩红热皮损，但瘙痒明显，两种类型的皮损可先后或同时发生。根据《中国临床肿瘤学会（CSCO）免疫检查点抑制剂相关的毒性管理指南》（2023版）将发疹型药疹进行分级及相关对应处理（表4-1）。

表4-1 发疹型药疹分级及处理

| 分级 | 描述 | I级推荐 | II级推荐 | III级推荐 |
|---|---|---|---|---|
| 斑丘疹/皮疹 | | | | |
| G1 | 斑疹/丘疹区域<10%BSA，伴或不伴症状（如瘙痒、灼痛或紧绷） | 继续ICIs治疗；局部使用润肤剂；口服抗组胺药物；使用中等强度的糖皮质激素（局部外用） | | 必要时进行血常规、肝肾功能检查 |
| G2 | 斑疹/丘疹占10%~30% BSA，伴或不伴症状（如瘙痒、灼痛或紧绷）；日常使用工具受限 | 局部使用润肤剂；口服抗组胺药物；使用中等强度的糖皮质激素（局部外用） | 考虑暂停ICIs治疗 | 必要时进行血常规、肝肾功能检查；考虑转诊至皮肤科并行皮肤活组织检查 |
| G3~G4 | 斑疹/丘疹占≥30%BSA，伴或不伴症状（如红斑、紫癜或表皮脱落）；日常使用工具受限 | 暂停ICIs治疗；使用强效的糖皮质激素外用，泼尼松0.5~1mg/（kg·d）[如无改善，剂量可增至2mg/（kg·d）]糖皮质激素抵抗时可考虑英夫利西单抗、托珠单抗治疗 | 考虑住院治疗；请皮肤科急会诊；皮肤组织活检 | 必要时进行血常规、肝肾功能检查 |

注：BSA为体表面积；G1为轻度毒性，G2为中度毒性，G3为重度毒性，G4为危及生命的毒性。

### （三）治疗

在治疗上，根据相关指南推荐及相关文献报道将发疹型药疹的治疗方法总结如下：

在肿瘤相关的皮肤不良事件的处理中通常需请皮肤科医生会诊。①若皮疹面积≤30%体表面积（body surface area, BSA）（G1、G2），可维持原剂量的ICIs治疗，同时外用糖皮质激素（如糠酸莫米松软膏）、口服抗组胺药物（如第三代抗组胺药物枸地氯雷他定片）治疗1~2周；如皮疹无改善或加重，应暂停ICIs治疗，请皮肤科会诊及酌情完善相关检查（如血常规、肝肾功能、免疫球蛋白及补体、总IgE、过敏源检测等），排外其他疾病可能，必要时可完善病理检查。②如皮疹面积>30%BSA（G3、G4），应暂停ICIs治疗，予以外用糖皮质激素、口服抗组胺药和糖皮质激素（如强的松0.5~1mg/（kg·d）治疗皮疹。如皮疹好转，则在1个月内逐渐减少激素剂量；如无改善，剂量可增至 2mg/（kg·d）。糖皮质激素抵抗时可考虑英夫利西单抗、托珠单抗治疗。经积极治疗后若皮损无改善或加重，应立即行病理检查。若证实为重型药疹（DRESS、SJS、TEN、Sweet 综合征等）后立即紧急进行相应治疗并永久性停用 ICIs。

### （四）免疫检查点抑制剂再挑战

对于 ICIs 导致的 ircAEs 中的发疹型药疹多数经常规治疗后不影响继续肿瘤治疗，但在罕见情况下，这些红斑丘疹可能是大疱性类天疱疮、重症多形红斑/中毒性表皮坏死松解症（SJS/TEN）和药物超敏反应综合征的最初表现。因此，对于皮疹长时间难以消退或者对局部应用糖皮质激素没有反应的皮疹，要警惕重症药疹的可能，尤其是 BSA 大于 30% 的患者，应尽早完善病理检查明确诊断。更重要的是密切随访这些患者，以评估皮损的演变，以便及时停止 ICIs 的治疗，避免危及生命的情况出现。

### （五）讨论

ICIs 所致发疹型药疹多为轻型，通常经对症处理可继续当前肿瘤治疗，但仍有少数不典型药疹可能会迅速进展为重症药疹，从而影响肿瘤治疗的进程，甚至威胁患者生命。因此为了预防危及生命的情况出现，需要对 ICIs 引起的发疹型药疹早期识别、诊断并做好分级。对于诊断不明确及治疗不应答的发疹型药疹应及时行病理检查。是否停止 ICIs 的治疗仍需结合患者实际情况并通过多学科讨论后再做定夺。

## 二、多形红斑型药疹

### （一）发病率

经查阅文献发现 ICIs 引起的 SJS、TEN 的病例报道较多，而 ICIs 导致多形红斑（erythema multiforme, EM）在临床上较少见。据相关研究报道，男性患者多于女性患者，平均年龄为 63.10±10.26 岁，主要因肺癌、黑色素瘤用药所致，占所有肿瘤的 72.5%。最常见的致敏药物是帕博利珠单抗，其余致敏药物有纳武利尤单抗、伊匹木单抗、阿替利珠单抗等。首次用药至出现皮损的潜伏期中位治疗周期为 2 周期。

### （二）临床表现

ICIs 诱发的 EM 在皮损分型上与经典 EM 类似，以红斑、水疱为主要典型皮肤损害，可伴黏膜损害。

### （三）病理表现

ICIs 诱发的 EM 组织病理与经典 EM、SJS、TEN 相符，以液化变性型浅表血管周围炎为主，表现为表皮坏死，表皮中散在或融合的坏死角质形成细胞，基底细胞液化变性，真皮浅层以淋巴细胞为主浸润，部分可见表皮内疱或表皮下疱，另有少数患者可见嗜酸性粒细胞浸润，提示与药物有关。

### （四）诊断和鉴别诊断

文献报道使用 PD-1 单抗引起皮肤不良事件的潜伏期时间跨度大，中位数为 85 天，而传统药物的药疹潜伏期（4～21天）。可根据本病的典型临床表现及排除他药物诱发可能的情况下结合PD-1单抗潜伏期长的特点对本病进行诊断，必要时可行病理活检进一步明确诊断。该型皮肤不良反应应与冻疮、玫瑰糠疹、红斑狼疮、大疱性类天疱疮、二期梅毒、急性荨麻疹以及固定性药疹等进行鉴别。

### （五）分级及治疗

本病皮损形态仅为红斑、丘疹、斑丘疹时可参考《中国临床肿瘤学会（CSCO）免疫检查点抑制剂相关的毒性管理指南》（2023版），根据皮疹严重程度进行分级及对应治疗（表4-1）。然而上述指南中针对水疱、大疱的处理仅为大疱性皮炎/重症多形红斑/中毒性表皮坏死松解症的治疗推荐，同时也并未明确非该类疾病以外的水疱、大疱是否适用该治疗推荐。根据皮肤科医师临床经验及相关文献参考，建议当ICIs导致的多形红斑型药疹患者出现水疱、大疱等黏膜损伤，尼科利斯基征阳性，伴发热和皮肤疼痛等不良反应时，应暂停使用ICIs，系统应用甲泼尼龙0.5～2mg/（kg·d）治疗2周后再做评估。针对水疱、大疱的处理可在消毒的前提下使用无菌注射器抽取疱液，注意保持创面局部卫生，避免感染。该病的一线治疗是系统应用糖皮质激素（甲泼尼龙、地塞米松等），其他治疗方法包括系统应用环孢素、静脉注射免疫球蛋白（intravenous immunoglobulin, IVIg）、血浆置换（plasma exchange, PE）、注射英夫利西单抗等，如患者存在激素禁忌证，须在皮肤科专科医生指导下选择其他合适的治疗方案，同时也应注意对症及营养支持治疗。

### （六）免疫检查点抑制剂再挑战

既往文献报道的由ICIs引起的EM，虽然大多数病例在选择停用ICIs后皮疹可以得到良好的控制，但是随诊发现部分患者原发肿瘤进展甚至死亡，仅有个别患者维持病情缓解期。当患者出现多形红斑型药疹时须多学科会诊，在继续使用ICIs对生命的延续和皮疹对生命的威胁中做出合理选择。

### （七）讨论

由于ICIs所致的多形红斑型药疹多为重症型，且均为个案报道。故在临床上一旦考虑ICIs相关的多形红斑样皮损，应立即停用当前ICIs，参考上述皮肤不良事件分级及处理并结合皮肤科专家会诊意见进行治疗，后续待皮肤科和肿瘤科医生据患者目前情况多方面考虑后决定是否再次启用ICIs。

### 三、苔藓样皮炎型药疹

#### （一）发生率

使用ICIs后出现苔藓样皮炎型药疹的发生率为10%～20%，PD-1单抗（帕博利珠单抗，3mg/kg或纳武利尤单抗，3mg/kg）治疗恶性肿瘤后平均42天可出现苔藓样皮炎。

#### （二）危险因素

须评估患者是否患有慢性胃炎病症，饮食是否以辛辣、热烫、硬食及熏烤等为主，因为不良的饮食习惯及心理状态是诱发口腔扁平苔藓病的相关危险因素。目前虽未有高质量大规模试验证实ICIs相关苔藓样皮炎型药疹的出现与上述危险因素相关，但保险起见，患者在使用ICIs期间也应尽量避免上述危险因素。

### （三）恶变可能

有研究证实口腔扁平苔藓可发生恶变。但在 PD-1 单抗治疗中出现的苔藓样皮炎型药疹是否会恶性转化目前尚不清楚。应告知已出现苔藓样皮炎型药疹的患者定期进行系统的口腔检查。

### （四）临床表现

苔藓样皮炎型药疹临床表现多样，可呈紫红色扁平丘疹、斑块，表面可见威克姆纹（Wickham striae），即典型的扁平苔藓，也可表现为红色丘疹、脓疱、斑块，瘙痒程度不一。皮损主要分布于躯干和四肢，也可累及掌跖部位和腹股沟、会阴等褶皱部位。另外，查体时应仔细检查有无口腔、颊黏膜、上颚、牙龈、嘴唇和舌头损害，除此之外，还应注意是否存在甲改变。

### （五）病理表现

苔藓样皮炎型药疹病理上表现为表真皮交界处带状致密的淋巴组织细胞浸润，可伴嗜酸性粒细胞浸润，表皮可见角化过度、颗粒层增厚、棘层肥厚、海绵水肿和散在坏死的角质形成细胞。

### （六）诊断与鉴别诊断

苔藓样皮炎型药疹通过临床表现及皮肤镜、反射式共聚焦显微镜辅助检查不难诊断，必要时可行病理检查进一步明确诊断。ICIs 相关的苔藓样皮肤不良反应与特发性扁平苔藓较难鉴别，较易与其他类似的疾病相鉴别，如药疹后色素沉着、里尔黑变病和艾迪生病等。

### （七）分型

由于苔藓样皮炎型药疹的皮损类型为斑丘疹/丘疹。因此可参考《中国临床肿瘤学会（CSCO）免疫检查点抑制剂相关的毒性管理指南》（2023 版），根据皮疹严重程度分级治疗。

### （八）治疗

苔藓样皮炎型药疹可伴有瘙痒，瘙痒期间，嘱患者保持皮肤清洁和干燥，指导患者修剪指甲，尽量不要用指甲去抓挠皮肤，禁用肥皂、热水烫洗，注意保护皮肤的完整性，避免皮肤感染，一旦发生感染应及时就诊，避免更严重的并发症出现。目前未有专门针对 ICIs 使用后出现苔藓样皮肤不良反应的治疗指南，可根据《中国临床肿瘤学会（CSCO）免疫检查点抑制剂相关的毒性管理指南》（2023 版）将苔藓样皮肤不良反应划分为斑丘疹/皮疹，并有相关治疗推荐。

但《中国临床肿瘤学会（CSCO）免疫检查点抑制剂相关的毒性管理指南》（2023 版）的分类过于笼统，存在多种不同疾病相同治疗推荐的问题，对特定皮肤不良事件不能做到针对性治疗。因此，根据相关个案报道，将目前治疗方法总结如下：①一般情况下，无须停止免疫治疗，可以用控制症状的保湿剂（如尿素软膏）、局部止痒制剂（如复方樟脑软膏）、外用糖皮质激素或者钙调磷酸酶抑制剂（如他克莫司软膏）治疗皮损；②如果涉及较大面积的皮损或者外用药物没有好转的患者，可以选择口服糖皮质激素（如强的松 1mg/（kg·d）联合窄谱中波紫外线（narrow bound ultra violet B light，NB-UVB）光疗或口服阿维 A 30mg/d，也可考虑每周服用 15～25mg 氨甲蝶呤治疗严重的苔藓样皮炎；③对于口腔或者生殖器黏膜出现苔藓样溃疡时，注意要及时口服阿维 A 或者糖皮质激素，防止皮损进一步加重，必要时需完善病理活检排外恶变可能。

### （九）预后

苔藓样皮炎型药疹的出现与改善肿瘤患者免疫治疗反应、延长无进展生存期（progression free survival, PFS）和总生存期（overall survival, OS）有关，可能有积极的预后影响。

### （十）免疫检查点抑制剂再挑战

尽管苔藓样皮炎型药疹发生率不高，且多为轻度，若不会对患者病情造成严重不良影响，可在对症治疗情况下继续当前抗肿瘤免疫治疗。

### （十一）伴发疾病

文献报道苔藓样皮炎型药疹可诱发白癜风，机制可能与阻断肿瘤及皮肤均表达的某种抗原有关。应告知患者需定期关注身体是否突然出现白斑，若免疫治疗期间出现不明原因白斑可至皮肤科门诊进一步完善伍德氏灯及反射式共聚焦显微镜检查（reflection confocal microscopy, RCM），以明确白斑性质。

## 四、讨论

与 ICIs 相关的苔藓样皮炎型药疹发病部位广泛，查体应注意仔细全面，避免遗漏，尤其是口腔黏膜部位。口腔扁平苔藓存在恶变可能及苔藓样皮炎型药疹可能伴发白癜风也应明确告知患者并嘱咐定期相关科室随诊。大多数苔藓样皮炎型药疹经治疗后不影响继续免疫治疗。对于部分常规治疗无效且较为严重的皮疹须系统使用糖皮质激素控制瘙痒、改善皮损。虽然糖皮质激素是严重皮疹一线治疗，但不能忽略的是部分基础情况较差的患者可能无法耐受糖皮质激素所带来的副作用（高血压、高血糖、消化道反应、诱发或加重感染等），而且激素所引起的免疫抑制可能会导致肿瘤加速发展。对于此类患者可在皮肤科医生的指导下酌情选择其他合适药物，如氨甲蝶呤、环孢素、吗替麦考酚酯等，此外也可配合使用安全性较高的光疗，如 NB-UVB、补骨脂素-长波紫外线 A 段（psoralen plus ultraviolet A, PUVA）。

（孙东杰　张龙飞）

## 第二节　瘙痒性皮肤不良事件

瘙痒是皮肤特有的、能够引起搔抓反应的感觉，是一种症状，变态反应、炎症、物理因素、神经病理性病变均可引起。瘙痒是 ICIs 治疗中最常见的 ircAEs 之一，接受 ICIs 治疗的患者约有 14%～47% 出现皮肤瘙痒，约 1%～3% 为严重瘙痒，对患者生活质量产生严重影响，甚至导致中断抗肿瘤治疗，影响患者生存。本节就 ircAEs 相关的皮肤瘙痒进行综述，并希望相关医生了解其诊断以及治疗原则，更好地服务于肿瘤治疗。

### 一、发生率及危险因素

#### （一）发生率

皮肤瘙痒是 ircAEs 中最常见的不良事件之一。不同类型 ICIs 药物诱发瘙痒的发生率不同，CTLA-4 单抗比 PD-1 单抗更易诱发皮肤瘙痒，有研究显示纳武利尤单抗和帕博利珠单抗诱发瘙痒的发生率为 13%～20%。

### （二）危险因素

关于 ICIs 相关皮肤瘙痒研究不多，危险因素资料更为缺乏。有研究表明，既往有皮肤瘙痒相关危险因素（皮肤干燥、糖尿病及变态反应性疾病等）可能更易出现 ircAEs 相关性皮肤瘙痒，当然这一推测还需严格的流行病学研究证实。

## 二、临床表现与分级

ICIs 相关瘙痒常在使用 ICIs 后几周内出现，躯干和四肢是常见瘙痒部位，头颈部较少累及；多无原发皮损，但随瘙痒时间延长可因搔抓等出现抓痕、结痂及色沉等继发改变，偶有瘙痒前或同时出现红斑、丘疹等缺乏特异性的皮损，后期均可出现湿疹样表现。

依据《中国临床肿瘤学会（CSCO）免疫检查点抑制剂相关的毒性管理指南》（2023 版）将瘙痒分为 3 级（表 4-2）。同时须结合瘙痒数字评分量表及皮肤病生活质量指数（dermatology life quality index, DLQI）等评分评估瘙痒严重程度，这样有助于更好管理 irAEs 相关皮肤瘙痒。

**表 4-2　瘙痒分级**

| 分级 | 瘙痒 | 处理 |
| --- | --- | --- |
| 1 级 | 轻度或局部 | 继续抗肿瘤免疫治疗，口服抗组胺药物，皮损使用中等效糖皮质激素 |
| 2 级 | 强烈或广泛；间断；搔抓引起皮损（如水肿、丘疹、鳞屑、苔藓样变、渗出/结痂）；日常使用工具受限 | 继续抗肿瘤免疫治疗，口服抗组胺药物及强化止痒治疗，患处皮损使用强效糖皮质激素 |
| 3 级 | 强烈或广泛；持续；日常生活明显受限或影响睡眠 | 暂停抗肿瘤免疫治疗，系统使用糖皮质激素，考虑进一步强化止痒治疗，需紧急皮肤科咨询 |

## 三、检验及检查

接受 ICIs 治疗的患者出现瘙痒，在考虑 ICIs 诱发瘙痒前，应排外患者原发肿瘤、抗肿瘤方案中的其他药物及患者合并的基础性疾病（免疫、代谢及变态反应性等）诱发的皮肤瘙痒。根据不同情况有所侧重的做相关检验及检查，详细的查体及病史询问是有针对性检验及检查的基础，需重点询问患者既往变态反应性疾病等情况（荨麻疹、特应性皮炎、湿疹、过敏性鼻炎、哮喘、结膜炎等）。①常见瘙痒性疾病筛查：血常规（嗜酸性粒细胞）、肝肾功（胆红素、尿素、肌酐等）、血糖、总 IgE 等，体检观察患者皮肤是否干燥、有无明显原发皮损等；②irAEs 系统受累检查及检验；③根据患者具体情况有针对性进行其他检查及检验。

## 四、治疗

根据《中国临床肿瘤学会（CSCO）免疫检查点抑制剂相关的毒性管理指南》（2023 版）分级治疗。大多数情况下，轻度瘙痒（1 级）患者，无需停止 ICIs 治疗，可口服抗组胺药等对症处理，患处局部使用中效糖皮质激素；中度瘙痒（2 级）患者继续抗肿瘤免疫治疗并强化止痒，口服抗组胺药，局部使用强效类固醇；重度瘙痒（3 级）患者，因剧烈瘙痒可能影响其接受 ICIs 抗肿瘤治疗，如无多系统严重不良反应情况下，需暂停原抗肿瘤治疗，口服抗组胺药，酌情加用泼尼松/甲泼尼龙

0.5～1mg/（kg·d）、GABA 激动剂（加巴喷丁、普瑞巴林）等；对于难治性瘙痒，文献报道使用阿瑞匹坦（80mg，每日 1 次，服用 5 天）治疗纳武利尤单抗引起的难治性瘙痒，治疗后瘙痒明显缓解。

此外，医生应与患者充分沟通瘙痒病情，教育患者进行基础皮肤护理，避免加重因素如保湿不充分、过度清洁、使用强刺激性药物（乙醇及硫磺制品等）；避免进食辛辣食物、饮酒；患者具有特应性疾病应尽量避免可疑过敏原，如屋尘螨、粉尘及花粉；有意识地避免搔抓以免陷入瘙痒 - 搔抓的恶性循环。

### 五、免疫检查点抑制剂再挑战

尽管 ICIs 相关瘙痒的发生率相对较多，但多为轻度，如无其他内脏系统严重损伤，可在相应治疗情况下继续抗肿瘤免疫治疗；当重度瘙痒降至≤1 级，可以考虑再次使用 ICIs。

### 六、讨论

如前所述，长期的瘙痒会严重影响患者生活质量，剧烈的瘙痒甚至使患者退出 ICIs 治疗，因此积极、有效管理瘙痒对于保障 ICIs 的有效治疗极为重要。

由于《中国临床肿瘤学会（CSCO）免疫检查点抑制剂相关的毒性管理指南》（2023 版）中治疗瘙痒的系统及局部治疗药物选择范围较为局限，且针对性不足。如指南中的抗组胺药物多针对组胺参与的Ⅰ型变态反应所涉及的瘙痒，而 ICIs 相关瘙痒涉及多种炎症介质、细胞因子及炎症通路，仅抗组胺治疗无法有效止痒。仅依据《中国临床肿瘤学会（CSCO）免疫检查点抑制剂相关的毒性管理指南》（2023 版）不足以有效诊治 ICIs 相关皮肤瘙痒，可同时参考皮肤瘙痒的其他相关指南、共识，扩大止痒药物的选择范围。在多学科评估患者风险 / 获益的情况下，可考虑如下药物：系统使用糖皮质激素用于快速控制瘙痒，由于其固有的免疫抑制、导致肿瘤加速发展等弊端，不建议长期及常规使用；GABA 激动剂及具有嗜睡作用的一代抗组胺药由于改善睡眠等作用在本病治疗中具有较好的应用前景；IL-4Rα 单抗也可作为有Ⅱ型炎症通路活化特征瘙痒的潜在治疗药物，本药使用前无需筛查、对肿瘤发展无明显影响，值得引起关注；此外其他麻醉、镇痛药物也可酌情使用。

同样，《中国临床肿瘤学会（CSCO）免疫检查点抑制剂相关的毒性管理指南》（2023 版）中局部使用的止痒药物仅为糖皮质激素，也不足以实现治疗目标。建议如无明显皮损，炉甘石洗剂等震荡剂及清凉止痒药物较有应用价值；如合并明显湿疹样皮疹，除糖皮质激素外，磷酸二酯酶抑制剂、钙调磷酸酶抑制剂、芳香烃受体激动剂、外用麻醉药物及中成药物均可酌情使用。此外，外用药物剂型还应遵照"湿对湿、干对干"的原则选用。

（李玉叶　赵化笛）

## 第三节　反应性毛细血管增生症

### 一、发生率

反应性毛细血管增生症（reactive cutaneous capillary endothelial proliferation, RCCEP）是卡瑞利珠单抗引起的最常见的 ircAEs，但是不同瘤种其发生率有所差异。卡瑞利珠单抗治疗鼻咽癌和肝癌时 RCCEP 的发生率分别为 88% 和 66.8%；在卡瑞利珠单抗治疗难治性霍奇金淋巴瘤的Ⅱ期临床试验中，RCCEP 的发生率高达 97.3%。虽然其发生率有所不同，但大多数为 1～2 级，并无危及生命的风险。有研究表明加用一些抗血管生成药物如阿帕替尼等可以降低其发生率及严重程度。

## 二、临床表现与分级

### （一）临床表现

RCCEP 常发生于头面部、躯干皮肤，偶见于黏膜。根据其外观大致可分为"红痣型""珍珠型""桑椹型""斑片型"和"瘤样型"。多数患者的皮损在首次用药后第 1 个周期（2～4 周时间内）出现，初始颜色为鲜红，随着继续用药结节可增大、增多。大多数在首次用药后 3～4 个月时便不再增大，甚至有些结节可逐渐皱缩、干燥后自行脱落。

### （二）临床分级

根据《中国临床肿瘤学会（CSCO）免疫检查点抑制剂相关的毒性管理指南》（2023 版）其严重程度可分为 5 级（表 4-3），4～5 级毛细血管增生症临床上尚未见报道。

#### 表 4-3　反应性毛细血管增生症分级处理

| 分级 | 描述 | 处理 |
| --- | --- | --- |
| 1 级 | 单个或多个皮肤和 / 或黏膜结节，最大结节直径≤10mm，伴或不伴局部破溃出血 | 继续 ICIs 治疗，易受摩擦部位可用纱布或创口贴保护，局部破溃出血者可局部压迫止血 |
| 2 级 | 单个或多个和 / 或黏膜结节，最大结节直径>10mm，伴或不伴局部破溃出血 | 继续 ICIs 治疗，易受摩擦部位可用纱布或创口贴保护，避免出血；局部破溃出血者可采用创口贴、压迫止血，或采取局部治疗措施，如激光或手术切除等治疗；宜加强皮肤消毒，预防破溃处感染 |
| 3 级 | 皮肤和 / 或黏膜结节呈泛发性，可并发皮肤感染，严重者可能需要住院治疗 | 暂停 ICIs 治疗，待恢复至≤1 级后恢复给药；易受摩擦部位可用创口贴或纱布保护，避免出血；破溃出血者可采用创口贴、压迫止血治疗，或采取局部治疗措施，如激光或手术切除等治疗；并发感染者予抗感染治疗 |
| 4 级 | 多发和泛发，威胁生命 | 永久停药 |
| 5 级 | 引起死亡 | |

## 三、辅助检查及诊断

皮肤镜下表现为红白均质背景下多个小的边界清晰的红色腔隙，散在分布于皮损区域内。病理检查表现为真皮层毛细血管增多和毛细血管内皮细胞增生。

由于 RCCEP 与 ICIs 等用药有关，属于一种免疫应激反应，其诊断主要依据用药史及临床表现，其他检查可作为辅助手段。

## 四、治疗

卡瑞利珠单抗引起的 RCCEP 多为 1～2 级，大多无需特殊处理，继续用药可逐渐消退，停药

1～2月后也可自行消退。并且卡瑞利珠单抗的Ⅱ期、Ⅲ期临床试验发现在治疗过程中出现 RCCEP 的患者的客观缓解率（ORR）高于未出现患者，中位生存时间、中位无进展生存时间长于未出现患者。所以可以认为 RCCEP 的出现对卡瑞利珠单抗的疗效具有预测效应。

根据相关指南推荐 RCCEP 根据表现及严重程度分级进行处理（表4-3）。

## 五、讨论

RCCEP 通常严重程度分级为1～2级，不影响患者继续抗肿瘤治疗，但这需要临床医生的早期发现及干预。1～2级的 RCCEP 可继续观察，部分患者可自行消退，或者一般对症处理即可，比如激光治疗、手术切除等。也可参照皮肤血管瘤的处理方式，尝试口服或局部注射糖皮质激素。对于皮损严重的患者可酌情口服 β 受体阻滞剂、注射硬化剂等，这对多发的皮损或许能有一定的控制作用。若出现严重的皮肤不良事件，需权衡风险与获益，暂停或终止卡瑞利珠单抗或改用其他 ICIs。

（孙东杰 李 琳）

## 第四节 重症多形红斑及中毒性表皮坏死松解症

SJS 和 TEN 是严重的药物异常反应。且发生与遗传、免疫及感染等密切相关。

接受 ICIs 治疗的患者多达30%出现皮肤毒性不良事件，从皮肤瘙痒、发疹性皮损到危及生命的严重皮肤不良反应（severe cutaneous adverse reaction, SCAR），尽管 SCAR 发生率低，但多为多脏器、多系统受累，严重危及患者生命，可导致抗肿瘤治疗中断，因此值得关注。由于 SJS 及 TEN 是常见的 SCAR，起病急，主要表现为非特异性斑丘疹、水疱及表皮剥脱坏死，且 SJS 及 TEN 为一个病谱性疾病的两端，因此本节将 SJS 及 TEN 合在一起讨论。

### 一、流行病学及危险因素

#### （一）流行病学

多数 ircAEs 为轻度，如一项多中心研究发现大多数（87%）ircAEs 的严重程度为1～2级。ICIs 引起的 SCAR 多危及生命，多出现在治疗后的1至20周内。SJS/TEN 在 ircAEs 中约占14%，且严重程度与 ICIs 的类型无明显相关性；尽管 SJS/TEN 所占比例较低，但其死亡率很高，如 SJS 的死亡率为10%、SJS/TEN 为30%、TEN 高达50%。CTLA-4 单抗引起的 ircAEs 比 PD-1/PD-L1 单抗更常见，但3级以上的严重的 ircAEs 的发生率两者相似（1%～3%），但两者联用发生的 SCAR 病程更长、发病更早、病情更重。

有研究发现使用纳武利尤单抗、伊匹木单抗和帕博利珠单抗治疗后，相较于 TEN，患者更易出现 SJS，多在第一或第二次治疗后出现，发展迅速、病情加重。Vivar 等报道1名黑色素瘤患者使用纳武利尤单抗后出现麻疹样红斑，继续使用3周后出现表皮剥脱、坏死，说明一开始表现为轻型的 ircAEs 也存在缓慢进展为 SJS/TEN 的风险，也须警惕。

#### （二）危险因素

关于本病危险因素的研究报道较少，基于目前有限的研究，ICIs 引起 irAEs 可能存在个体易感性和危险因素，包括既往患者自身免疫性疾病、菌群失调等。SJS/TEN 发病除与细胞毒性 T 淋巴细胞介导的药物超敏反应密切相关外，感染（包括细菌、病毒或支原体等）、遗传（影响药物代谢的酶、转运蛋白和受体异常等）及免疫等均参与了发病。

## 二、临床表现及分级

### （一）临床表现

主要表现为多全身泛发的红斑、丘疹及水疱，伴明显的表皮坏死及剥脱，可伴口腔黏膜和生殖器糜烂及溃疡，部分有全身症状。SJS 与 TEN 的病情存在一定的重叠，根据临床表现分为 SJS、SJS/TEN 重叠和 TEN；表皮松解或剥脱面积 SJS<10% BSA、TEN>30% BSA 及 SJS/TEN 重叠为 10% ~ 30% BSA。

### （二）分级

根据《中国临床肿瘤学会（CSCO）免疫检查点抑制剂相关的毒性管理指南》（2023 版），将皮损严重程度分为 4 级（表 4-4），同时，在临床诊疗中，皮肤科医生多采用疾病严重程度评分（disease severity score, DSS）来评估者预后及死亡风险，包括年龄（≥40 岁）、心率（≥120 次/min）、恶性肿瘤病史、表皮剥脱面积（>10%）、血清尿素（>10mmol/L）、血清碳酸氢盐（<20mmol/L）及血糖（>14mmol/L），评分越高死亡率越高，当评分为 4 分时死亡率大于 50%，当评分为 5 分时死亡率则超过 90%。

表 4-4　免疫相关皮肤不良事件管理（大疱性皮炎/SJS/TEN）

| 分级 | 描述 | I 级推荐 | II 级推荐 | III 级推荐 |
|---|---|---|---|---|
| G1 | 无症状，水疱区域<10% 全身 BSA | 暂停 ICIs 治疗<br>使用强效糖皮质激素外用 | 皮肤科急会诊<br>血常规、肝肾功、电解质、C 反应蛋白检查 | |
| G2 | 水疱覆盖 BSA 占 10%~30%，伴疼痛；日常使用工具受限 | 暂停 ICIs 治疗，直至毒性<1 级<br>泼尼松/甲泼尼龙，0.5 ~ 1mg/(kg·d)<br>如果 3 天后仍无改善，考虑加用利妥昔单抗 | 皮肤科急会诊 | |
| G3 | 水疱覆盖 BSA>30%；日常生活自理明显受限；SJS 或者 TEN | 永久停用 ICIs 治疗<br>泼尼松/甲泼尼龙 1 ~ 2mg/(kg·d)<br>考虑静脉注射免疫球蛋白 1g/(kg·d)，按说明分次给药，持续给药 3 ~ 4 天 | | 必要时皮肤活检 |
| G4 | 水疱覆盖 BSA>30%；合并水、电解质紊乱致死性 SJS 或者 TEN | 需要住院治疗，有指征时入住重症加强护理病房监护或烧伤病房<br>请皮肤科、眼科、泌尿外科急会诊<br>血常规、肝肾功能、电解质、C 反应蛋白、补体等相关炎性因子检查 | | |

## 三、检验及检查

除皮损外，SJS/TEN 可导致严重的全身系统损伤，如高热、多脏器病变，若治疗不及时可死于感染、肝、肾衰竭、肺炎或出血等。①全面掌握全身多脏器受累情况，完善血、尿、大便常规、生化、淋巴细胞亚群、炎症因子（有文献报道 ircAEs 患者 IL-6 和 IL-10 升高）、凝血功能等检验，胸腹部影像学检查；②排外副肿瘤性天疱疮或其他免疫性水疱病或其他药物反应，可完善天疱疮自身抗体检查（包括 Dsg1、Dsg3 抗体），以及类天疱自身抗体（包括抗 BP180、抗 BP230）等；③寻找有无内源性病毒［人类疱疹病毒，如 EB 病毒（Epstein-Barr virus, EBV）、巨细胞病毒（cytomegalovirus, CMV）、单纯疱疹病毒（herpes simplex virus, HSV）等］活化依据，检测上述病毒抗体及 DNA；④必要时可行病理检查明确诊断。

### 四、治疗

根据《中国临床肿瘤学会（CSCO）免疫检查点抑制剂相关的毒性管理指南》（2023 版）（表 4-1），SJS/TEN 均为 ≥3 级 irAEs，应立即停用该类型 ICIs 药物。静脉滴注甲泼尼龙（1~2mg/kg）作为一线治疗，若糖皮质激素疗效不佳或存在相关绝对禁忌，可考虑 IVIg、PE 及免疫吸附作为替代疗法。尽管存在肿瘤进展可能，在全面评估患者获益及风险的情况下，环孢素、TNF-α 拮抗剂等也可应用。此外营养支持、局部受损皮肤黏膜护理、相关并发症治疗可参考皮肤科相关的指南及共识，在此不一一赘述。

### 五、讨论

ICIs 导致的 ircAEs 较常见，但 3 级以上的 SJS/TEN 相对罕见，由于 ICIs 日益广泛使用，预计其绝对发生人数仍相当可观，ICIs 相关 SJS/TEN 仍需密切关注。需要注意的是，非 ICIs 相关性 SJS/TEN 多为全身性多系统、多脏器受累性疾病；而 ICIs 相关 SJS/TEN 患者同时合并多脏器受累更为多见，且病情更重，其中甲状腺、胰腺、造血系统受累更为常见，需要密切关注。

有研究发现 SJS/TEN 与 T 淋巴细胞过度激活致表皮细胞大量凋亡有关。与 ICIs 相关的 SJS/TEN 的发病机制并非传统意义上的变态反应，ICIs 导致整体免疫亢进情况下，感染、内源性病毒及其他诱因均可诱发，上述观点仍需要深入研究探讨及验证。目前尚无 3 级以上 ircAEs 在停用 ICIs 后再次出现 ircAEs 的报道。

目前，寻找、总结及验证接受 ICIs 治疗的肿瘤患者发生 irAEs 尤其是严重不良事件的临床危险因素及生物标志物应是相关领域的研究热点和难点，应早期预警、识别和干预。

《中国临床肿瘤学会（CSCO）免疫检查点抑制剂相关的毒性管理指南》（2023 版）就系统治疗 SJS/TEN 虽已相对完善，但针对轻型 ircAEs，抗组胺药物也不应成为首选药物，因为这类药物仅仅针对组胺这一炎症介质，而 irAEs 发病为多种炎症介质、多个炎症活化共同参与，组胺在发病中并不居于重要地位。此外无论轻重 ircAEs，请皮肤专科医生尽早参与诊治极有必要。

（孙东杰 黄 茜）

## 第五节 白癜风

白癜风是一种局限性或泛发性的皮肤色素脱失症，本病发生与遗传、自身免疫、神经化学因子、黑色素细胞自身破坏等因素有关。ICIs 导致的 ircAEs 中白癜风属于皮肤色素性不良事件（dermatologic pigmentary adverse events, dpAEs），它严重影响患者外貌，降低患者健康相关生命质量及心理健康，甚至会导致抗肿瘤治疗中断，影响抗肿瘤疗效。

### 一、发生率及危险因素

#### （一）发生率

白癜风皮损多见于接受 ICIs 治疗的黑色素瘤患者，在肺腺癌、急性粒细胞性白血病患者中也有个案报道。在 67 例黑色素瘤患者进行前瞻性队列研究结果显示，使用帕博利珠单抗 2 年内，白癜风累计发生率为 25.4%，中位发生时间为 126 天，中位周期数为第 7 周期，黑色素瘤患者自发产生白癜风或在接受治疗期间白癜风发生率比普通人群高 10 倍左右。一项 meta 分析显示，在 5 737 例接受 ICIs 治疗的黑色素瘤患者中白癜风的累积发生率为 3.4%。中国地区诱发白癜风的 ICIs 主要为 PD-1/PD-L1 单抗，总体发生率为 2.8%~18%，联合 CTLA-4 单抗白癜风的总体发生率为 20%。因白癜风皮损多无自觉症状，如不发生于外露部位可能被患者忽略，因此其实际发生率可能被低估。

#### （二）危险因素

有研究发现白癜风常继发于其他 ircAEs，比如苔藓样皮炎、湿疹。接受 ICIs 治疗的男性患者发生白癜风的风险高于女性患者，黑色素瘤患者接受 ICIs 治疗发生白癜风较其他肿瘤常见，黑色素瘤患者自发产生白癜风或在接受治疗期间白癜风发生率比普通人群高 10 倍左右。

### 二、临床表现与分级

本病主要表现为界限清晰的色素减退或脱失斑，呈乳白、灰白或瓷白色，多为泛发型、对称分布于曝光部位，且无 Koebner 现象，偶有节段型和混合型白癜风。根据《常见不良事件评价标准（CTCAE）5.0 版》(*CTCAE V5.0*)，依据白癜风皮损面积及对患者的影响分为 2 个等级（表 4-5）。

**表 4-5　白癜风不良事件分级**

| 皮肤及皮下组织疾病 | | | | | |
|---|---|---|---|---|---|
| 不良事件 | G1 | G2 | G3 | G4 | G5 |
| 皮肤色素减退 | 色素减退覆盖面积<10% BSA；没有心理影响 | 色素减退覆盖面积>10% BSA；伴有心理影响 | | | |
| 定义：皮肤色素的丢失（例如白化病） | | | | | |
| 引申注释 - | | | | | |

### 三、检验及检查

#### （一）伍德灯检查

进展期皮损在伍德灯（Wood 灯）下多呈灰白色荧光，与周围正常皮肤的边界不清；稳定期呈明亮的蓝白色荧光，边界清晰。

#### （二）皮肤镜检查

皮肤镜检查可见皮损区色素减退或脱失，或皮损中央瓷白色，呈网状或星爆样分布，可伴白斑周边色素加深、毛发色素脱失、毛细血管扩张，皮损区域内毛囊周围色素残留。

### （三）反射式激光共聚焦显微镜

RCM 下可见白斑区基底层色素减退或完全缺失（色素环不完整，呈半环状，或色素环完全消失），真皮乳头可见中等折光的单核炎细胞浸润及高折光的噬色素细胞团块。

### （四）组织病理学检查

组织病理学检查可见表皮基底层黑素细胞数量完全消失或明显减少，表皮中的黑素颗粒也减少或消失；炎症明显的发展期皮损可出现界面皮炎的改变，即基底层空泡改变及真皮浅层血管周围稀疏淋巴细胞浸润；稳定期或晚期皮损表皮基底层无黑素细胞、黑素颗粒及炎症表现。

### （五）实验室检查

目前特异针对 ICIs 相关白癜风的实验室检查研究资料相对缺乏。

### 四、治疗

如不伴严重内脏损伤、皮损进展或明显影响外貌，ICIs 相关白癜风相对"无害"，多可继续原 ICIs 类药物治疗，以局部治疗为主，同时加强防晒、避免外伤、摩擦等加重因素。如需治疗，在《中国临床肿瘤学会（CSCO）免疫检查点抑制剂相关的毒性管理指南》（2023 版）中，对于 ICIs 诱发白癜风样皮损的管理缺乏明确指导建议，因此白癜风样皮损管理还应参考《白癜风诊疗共识（2021版）》等专科指南、共识，同时依据白癜风疾病活动度评分（vitiligo disease activity score, VIDA）、临床特征、Wood 灯等检查结果进行治疗。

依据 VIDA 评分标准对患者白癜风活动程度进行评分（表 4-6），VIDA>1 分为进展期，≥4 分为快速进展期；出现皮损边缘模糊、炎症表现（包括瘙痒、红斑等）、三色白癜风、纸屑样白斑或色素减退斑等表现时判为进展期白癜风；Wood 灯下皮损颜色呈灰白色，边界模糊，Wood 灯下的皮损面积＞自然光下目测面积，提示病情处于进展期。VIDA 评分、临床特征、Wood 灯表现符合任何 1 条即考虑为病情进展；VIDA 评分为 0 分，临床表现为呈瓷白色白斑、皮损边缘清晰或色素沉着，Wood 灯下皮损呈白色荧光、边界清晰、Wood 灯下皮损面积≤自然光下目测面积，符合以上条件提示稳定期。

#### 表 4-6　白癜风疾病活动度评分标准

| 白癜风活动情况 | 计分（分） |
| --- | --- |
| 近 6 周内出现新皮损或原皮损扩大 | +4 |
| 近 3 个月出现新皮损或原皮损扩大 | +3 |
| 近 6 个月出现新皮损或原皮损扩大 | +2 |
| 近 1 年出现新皮损或原皮损扩大 | +1 |
| 至少稳定 1 年 | 0 |
| 至少稳定 1 年且有自发色素再生 | −1 |

基于上述标准，如患者为 *CTCAE V5.0* 1 级时，建议无论皮损处于进展期还是稳定期，均可局部使用强效激素（眼周避免使用），面、外阴等皱褶及薄嫩部位皮肤 1 个月后更换为钙调磷酸酶抑制剂（常用药物如他克莫司软膏、吡美莫司乳膏），而肢端部位可持续使用；外用钙调磷酸酶抑制剂治疗疗程为 3~6 个月，薄嫩部位如眶周、外生殖器及黏膜是首选；同时可联合使用外用维生素 $D_3$ 衍生物（常用药物如卡泊三醇软膏），头面部位避免使用；如为 2 级时，VIDA＞3 分的白癜风患者如有治疗需求，应多学科会诊全面评估患者肿瘤及皮损病情，在肿瘤病情不恶化的前提下，尽早系统使用药物使进展期白癜风稳定，酌情小剂量口服糖皮质激素等抗炎药物，局部外用药物同 1 级，病情稳定后仍以局部外用药物为主。

由于可能诱发和加重原有肿瘤病情，接受 ICIs 类药物治疗出现白癜风时应避免紫外线光疗；医生在 ICIs 治疗前、整个治疗期和随访期应对患者及其家属进行 ICIs 相关作用机制以及可能出现的不良事件介绍，包括预防、识别和治疗的相关知识讲解，以减少 ICIs 相关白癜风的发生和促进皮损改善。

## 五、讨论

ICIs 是近年来部分恶性肿瘤治疗的突破之一，随着 ICIs 应用日益广泛，可以预见 irAEs 的发生率会愈来愈高。有回顾性研究分析接受 ICIs 治疗的黑色素瘤和 NSCLC 患者出现白癜风样皮损和白斑消退对肿瘤预后的影响，发现帕博利珠单抗或纳武利尤单抗相关的白癜风皮损的消退可能是肿瘤进展的标志。当白癜风皮损出现时，患者原有肿瘤控制良好，病情稳定。在 49 例转移性黑素瘤患者中出现白癜风的中位生存期为 18.2 个月，无白癜风的黑色素瘤组为 8.5 个月，出现白癜风的患者总生存率明显高于无白癜风组。甚至有学者认为 ircAEs 是 ICIs 抗肿瘤有效的标志之一。因此对白癜风皮损的及时监测对于准确评估抗肿瘤疗效、个体化治疗很有帮助。

当使用 ICIs 类药物患者出现疑似白癜风皮损时，应详细询问病史，包括皮损发生时间、病情转归、合并症及既往用药；查体须重点关注皮疹形态、面积，黏膜、毛发是否受累等，尽量采取皮损拍照记录病情。当疑诊 ICIs 相关白癜风时，还须明确是否伴发其他系统性疾病，如自身免疫性疾病、炎症性疾病及变态反应性疾病等，准确、全面掌握上述疾病的状况对于抗肿瘤治疗、白癜风管理极为重要。

依据《中国临床肿瘤学会（CSCO）免疫检查点抑制剂相关的毒性管理指南》（2023 版），白癜风相关评估及治疗方案仅参考皮损面积及对生活质量的影响，但在实际诊疗中还应考虑近期皮损的变化趋势和所在部位。由于白癜风具有复色困难等特点，所以早期控制皮损极为关键，局部用药多不能有效控制白斑发展，因此发展期的外露部位皮损，还应积极采取系统性治疗，包括皮肤科、肿瘤科、药学科等多学科全面评估患者病情，在不恶化患者肿瘤情况下，可采取抗炎等方法管理白癜风。

（李玉叶　庄雅云）

## 第六节　银屑病

银屑病俗称"牛皮癣"，是一种慢性、复发性炎症性皮肤病，以鳞屑性红斑、斑块为特征。本病发生与遗传、感染、免疫及药物等密切相关。在临床工作中，ICIs 治疗后出现银屑病或者原有银屑病加重的患者并不罕见，因此肿瘤科等临床医生须掌握这类皮损的特点及处置原则，更好地服务于诊疗治疗。

### 一、发生率及危险因素

#### （一）发生率

目前关于 ICIs 诱发或加重原有银屑病的大样本流行病学研究较少，仅有个别案例报道，所以无发生率等资料。不同类型 ICIs 及不同肿瘤患者出现 ICIs 相关的银屑病是否存在差异有待进一步研究。

#### （二）危险因素

如上所述，ICIs 相关银屑病的危险因素研究也较为缺乏。基于研究观察，肿瘤患者如本人或家族中有银屑病病史，其接受 ICIs 治疗后发生银屑病风险更高，这一现象是否有依据有待于进一步的研究。

### 二、临床表现与分级

非 ICIs 相关银屑病与 ICIs 相关银屑病在常见类型及皮损特点等方面类似，多为寻常型银屑病中的斑块型，以鳞屑性红斑、斑块为特征；其他类型包括点滴型、反向型、掌跖银屑病、掌跖脓疱病和银屑病关节炎等。研究发现首次使用 ICIs 至出现皮损的中位时间为（9±15）周，中位治疗周期为（4±3）周。依据临床特点，分别描述如下。

#### （一）寻常型银屑病

寻常型银屑病包括点滴状银屑病和斑块状银屑病。皮损初为红色丘疹或斑丘疹，随后进展成红色斑块，皮损形态多样，可呈点滴状、斑块状、地图状、钱币状等，其上覆着厚层白色鳞屑，可累及全身皮肤各处，但以四肢伸侧和骶尾部最常见，呈对称分布。不同部位皮损形态也有差异，面部可呈红斑、丘疹、鳞屑或脂溢性皮炎样改变；头部鳞屑较厚，可超过发际，呈"束状发"；腋下、腹股沟等部位由于多汗、摩擦等因素，可导致出现皮肤糜烂、渗出等；指（趾）甲受累可出现"顶针样"改变。

#### （二）关节病型银屑病

关节病型银屑病除出现皮损外，还存在关节病变，关节病变多在皮损后出现，少数病例关节症状先于皮损或与皮损同时出现。全身任何关节都可受累，表现为关节肿胀、疼痛、晨僵及关节受限等，严重时可导致关节畸形、残疾。

#### （三）红皮病型银屑病

红皮病型银屑病表现为全身弥漫性潮红、浸润肿胀并有大量糠状鳞屑，常伴有全身症状，如发热、畏寒、表浅淋巴结肿大、低蛋白血症等。

#### （四）脓疱型银屑病

脓疱型银屑病分为泛发性脓疱型银屑病和局限性脓疱型银屑病，ICIs 相关银屑病多为泛发性。其中泛发性多可见到寻常型银屑病皮损，或在无皮损的区域出现无菌性脓疱，大多呈针尖至粟粒大小，分布密集、广泛，可融合成片状脓湖，同时伴有肿胀、疼痛，并出现高热、寒战等全身症状；一般 1~2 周后脓疱干燥、结痂，病情自然缓解，但病情反复，呈周期性发作。关于寻常型银屑病严重程度分级，目前临床上最常用的评分量表包括银屑病皮损面积和严重程度指数（psoriasis area and severity index, PASI）、BSA、DLQI 等（表 4-7）。

**表 4-7　临床界定银屑病严重程度的方法**

| 轻度 | 中度 | 重度 |
| --- | --- | --- |
| 疾病不改变患者的生活质量 | 疾病改变患者的生活质量 | 疾病严重影响患者的生活质量 |
| 患者能将疾病的影响最小化，不需要治疗 | 患者期望治疗能够提高生活质量 | 对有最小不良反应的治疗措施效果不佳 |
| 治疗措施没有已知的严重不良反应（如外用糖皮质激素） | 治疗措施不良反应最小（尽管治疗不便、价格昂贵、耗时、疗效不完全，但患者认为对其近期和远期的健康状态均无影响） | 患者情愿接受有影响生命状态不良反应的治疗以缓解或治愈疾病 |
| BSA<3%，PASI<3，DLQI<6 | BSA 3%~<10%，PASI 3~<10，DLQI 6~<10 | BSA≥10%，PASI≥10，DLQI≥10 —疾病的部位（如面部、手足、指甲、生殖器）—关节病/关节炎 |

注：参照《中国银屑病诊疗指南》（2023 版）。

### 三、检查与检验

#### （一）皮肤镜检查

皮肤镜检查可见亮红色均一背景下均匀分布的点状血管，边缘可见白色鳞屑；不同放大倍数下见不同的血管形态，如球状、发夹和环状血管，其中发夹和环状血管是银屑病特征性血管模式。

#### （二）反射式共聚焦显微镜检查

RCM 可见角质层内折光不均匀的团块（角化过度及角化不全）；棘细胞层增厚，表皮中上部中等折光分叶核炎症细胞浸润成团状，即 Munro 微脓肿；真皮乳头内可见高速血流，动态扫描时具有闪烁感或流动感；单个 RCM 视野内真皮乳头数量增多，上述表现对银屑病诊断具有较高的特异性和敏感性。

#### （三）组织病理检查

ICIs 诱发银屑病的组织病理改变与非 ICIs 相关银屑病类似，表现为角化过度、角化不全、颗粒层变薄或消失、棘层增厚、真皮浅层血管扩张和血管周围炎，部分可见 Munro 微脓肿，脓疱型银屑病可见 Kogoj 微脓肿；少数患者可见嗜酸性粒细胞浸润，提示可能与 ICIs 药物有关。

#### （四）实验室检查

ICIs 相关银屑病的实验室检查多无特异性，但对于评估病情严重程度及是否合并其他脏器损伤方面仍有应用价值，如有研究发现患者血清 IL-6、TNF-α 和 C 反应蛋白（C-reactive proten, CRP）升高提示银屑病病情活动。

## 四、治疗

依据《中国临床肿瘤学会（CSCO）免疫检查点抑制剂相关的毒性管理指南》（2023 版）及《中国银屑病诊疗指南》（2023 版），本病也需分级、序贯治疗。患者宣教、病情告知及皮肤护理是基础，应用保湿剂（如尿素软膏等）加强护肤，同时也应注意心理疏导，避免上呼吸道感染、劳累、精神紧张、创伤等加重因素。

近一半非 ICIs 相关患者单纯外用药物即可控制病情，其余患者需要系统治疗或光疗，包括局部使用糖皮质激素、系统使用阿维 A、氨甲蝶呤、生物制剂等。

截至目前，对于 ICIs 相关银屑病的管理治疗缺乏专门的指南。临床上多参考国内外指南对于斑丘疹型 irAEs 的处理建议，即如皮损占全身 BSA 的 30% 以下者以局部外用糖皮质激素为主，超过30% 考虑系统应用糖皮质激素。因此系统使用激素不合适于 ICIs 相关银屑病患者。

多数患者短暂中止 ICIs 后可继续治疗。国内外指南对于 1、2 级 ircAEs 建议可继续免疫治疗，4 级 irAEs 须永久停药，3 级 irAEs 是否应该永久停药仍存在争议。一方面，研究发现出现 ircAEs 的患者生存期更长，提示 ircAEs 可作为预测 ICIs 抗肿瘤疗效的潜在指标；另一方面，继续免疫治疗可能导致皮损复发甚至较前加重。所以，须对患者进行个体化治疗，充分评估风险与获益，综合考虑患者一般情况、肿瘤、其他替代治疗方案以及潜在的 irAEs 复发风险及严重程度等因素。

## 五、讨论

银屑病是免疫介导的慢性、复发性、炎症性、系统性疾病，同时 ICIs 相关银屑病患者基础病等情况与其他类型银屑病存在巨大不同，因此 ICIs 相关银屑病的治疗方案应综合考虑《中国临床肿瘤学会（CSCO）免疫检查点抑制剂相关的毒性管理指南》（2023 版）及《中国银屑病诊疗指南》（2023版），多学科共同决策，做出最有利于患者的选择，应是高度个体化、动态化的治疗方案。同时在治疗过程中，须密切关注患者内脏受累情况，警惕合并其他类型 irAEs，如 SJS、TEN 等，并根据皮损变化动态调整抗肿瘤免疫治疗方案。

对于按照斑丘疹型 irAEs 的处理建议，3 级以上的银屑病需系统使用糖皮质激素治疗。但该药物治疗后易反复及诱发脓疱型或红皮病型银屑病，更不利的是，中长期糖皮质激素系统使用可能带来肿瘤进展。因此 ICIs 相关银屑病不应系统应用糖皮质激素时，建议仍遵循皮肤科专科发表的《中国银屑病诊疗指南》（2023 版），即轻度患者以外用药物为主，中重度应考虑以阿维 A、氨甲蝶呤等进行系统治疗，基于同样理由，紫外线光疗也不推荐。至于生物制剂等新型靶向药物，基于银屑病生物制剂使用专家共识，TNF-α 抑制剂不推荐使用，白细胞介素类可在多学科讨论下做个体化处理，IL-17A 单抗相对更适合。

对于皮肤科和肿瘤科医生来说，及时、正确、全面地识别和治疗 ICIs 所致的 ircAEs 非常重要，避免发生严重不良事件，危及患者健康。

（李玉叶　秦宇梁）

## 第七节 典型病例

病例 1 PD-1 单抗致皮肤免疫相关不良事件（多形红斑）

**病史摘要：** 男，61 岁。

**主诉：** 四肢红斑、丘疹、水疱伴痒、疼痛 2 个月。

**现病史：** 患者于我院就诊前 3 个月因胃部恶性肿瘤开始使用 PD-1 单抗，每 3 周 1 次。2 个月前双上肢出现红斑、丘疹，自觉痒痛，后皮损逐渐增多并进展至双下肢，双上肢部分皮损中央出现水疱，口唇红斑、糜烂，至当地医院诊断为湿疹，予抗组胺药物等（具体不详）治疗后稍好转，患者仍在当地医院进行 PD-1 单抗治疗胃恶性肿瘤，为进一步诊治皮肤病遂至我院。

**既往史及个人史：** 半年前外院诊断为胃部恶性肿瘤（腺癌 $T_4N_0M_1c$ Ⅳ 期），否认药物过敏史。

**体格检查：** 系统查体无异常。

**皮肤科专科检查：** 四肢见大小不一、圆形或不规则形水肿性红斑、丘疹，以双上肢远端伸侧最重，边界清楚，多数皮损上覆少量白色鳞屑，部分皮损中央呈青紫色或有水疱，呈靶形改变（图 4-1）。受累的病变约占 BSA 的 6%。

**辅助检查：** 上肢皮肤病理检查。表皮角化过度，棘层不规则轻度增厚，角质形成细胞片状坏死，部分皮突下延，基底层液化、坏死。真皮乳头水肿，红细胞外溢，血管周围淋巴细胞、组织细胞及少数嗜酸性粒细胞浸润（图 4-2）。上肢皮肤镜检查。红色均一背景下，散在点状、树枝状血管排列，局灶性放射状白色条纹（图 4-3）。

**实验室检查：** 结核感染 T 细胞斑点试验（tuberculosis spot test, TB-SPOT）、EBV、CMV 阴性，抗核抗体（antinuclear antibody, ANA）及

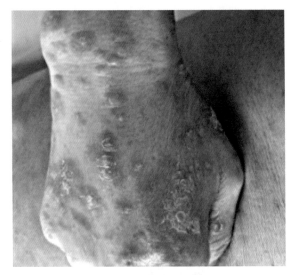

**图 4-1 上肢远端靶形红斑**

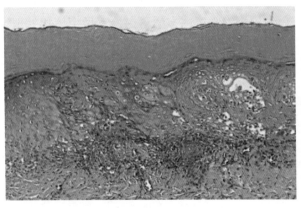

**图 4-2 上肢皮肤病理检查（HE×400）**

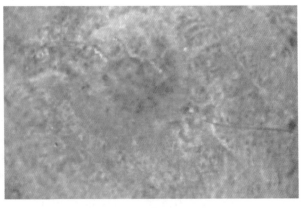

**图 4-3 上肢皮肤镜检查（×50）**

类风湿因子（RF）无异常。

诊断：①皮肤免疫相关性 EM；②胃恶性肿瘤（腺癌 $T_4N_0M_1c$ Ⅳ期）。

治疗：①卤米松乳膏，外用，2 次/d；②醋酸泼尼松，口服，每次 10mg，3 次/d［0.5mg/（kg·d）］，共 10 天；③待皮损改善后继续原抗肿瘤方案，根据皮损变化动态调整方案。

分析及讨论：PD-1 是一种免疫抑制分子，以 PD-1 为靶点的免疫调节对抗肿瘤、抗感染、抗自身免疫性疾病及器官移植存活等均有重要意义。细胞 ICIs，如 PD-1 单抗、PD-L1 单抗，可与 T 淋巴细胞的 PD-1 或肿瘤细胞的 PD-L1 特异性结合，解除其对 T 淋巴细胞的负向调节作用，解除肿瘤免疫逃逸，强化抗肿瘤的效应。

ICIs 的使用过程中可能会发生 irAEs，其中以 ircAEs 最常见，发生率为 34%，多数 ircAEs 较轻或呈自限性。有文献报道，使用 PD-1 单抗引起的 ircAEs 的潜伏期时间跨度大，中位数为 85 天，不同于普通药疹潜伏期（4～21 天），提示该 ircAEs 可能并非是由过敏反应引起，而可能与其本身药理作用有关。

EM 是一种以靶形或虹膜状红斑为典型皮损的急性炎症性皮肤病，以红斑、丘疹、斑丘疹、水疱、大疱为特征性皮肤损害，常伴黏膜损害，一般情况下感染、药物、食物及物理因素均可引起。患者因使用 PD-1 单抗 1 个月后出现皮疹、皮损，符合 EM 特征，结合组织病理诊断为 EM。

患者出现皮损前无常见 EM 的诱因，既往无类似病史，结合患者使用 PD-1 单抗约 1 月后皮损出现，符合时间相关性，提示患者皮损与 PD-1 单抗使用密切相关。该患者出现上述皮损，其原因可能是 PD-1 单抗使细胞免疫过度激活，产生对正常皮肤组织的异常免疫反应。此类皮损出现反映机体处于免疫反应亢进状态，可作为评估患者抗肿瘤治疗反应的征象。

根据《中国临床肿瘤学会（CSCO）免疫检查点抑制剂相关的毒性管理指南》（2023 版），本例患者皮损面积局限，未出现系统性多脏器受累，评定该患者级别为 G1，瘙痒级别为 G1，Ⅰ级推荐为继续 ICIs 治疗，局部外用糖皮质激素，如使用卤米松乳膏，在治疗过程中皮损明显改善，可继续抗肿瘤治疗。但在后续的治疗过程中，需密切关注患者皮损的发展和内脏受累情况，警惕发展为 SJS、TEN 等 SCAR。因此临床医生应根据皮损变化动态调整抗肿瘤治疗方案，根据患者的不同病情制定个体化方案，尽量避 ICIs 所致 ircAEs 的发展、加重，进而出现系统及不可逆的损害，威胁患者生命安全，这对于 ICIs 所致 ircAEs 的治疗极为重要。

经上述治疗，皮损大部消退，患者继续 PD-1 单抗治疗，肿瘤控制良好，随访中。对于皮肤科和肿瘤科医生来说，及时、正确、全面地识别和治疗 ICIs 所致的 ircAEs 非常重要。一方面，积极、综合、个体化的治疗能够有效缓解患者的皮肤和黏膜损害，早期识别、积极干预可避免严重不良事件；另一方面，随着越来越多免疫治疗应用于临床，地方医务人员必须加强对 ICIs 所致的 ircAEs 的认知，避免漏诊、误诊、误治。

（李玉叶　秦宇梁）

## 病例 2　PD-1 单抗致皮肤免疫相关性不良事件（红皮病）

病史摘要：男，48 岁。

主诉：全身红斑、鳞屑伴痒 1 个月。

现病史：患者诉半年前于外院诊为肝脏恶性肿瘤，5 周前首次使用 PD-1 单抗治疗，4 周前全身出现红斑、鳞屑，自觉瘙痒。当地诊断为"红皮病"，给予外擦糖皮质激素等治疗（具体不详）后好转。再次使用该PD-1单抗后皮损再发加重来我院就诊。

**既往史及个人史：**乙肝病史20余年，未规律就诊。半年前于外院诊为肝脏恶性肿瘤并行手术治疗；否认湿疹、银屑病等皮肤病病史。

**体格检查：**腹部可见增生性瘢痕，肝区叩击痛，余无特殊。

**皮肤科专科检查：**全身皮肤弥漫性红斑，压之褪色，覆以少许鳞屑，无渗出，口唇及黏膜未见糜烂、渗出（图4-4）。

**辅助检查：**血常规无特殊。

**诊断：**①ircAEs（红皮病）；②肝脏恶性肿瘤；③乙型病毒性肝炎。

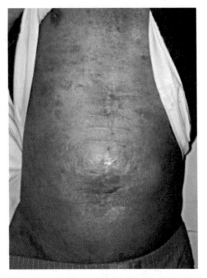

**图4-4　全身皮肤弥漫性红斑**

**药物治疗：**①地塞米松10mg［相当于甲泼尼龙1mg/（kg·d）］，静脉滴注，1次/d；②葡萄糖酸钙2g，静脉滴注，1次/d；③外用卤米松，2次/d。

**分析及讨论：**患者为老年男性，因肝脏恶性肿瘤规律使用抗肿瘤药物PD-1单抗，首次使用后1周后现皮疹，皮疹经对症治疗后自行消退，但再次使用上述药物后皮疹复发。患者自述使用该药物之前既往无湿疹、银屑病等基础皮肤疾病病史。上述皮损诊断符合药物所致红皮病特点，故考虑由PD-1单抗所致。

PD-1单抗可阻断受体与配体结合，促进T细胞的活化和增殖，从而识别并杀伤肿瘤组织。但PD-1单抗在发挥其抗肿瘤效应的同时也影响对自身正常免疫的耐受，这与T淋巴细胞介导的免疫功能亢进共同导致了免疫耐受失衡，从而引发了一系列肿瘤免疫相关的不良事件。本例患者出现红皮病可能是PD-1单抗激活T淋巴细胞，分泌大量促炎细胞因子、细胞因子及其受体和细胞黏附因子之间发生复杂相互作用所致。因此推测本例红皮病是T淋巴细胞介导免疫系统紊乱造成的过度炎症反应所致。

根据《中国临床肿瘤学会（CSCO）免疫检查点抑制剂相关的毒性管理指南》（2023版）评定该患者皮疹级别为G3，3级推荐为暂停ICIs治疗，予以强效糖皮质激素外用和/或泼尼松0.5～1mg/（kg·d）。如果患者瘙痒难忍可使用抗组胺药、γ-氨基丁酸激动剂［加巴喷丁、普瑞巴林，难治性瘙痒可考虑给予阿瑞吡坦或奥马珠单抗如血IgE水平升高）。本例患者经治疗后红皮病较前明显好转，因此下周期可酌情再次试行PD-1单抗治疗，但治疗过程中需严密监测患者皮损及炎症相关指标变化，如皮损持续恶化，考虑永久停药。PD-1单抗相关皮肤不良事件多数为轻度，3级以上SCAR发生率相对较低，早期识别这些皮肤不良事件非常重要，皮肤科专业医生要避免仅关注皮疹，而忽视抗肿瘤药物所致的红皮病；对肿瘤专业医生来说，接受PD-1单抗治疗的患者，如早期发现皮损，应及时请专科医生评估皮损情况，共同参与本病诊治，避免严重皮肤不良事件发生。

在治疗上，结合原发病的病情、抗肿瘤治疗迫切性、皮疹的严重程度、合并多脏器受累情况、患者基础情况及皮损动态变化，在相关肿瘤及相关皮肤病治疗指南、共识等指导下进行个体化治疗。选择治疗方案，酌情考虑ICIs是继续使用、暂停使用或永久停用，旨在患者受益最大化。

（李玉叶　赵化笛）

## 病例 3 PD-1 单抗致皮肤免疫相关不良事件
### （反应性皮肤毛细血管增生症）

病史摘要：男，65 岁。

主诉：躯干、四肢红色丘疹、斑块 2 个月。

现病史：患者 5 个月前于外院确诊为右肺鳞癌，行顺铂＋紫杉醇化疗 3 个月；3 个月前在上述方案基础上加用卡瑞利珠单抗治疗，近 2 个月来躯干、四肢逐渐出现红色圆形丘疹，大小约 1～2mm，随之右侧小腿红色丘疹融合成桑葚状斑块，无明显自觉症状。

既往史及个人史：右肺鳞癌 5 个月，高血压病史 10 余年。

体格检查：一般情况尚可，肺部听诊右肺呼吸音低。

皮肤科专科检查：躯干、四肢见多数散在分布的圆形、鲜红色丘疹，约 1～2mm（图 4-5），右侧小腿红色桑葚状斑块，无出血、破溃，质软，压之可褪色，无触痛（图 4-6）。

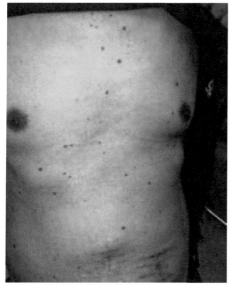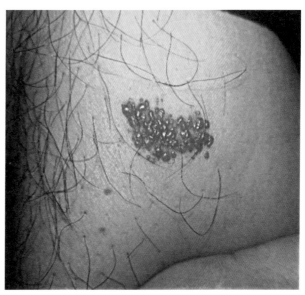

图 4-5 胸部散在红色丘疹 　　　　　图 4-6 小腿红色斑块

皮肤镜检查：红白色均质背景下多个小的边界清晰的红色腔隙，散在分布于皮损区域内（图 4-7、图 4-8）。

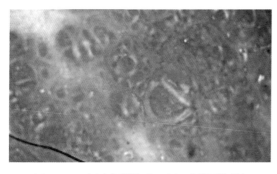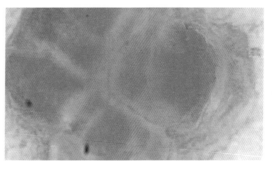

图 4-7 小腿皮肤镜（×20，浸润模式） 　　图 4-8 小腿皮肤镜（×50，浸润模式）

诊断：①ircAEs［反应性皮肤毛细血管增生症（reactive cutaneous capillary endothelial proliferation, RCCEP）］；②肺恶性肿瘤（鳞状细胞癌 $T_4N_0M_0$ ⅢB 期）；③高血压。

治疗：①避免搔抓和外伤；②小腿部皮损予 $CO_2$ 激光治疗；③继续原抗肿瘤治疗方案。

分析与讨论：卡瑞利珠单抗是一种高选择性、高亲和力的抗 PD-1 单抗，通过抑制 PD-1/PD-L1 通路从而恢复对肿瘤的免疫应答，发挥抗肿瘤作用。卡瑞利珠单抗引起的 RCCEP 的发生率较高，但是治疗不同瘤种时其发生率有所差异。卡瑞利珠单抗治疗鼻咽癌和肝癌时 RCCEP 的发生率分别为 88% 和 66.8%。在卡瑞利珠单抗治疗难治性霍奇金淋巴瘤的 Ⅱ 期临床试验中，RCCEP 的发生率高达 97.3%。联合抗血管生成药物可在一定程度上降低其发生率。但是目前 RCCEP 发生的具体机制尚不完全明确。

患者因肺部鳞状细胞癌加用卡瑞利珠单抗治疗 1 个月后出现皮疹，皮肤镜证实符合毛细血管增生/血管瘤，随着抗肿瘤治疗的继续，皮损数量及大小均有增加。结合患者用药史及皮损发展规律，提示该患者皮损与卡瑞利珠单抗密切相关。

目前已有临床试验发现在卡瑞利珠单抗治疗恶性肿瘤过程中，出现 RCCEP 患者的 ORR 显著高于未出现的患者，且无进展生存期（PFS）显著长于未出现的患者，因此推测 RCCEP 的出现对疗效有一定预测作用。

RCCEP 是卡瑞利珠单抗最常见的免疫相关不良事件，在其他 PD-1 单抗中偶也可出现，大致可分为红痣型、珍珠型、桑葚型、斑片型和瘤样型。根据《中国临床肿瘤学会（CSCO）免疫检查点抑制剂相关的毒性管理指南》（2023 版），其严重程度可分为 5 级：1 级，单个或多个皮肤和/或黏膜结节，最大结节直径 ≤10mm，伴或不伴破溃出血；2 级，单个或多个皮肤和/或黏膜结节，最大结节直径 >10mm，伴或不伴破溃出血；3 级，皮肤和/或黏膜结节呈泛发性，可并发感染，严重者可能需要住院治疗；4 级，多发和泛发，威胁生命；5 级，引起死亡。卡瑞利珠单抗引起的 RCCEP 多发生于皮肤，偶有口腔、肠道黏膜受累。笔者曾会诊 1 例患者应用该单抗治疗 1 月后出现少量阴道流血，查体阴道口黏膜可见一黄豆大小红色丘疹，表面渗血，诊断阴道黏膜毛细血管增生症，予激光烧灼治疗后好转，未再复发。

根据《卡瑞利珠单抗致反应性皮肤毛细血管增生症临床诊治专家共识》，1～2 级的 RCCEP 大多数情况下不需要停药和特殊处理，保护皮损避免摩擦，必要时外涂抗生素软膏预防感染、手术切除或激光治疗；3 级需暂停用药，观察并对症处理，降到 1～2 级后，再恢复用药。目前临床暂未发生 4 级和 5 级不良事件。

RCCEP 发生后部分患者在用药期间可自行消退，也有患者持续存在，停药 1～2 月后坏死脱落。该病治疗一般对症处理即可，比如激光治疗、手术切除等，也可参照皮肤血管瘤的处理方式，尝试口服或局部注射糖皮质激素。对于皮损严重的患者可酌情口服 β 受体阻滞剂、注射硬化剂等，抗血管生成药物阿帕替尼等也可有效降低其发生率及严重程度。

根据《中国临床肿瘤学会（CSCO）免疫检查点抑制剂相关的毒性管理指南》（2023 版），该患者皮损评定等级为 1～2 级。该患者胸部皮损散在分布，未发生破溃及出血，告知患者避免搔抓和外伤；小腿皮损较大，为避免破溃及出血，予 $CO_2$ 激光治疗。

（孙东杰　李　琳）

**病例 4** PD-1 单抗致皮肤免疫相关不良事件（大疱性表皮坏死松解症）

**病史摘要：** 男，59 岁。

**主诉：** 全身皮肤弥漫性红斑、大疱、糜烂伴痛 4 天。

**现病史：** 半年前因肺部恶性肿瘤使用 PD-1 单抗、紫杉醇及顺铂，出现全身皮肤散在红斑伴痒，未予处理。4 天前使用该 PD-1 单抗后，全身皮肤出现弥漫性红斑、暗红斑、鳞屑，瘙痒明显，四肢、臀部及肛周红斑基础上出现大疱、糜烂，口腔黏膜糜烂、渗液，自觉疼痛，其间有持续性低热。

**既往史：** 肺部恶性肿瘤半年，否认糖尿病、高血压、乙肝、结核等病史，否认皮肤病、食物及药物过敏史。

**体格检查：** 无特殊。

**皮肤科专科查体：** 全身弥漫性红斑、大疱、糜烂、渗出，尼科利斯基征阳性；口腔黏膜及唇部糜烂、白色分泌物（图 4-9）。

**辅助检查：** ①血常规：入院时，白细胞 $1.88×10^9/L$，中性粒细胞绝对值 $1.63×10^9/L$，红细胞 $3.5×10^{12}/L$，血红蛋白 111g/L，血小板 $79×10^9/L$；一周后，白细胞 $1.69×10^9/L$，中性粒细胞绝对值 $0.91×10^9/L$，红细胞 $2.86×10^{12}/L$，血红蛋白 92g/L，血小板 $24×10^9/L$。②肾功能：肌酐 713.6μmol/L；早期肾损伤检测，尿白蛋白肌酐比值 131.99，24 小时微量总蛋白 0.48g/24h。③肝功能：入院时丙氨酸转

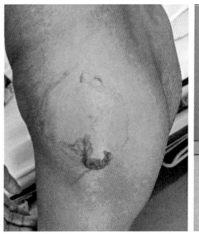
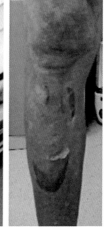

**图 4-9 躯干、四肢大疱、糜烂**

氨酶（alanine transaminase, ALT）133.6IU/L，天冬氨酸转氨酶（aspartate transaminase, AST）110.6IU/L；淀粉酶 493U/L，脂肪酶 83U/L；一周后 ALT 32.3IU/L，AST 20.4IU/L；淀粉酶 528U/L，脂肪酶 1 363U/L。④纤溶凝血：入院时，纤维蛋白原降解产物 9.2mg/L，D-二聚体 3.12mg/L；一周后，纤维蛋白原降解产物 16.7mg/L，D-二聚体 5.46mg/L。⑤炎症指标：CRP 88.18mg/L，红细胞沉降率（erythrocyte sedimentation rate, ESR）27mm/h、降钙素原 3ng/mL。⑥淋巴细胞亚群：T 淋巴细胞绝对值 204 个/UL，Th 细胞绝对值 41 个/UL，自然杀伤（NK）细胞绝对值 22 个/UL，B 淋巴细胞绝对值 42 个/UL。⑦其他检验：EBV DNA 定量 $1.2×10^4$copies/mL，空腹血糖（fasting plasma glucose, FPG）8.95mmol/L。⑧检查：胸部 CT 示双肺下叶渗出实变影及条索影较前增大；双肺新增多发磨玻璃影，部分伴实变，左肺下叶内前基底段见实变影，部分支气管闭塞（图 4-10）；腹部 CT 示胰腺充血水肿，急性水肿型胰腺炎征象，胰周、脾周、双肾周间隙、小肠肠系膜根部、双侧结肠旁沟积液，与十二指肠降段分界不清（图 4-11）。

**诊断：** ①ircAEs（TEN）；②骨髓抑制；③急性肾衰；④肝功能损伤；⑤继发性糖尿病；⑥继发性胰腺炎；⑦继发性凝血功能异常；⑧甲状腺功能异常；⑨EBV 感染；⑩左肺中分化鳞状细胞癌（$T_3N_2M_1$ Ⅳ 期）。

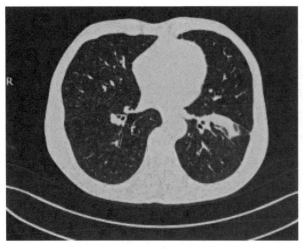

图 4-10　胸部 CT

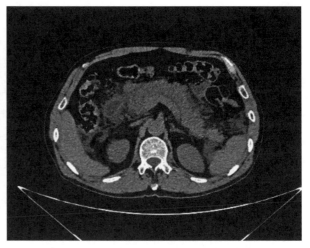

图 4-11　腹部 CT

治疗：①停用 PD-1 单抗、紫杉醇及顺铂；②甲泼尼龙 60mg 2 次/d 静脉滴注；③IVIg；④粒细胞刺激因子、白细胞介素 -11 治疗，输注血小板治疗；⑤抗感染、保肝、护肾、降糖、维持水盐电解质平衡、抑酸护胃、外搽药物、皮损专科换药及护理。

分析及讨论：患者因肺部恶性肿瘤曾多次使用某 PD-1 单抗、紫杉醇、顺铂等药物，上述药物都能引起骨髓抑制、药物性皮炎等不良事件，后 2 种药物属于传统抗肿瘤药物，紫杉醇主要引起骨髓抑制、脱发、胃肠道反应等；铂类细胞毒性较强，可以引起氮质血症、肝肾毒性、骨髓抑制等。近年来 ICIs 在肿瘤患者中大量应用，一方面带来新的治疗途径，另一方面药物引起的严重不良事件也需要格外关注。患者开始使用 PD-1 单抗后出现皮疹，后续出现多系统的严重不良事件，考虑上述反应主要由 PD-1 单抗所引起。

该患者在多次使用替雷利珠单抗等后全身皮肤出现弥漫性红斑、大疱、糜烂，入院后完善三大常规、生化、感染相关指标、病毒学检查、淀粉酶脂肪酶、甲状腺功能、口服葡萄糖耐量试验（oral glucose tolerance test, OGTT）、胸腹部 CT 等，结果显示进行性全血细胞减少，胰腺、肝、肾、甲状腺等多脏器受累表现，予激素抗炎、抗感染、保肝、护肾、降糖、升白、升血小板、IVIg、输注血浆、维持电解质平稳等治疗。因患者在治疗中出现肾功能急性恶化，为防止大分子蛋白堵塞肾小管，停止 IVIg，同时也未予抗病毒治疗。考虑 PD-1 单抗所致大疱性表皮松解症、骨髓抑制、急性肝肾功不全、免疫缺陷、甲状腺功能异常、凝血功能异常等。此外，淀粉酶、脂肪酶持续升高，入院后持续血糖异常，考虑 PD-1 单抗致胰腺炎、糖尿病可能，同时也不排外胰腺炎引起血糖升高可能，完善 OGTT 试验也证实了药物致继发性糖尿病可能性大，予普通胰岛素降糖。患者的甲状腺功能结果示甲状腺球蛋白低于极限值，考虑甲状腺功能存在减退，但三碘甲腺原氨酸（triiodothyronine, T3）、甲状腺素（thyroxine, T4）正常，暂不予处理，若病情继续进展，有出现甲减的风险。除此之外，有报道称 PD-1 单抗会引起心肌炎，该患者心肌酶异常，有出现心肌炎可能。以往研究发现，PD-1 单抗导致免疫相关性不良事件多在 3 个月以内发生，而该患者在半年内多次使用 PD-1 单抗后从轻症皮肤反应（红斑、瘙痒）到多系统受累（皮肤、血液、胰腺、甲状腺、肝肾等），说明 PD-1 单抗引起的大疱性表皮坏死松解症等可能是一个逐步加重的全身炎症反应，具有剂量和时间依赖性。

根据《中国临床肿瘤学会（CSCO）免疫检查点抑制剂相关的毒性管理指南》（2023 版）指

出对于斑丘疹或者瘙痒的患者，症状恢复至≤1级时可考虑再次使用 PD-1 单抗，但对于出现危及生命的水疱性疾病则应该永久停药。该患者属于 4 级严重皮损，且出现多系统受累，如不及时停 PD-1 单抗等抗肿瘤药物，可加重全身炎症反应而导致患者死亡。停用 PD-1 单抗、紫杉醇及顺铂，经上述治疗后，皮损消退，内脏损害相关指标好转。

PD-1 单抗通过 Fc 段的修饰，阻断负向调节，减少 T 淋巴细胞消耗，增强免疫应答、识别及杀伤肿瘤组织从而达到抗肿瘤治疗的作用。根据多项 Ⅱ、Ⅲ 期研究，其不良事件主要是贫血、白细胞减少、中性粒细胞减少、血小板减少等，ircAEs 多数为轻症，严重的药疹及多器官受累的报道较少，该患者属于后者，需停用原抗肿瘤方案。

（李玉叶　黄　茜）

## 病例 5　PD-1 单抗致皮肤免疫相关性不良事件（湿疹及白癜风）

病史摘要：男，80 岁。

主诉：全身红斑、丘疹、结节、色素减退斑伴瘙痒 1 年。

现病史：患者诉 1 年前因肺部恶性肿瘤使用 PD-1 单抗，首次治疗 25 天后全身出现红斑、丘疹，伴瘙痒，搔抓后出现结节、斑块、色素减退斑，当地医院诊为湿疹、过敏性皮炎，予抗组胺、抗炎等治疗（具体不详）后好转。之后每次使用 PD-1 单抗后皮损均复发，因加重而于我院就诊。

既往史：1 年前诊断为肺恶性肿瘤（鳞状细胞癌 $T_4N_0M_1c$ ⅣB 期），规律使用 PD-1 单抗进行治疗。

体格检查：肺部听诊两肺呼吸音低，胸廓前后径增大，肋间隙增宽，余无特殊。

皮肤科专科检查：全身皮肤可见红斑、丘疹、结节，手背、头部可见边界清楚的色素减退斑，部分白斑边缘可见色素加深带，上述皮损以曝光部位及四肢多见（图 4-12、图 4-13、图 4-14）。体表面积（BSA）18%，湿疹面积和严重程度指数（eczema area and severity index, EASI）评分 16 分，皮肤病生活质量指数（DLQI 评分）10 分，瘙痒数字评分量表 5 分。

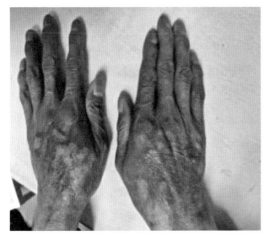

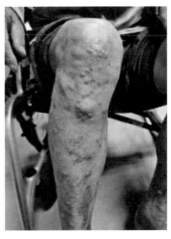

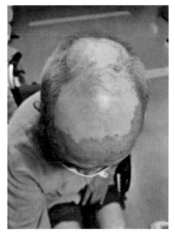

图 4-12　双手暗红色斑块伴色素减退斑，边缘色素沉着

图 4-13　右下肢散在丘疹、结节

图 4-14　头顶弥漫色素减退，边缘色素加深

辅助检查：①吸入支气管扩张剂后 $FEV_1/FVC52\%$；胸部 CT：左肺下叶占位并纵隔淋巴结肿大；肺组织病理：鳞状细胞癌（中低分化）。②皮肤病理检查（图 4-15）。③RCM（图 4-16）。

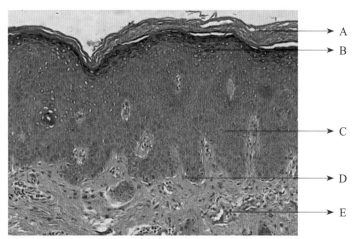

图 4-15　下肢皮肤病理检查（HE×40）

注：A. 表皮角化过度；B. 颗粒层增厚；C. 棘层增生；D. 基底层完整，可见部分淋巴细胞移入表皮；E. 真皮浅层毛细血管扩张，血管周围稀疏淋巴细胞、组织细胞浸润。

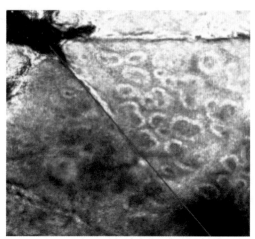

图 4-16　反射式共聚焦显微镜检查

注：与白斑周围皮肤（右上方）相比，白斑区（左下方）真表皮交界处基底层色素环缺失，白斑区与周围皮肤界限清晰（红线分界），真皮乳头内无明显炎细胞浸润。

诊断：①皮肤免疫相关性不良事件（湿疹及白癜风）；②肺恶性肿瘤（鳞状细胞癌 $T_4N_0M_1c$ ⅣB 期）

治疗：①沙利度胺片 75mg，口服，2 次/d；②0.05% 卤米松乳膏外用于红斑、丘疹、结节处，2 次/d；③0.025% 曲安奈德注射液 60mg，结节处局部注射，每周 1 次；④0.1% 他克莫司乳膏外用于头部白斑，2 次/d；⑤0.05% 卤米松乳膏外用于手背白斑处，2 次/d；⑥防晒、避免搔抓。

分析及讨论：患者老年男性，因肺部鳞状细胞癌规律使用抗肿瘤药物 PD-1 单抗，首次使用 25 天后出现皮疹，皮疹经对症治疗后自行消退，但再次使用上述药物后皮疹复发。询问患者使用该药物之前无类似湿疹及白癜风病史。上述皮损诊断均经组织病理及相关实验室检查证实。

文献报道 PD-1 单抗的皮肤不良事件发生率为 17%～40%，多在最初 2 个治疗周期内发生。皮疹、瘙痒及白癜风样皮损是上述药物相关的皮肤不良事件最常见表现。本例患者给予 PD-1 单抗后 25 天出现皮损，符合时间相关性。另一方面，该患者出现皮损类型与文献报道该类药物的皮肤不良事件基本一致。同时，患者反复使用同一药物后均出现类似皮损，因此该患者皮损的发生与所使用的 PD-1 单抗关系密切。

PD-1 单抗可阻断受体与配体结合，促进 T 淋巴细胞的活化和增殖，从而识别并杀伤肿瘤组织。但 PD-1 单抗在发挥其抗肿瘤效应的同时也影响对自身正常免疫的耐受，其与 T 淋巴细胞介导的免疫功能亢进共同导致了免疫耐受失衡，从而引发了一系列肿瘤免疫相关的不良事件。本例患者出现的湿疹及白癜风可能是由于 T 淋巴细胞介导免疫系统紊乱造成的过度炎症反应所引起的皮肤损伤。值得一提的是，PD-1 单抗使用过程中出现皮肤不良事件可能是一种治疗有良好应答的表现。在使用 PD-1 单抗治疗黑色素瘤的前瞻性研究中，发现皮肤不良事件的出现可能与 PD-1 单抗的疗效有相关性，出现皮肤不良事件的患者具有更高的生存率，这类反应多为斑丘疹样皮疹和白癜风。截至目前，本例患者经 PD-1 单抗治疗肿瘤病情稳定。

根据《中国临床肿瘤学会（CSCO）免疫检查点抑制剂相关的毒性管理指南》（2023 版）评定该患者皮疹级别为 G2：斑疹/丘疹区域占 10%～30% 全身 BSA，伴或不伴症状（如瘙痒、灼痛或紧绷），日常使用工具受限，Ⅰ级推荐为可继续当前免疫治疗。予以对症处理：局部使用润肤剂；口服抗组胺药物；使用强效糖皮质激素（局部外用）。另外根据瘙痒程度评定级别为 G2：强烈或广泛；间歇性；抓挠致皮肤受损（如水肿、丘疹、脱屑、苔藓化、渗出/结痂）；日常使用工具受限，上述根据皮疹处理的方式仍控制瘙痒不佳时可考虑予加巴喷丁类似物（加巴喷丁、普瑞巴林），对于难治性病例，也可考虑窄谱中波紫外线（NB-UVB）光疗。该患者皮肤不良事件对患者健康无重大影响，且经对症治疗可明显改善，权衡患者抗肿瘤治疗受益及皮损危害等相对关系，建议患者在对症处理皮损情况下可继续当前抗肿瘤免疫治疗。临床治疗并不能完全照搬指南推荐进行，而应结合患者实际情况将口服抗组胺药物更改为免疫调节剂沙利度胺，理由如下：①沙利度胺可通过抑制中性粒细胞趋化、抑制多种白细胞介素释放、抗组胺及抗 5- 羟色胺等机制发挥中枢镇静、抗炎、免疫调节、降低外周瘙痒刺激感觉等作用。②沙利度胺有抑制肿瘤血管生成和抗肿瘤作用。经查阅相关文献，抗血管生成药物与 PD-L1 单抗联合使用，具有协同增效作用，在抗瘤体新生血管生成的基础上，通过激活免疫系统功能去攻击肿瘤细胞，抑制癌细胞过度增殖、分化，保护机体正常的生理功能，进而达到调节血清学相关指标水平的目的。此外肿瘤科医生建议排外沙利度胺相关禁忌证后可以使用，这体现了多学科交流的重要性。③使用 PD-1 单抗后可能会引起肠道不良事件，如腹泻、结肠炎等，而沙利度胺有利于改善使用 PD-1 单抗可能引起的腹泻症状。综上所述，从多个角度考虑沙利度胺对该患者临床获益最大。值得一提的是，沙利度胺联合 PD-1 单抗的治疗方案已被证实有协同抗肿瘤作用，而且两者联合使用显示出一定的临床疗效以及可控的安全性。

PD-1 单抗相关皮肤不良事件多数为轻度，3 级以上 SCAR 发生率相对较低，早期识别这些皮肤不良事件非常重要。皮肤科专业医生要避免仅单纯关注皮疹，而忽视对患者病史、用药史的掌握；对肿瘤专业医生来说，要熟练掌握相关皮肤不良事件的早期识别。多学科的会诊能够更高效率、更精准应对严重皮肤不良事件的发生以及为患者制定更加合适的治疗方案。

在治疗上，应结合原发病的病情、抗肿瘤治疗迫切性、皮疹的严重程度、合并多脏器受累情况、患者基础情况以及对皮损的耐受程度等多方面综合考虑，在相关肿瘤及相关皮肤病治疗指南、共识等的指导下进行个体化治疗。旨在选择对患者伤害最小及获益最大的治疗方案，酌情考虑 ICIs 继续使用、暂停使用或永久停用。

（孙东杰　张龙飞）

## 病例 6　PD-1 单抗致皮肤免疫相关性不良事件（银屑病 1）

**病史摘要：** 男，68 岁。

**主诉：** 全身红斑、丘疹、斑块、鳞屑伴痒 1 年。

**现病史：** 患者 1 年前于当地医院诊断非小细胞肺癌（NSCLC），给予 PD-1 单抗治疗，21 天 1 次。第 2 次 PD-1 单抗治疗后 1 周，四肢出现散在红斑、丘疹伴痒，此后上述皮损数量逐渐增多，部分丘疹融合形成斑块，上覆厚层鳞屑，诊断为银屑病，外用卡泊三醇后皮损可暂时好转，但每次给予 PD-1 单抗治疗后上述皮损加重。

既往史及个人史：平素体健，否认家族银屑病病史。

皮肤科专科检查：全身散在分布红斑、丘疹、斑块，覆以厚层银白色鳞屑，皮损以头皮、四肢伸侧为重，蜡滴现象（＋）、薄膜现象（＋）、点状出血（＋）（图 4-17、图 4-18）。体表面积（BSA）16%，银屑病 PASI 13.7 分，皮肤病生活质量指数（DLQI）评分为 11 分。

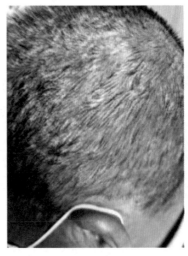
图 4-17　头皮红斑、鳞屑

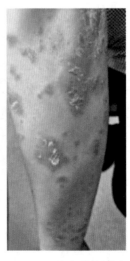
图 4-18　上肢伸侧丘疹、斑块、鳞屑

辅助检查：①皮肤镜：镜下可见均一红色背景，均匀分布点状、发夹状、花环状血管，弥漫分布的白色鳞屑（图 4-19）。②皮损组织病理学检查：表皮角化过度伴角化不全，棘层增生，真皮乳头上顶，真皮浅中层毛细血管扩张伴淋巴细胞浸润（图 4-20）。

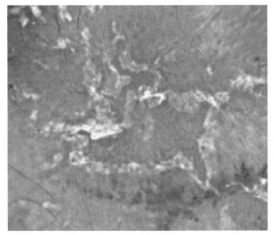
图 4-19　上肢皮肤镜检查（×20）

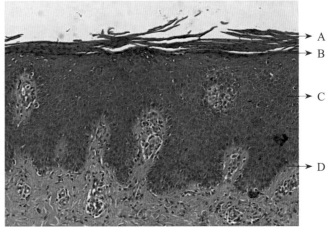
图 4-20　上肢皮损组织病理学检查（HE×100）
A. 表皮角化过度伴角化不全；B. 颗粒层变薄或消失；C. 棘层增生；D. 真皮乳头上顶，真皮浅中层毛细血管扩张伴淋巴细胞浸润（HE 染色）。

诊断：①ircAEs（银屑病）；②左肺上叶恶性肿瘤（腺癌）。

治疗：①加强皮肤保湿；②卡泊三醇、卤米松乳膏，外用，每天各 2 次；③阿维 A 10mg，口服，3 次/d。

分析及讨论：PD-1 抑制剂，其阻断 PD-1 与其配体 PD-L1 结合，增强抗肿瘤 T 淋巴细胞的细胞毒性、促炎细胞因子的产生和增殖。此类 ICIs 使用过程中可能会发生多系统 irAEs，其中 ircAEs 是最常见。有研究发现，皮肤和肺肿瘤组织中存在能被 T 淋巴细胞识别的共同抗原，活化的 T 淋巴细胞在杀伤肿瘤细胞的同时，靶向识别了皮肤的共同抗原，从而介导了上述皮肤反应。

本例患者为老年男性，因左肺上叶腺癌给予 PD-1 单抗治疗后全身出现鳞屑性红斑、斑块，皮肤镜及组织病理学检查符合银屑病诊断，患者无银屑病病史。随着抗肿瘤药物的使用，皮损逐渐加重，因而患者银屑病的发生与所使用的 PD-1 单抗关系密切。PD-1 单抗引起银屑病的机制尚未明确，有研究显示 PD-1 抑制剂可活化 Th1/Th17 信号通路，导致 γ 干扰素、TNF-α、IL-6 及 IL-17 等 Th17 淋巴细胞介导的促炎细胞因子表达上调，推测 PD-1 单抗诱发银屑病与此机制有关。

目前对于 ICIs 诱发银屑病样皮损的管理缺乏明确的指南指导建议，可参考《中国临床肿瘤学会（CSCO）免疫检查点抑制剂相关的毒性管理指南》(2023 版)。但对于该患者而言，还应依据专科治疗的相关指南，这样更有针对性。患者斑丘疹/皮疹级别为 G2（斑丘疹/丘疹区域占 10%～30% 全身 BSA，伴或不伴瘙痒、灼痛等症状；日常使用工具受限），评为 I 级，推荐局部使用润肤剂、口服抗组胺药物、使用强效糖皮质激素外用和/或泼尼松 0.5～1mg/(kg·d)，在加强止痒治疗下可继续 ICIs 治疗。但在实际诊疗中，该指南推荐的治疗方案对于 ICIs 类诱导的银屑病，尤其是本例患者并非完全适合，依据如下：①银屑病为慢性、复发性、炎症性皮肤病，尽管本例银屑病多为 ICIs 类诱导出现，患者在一段时间内仍会使用上述 ICIs 类药物，故银屑病大概率仍会存在，甚至在停止使用上述抗肿瘤药物也会迁延；②从皮肤科专业角度出发，寻常型银屑病不推荐系统使用糖皮质激素，基于其副作用多、难以维持治疗、停药皮损反弹明显及诱发肿瘤发展等缺陷；③组胺并非银屑病核心炎症介质，本例患者使用抗组胺药物并不合适。综上所述，结合本专业银屑病诊疗指南，本例患者银屑病皮损处理方案为：①加强保湿等皮肤护理；②卡泊三醇、卤米松乳膏外用，每天各 2 次；③阿维 A 10mg，口服，3 次/d。经治疗皮损改善；④继续原抗肿瘤方案。

（李玉叶 庄雅云）

## 病例 7 PD-1 单抗致皮肤免疫相关性不良事件（银屑病 2）

**病史摘要**：女，74 岁。

**主诉**：全身红斑、斑块、鳞屑伴痒 4 月余。

**现病史**：患者 6 月前因左上肢皮肤恶性黑色素瘤术后给予 PD-1 单抗，2 个月后全身出现红斑、斑块、鳞屑，自觉瘙痒，头面部新发色素减退斑。至当地肿瘤医院就诊，外用卤米松乳膏后好转，但之后每次给予 PD-1 单抗后上述皮损加重。

**既往史**：白癜风病史 2 年，近 4 月来皮损扩大；有白癜风家族病史；2019 年 6 月诊为左上肢恶性黑色素瘤术后左侧胸壁转移予以手术治疗。

**体格检查**：一般情况可。

**皮肤专科情况**：全身散在红斑、斑块，上覆银白色厚层鳞屑，皮损境界清楚，奥斯皮茨征阳性；头皮、面部及手背片状色素脱失斑（图 4-21）。

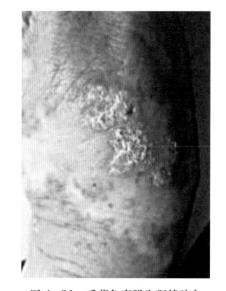

**图 4-21 手背色素脱失斑基础上红斑、鳞屑、斑块**

**辅助检查**：皮肤镜检查示，在均质性亮红色背景下，片状分布的白色鳞屑，点状出血，均一分布小球状血管（图 4-22）；右腕部组织病理检查示表皮角化过度伴角化不全，棘层肥厚，毛细血管扩张，符合银屑病改变（图 4-23）。

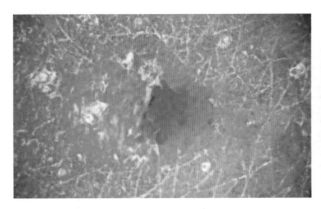

图4-22 手背皮肤镜检查（×20）

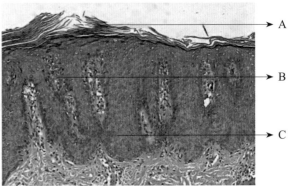

图4-23 右腕部组织病理检查（HE×40）
A.表皮角化过度伴角化不全；B.毛细血管扩张；C.棘层肥厚

诊断：①ircAEs（斑块型银屑病）；②左上肢恶性黑色素瘤术后左侧胸壁转移术后Ⅳ期。

治疗：①阿维A 10mg，口服，3次/d；②外涂水杨酸软膏及卤米松，外用，2次/d；③继续原抗肿瘤治疗方案。

分析及讨论：本例中患者为老年女性，有白癜风病史2年，有白癜风家族史，主因左上肢恶性黑色素瘤术后给予PD-1单抗——特瑞普利单抗治疗后全身出现散在红斑、斑块、鳞屑，原有白癜风皮损加重，且每次给予特瑞普利治疗后皮损加重。经皮肤镜及组织病理确诊为银屑病，结合病史，患者新发银屑病及原有白癜风加重与PD-1单抗使用密切相关。

首先，有关文献报道，PD-1单抗可引起免疫相关性皮肤、消化道、肝脏、内分泌、肺部等器官的不良事件，其中皮肤不良事件如皮疹、白癜风、皮肤干燥症等是最常见也是最早发生的不良事件。特瑞普利是我国在2018年批准的首个国产PD-1单抗，用于治疗既往标准治疗失败后的局部进展或转移性黑色素瘤，其作用机制为与T淋巴细胞表面的PD-1特异性结合，阻断其与配体PD-L1/PD-L2的结合，从而阻断PD-1信号通路介导的免疫抑制，使免疫细胞重新发挥抗肿瘤细胞免疫作用。

PD-1单抗在增强T淋巴细胞抗肿瘤功能的同时可能出现免疫耐受失衡，从而产生免疫应答介导的毒副作用。本例患者在使用特瑞普利4月后银屑病皮损出现且逐渐加重。自免疫检查抑制剂首次用药至出现银屑病皮损的中位时间为9周，患者使用特瑞普利8周后出现上述皮损，符合时间相关性，故考虑为PD-1单抗相关性的银屑病。

目前部分研究认为，ircAEs的出现提示PD-1单抗治疗效果可能有效，多数皮肤不良事件疗程较为短暂，5~6周即可痊愈，基本不影响ICIs继续使用。应根据患者个体的耐受性，结合相关指南推荐，对PD-1单抗治疗中出现irAEs的患者进行个体化治疗，使患者安全的情况下最大程度获益很有必要。根据《中国临床肿瘤学会（CSCO）免疫检查点抑制剂相关的毒性管理指南》（2023版），依据该患者皮损情况，评定患者斑丘疹/皮疹级别为G2，Ⅰ级推荐为局部外用强效糖皮质激素等对症处理，结合《中国银屑病诊疗指南》（2023版），患者BSA 5%，PASI 3.3%，为中度斑块型银屑病，故同时予口服阿维A治疗。在皮损有效治疗情况下继续原ICIs治疗。PD-1单抗治疗中出现的白癜风加重，由于不影响肿瘤治疗的进程，无需特殊治疗。

（孙东杰 李玲双）

第五章

# 内分泌及代谢系统不良事件

免疫检查点抑制剂（ICIs）作为目前肿瘤治疗的热门方法，在阻止肿瘤细胞免疫逃逸的同时还会阻止 T 淋巴细胞上免疫检查点与自身正常细胞配体的结合，使 T 淋巴细胞破坏自身正常细胞，导致一系列免疫相关不良事件（irAEs）的发生，其中包括内分泌系统的 irAEs。内分泌相关不良事件包括垂体功能障碍、甲状腺功能障碍、肾上腺皮质功能障碍、自身免疫性糖尿病等疾病。如今 ICIs 的广泛运用导致免疫相关内分泌不良事件越来越常见，为能更好地管理相关疾病，本章从发生率、临床表现、诊断及治疗预后等方面对该病进行探讨。

## 第一节  甲状腺功能障碍

甲状腺功能障碍是内分泌系统最常见的 irAEs。自身免疫性甲状腺疾病表现为破坏性甲状腺炎的原发性甲状腺功能减退或与格雷夫斯病（Graves disease）相关的甲状腺功能亢进。原发性甲状腺功能减退的发生率远高于原发性甲状腺功能亢进，并且女性往往比男性更容易发生 ICIs 相关性甲状腺疾病。ICIs 相关性甲状腺功能障碍包括甲状腺炎（甲状腺功能亢进或减退）、格雷夫斯病［甲状腺功能亢进、格雷夫斯眼病（Graves' ophthalmopathy）］，其中也有比较严重的情况，如甲状腺危象、黏液水肿性昏迷。

### 一、发生率

使用 PD-1 单抗（40%）后发生甲状腺功能障碍的可能性要大于细胞毒性 T 淋巴细胞相关抗原 4（CTLA-4）单抗（1%~7%）。联合使用程序性死亡受体 1（PD-1）单抗与 CTLA-4 单抗的患者比单一用药出现甲状腺功能障碍的可能性更大，且甲状腺功能障碍的发病率与剂量有关。既往有甲状腺基础疾病的患者在接受 ICIs 治疗时更容易出现甲状腺 irAEs。

### 二、损伤机制

目前 ICIs 相关性甲状腺功能障碍潜在的机制尚不清楚。就临床表现而言，ICIs 相关性甲状腺功能障碍以一过性甲状腺毒症后的甲状腺功能减退及原发性甲状腺功能减退最常见。有文献报道，ICIs 相关性甲状腺功能障碍可能与自身免疫性甲状腺疾病（格雷夫斯病和桥本氏甲状腺炎）的发生机制重叠。但甲状腺 irAEs 与自身免疫性甲状腺疾病是否具有相同的机制还需进一步验证。目前最可能引起甲状腺 irAEs 的原因是 ICIs 激活免疫系统后不仅能阻止肿瘤细胞的免疫逃逸，还会导致甲状腺细胞的破坏和死亡。

### （一）淋巴细胞与甲状腺功能障碍

甲状腺 irAEs 可能与 T 淋巴细胞和 B 淋巴细胞被激活相关。在 ICIs 治疗过程中，当 CD4$^+$ 和 CD8$^+$T 淋巴细胞激活得越多，ICIs 的抗肿瘤效果就越好。然而 CD4$^+$ 和 CD8$^+$T 淋巴细胞的增加也会导致甲状腺 irAEs 的发生率升高。ICIs 能触发 Treg 细胞的免疫反应，导致甲状腺功能障碍。一般来说，CTLA-4 单抗比程序性死亡受体 1/程序性死亡受体配体 1（PD-1/PD-L1）单抗更容易引发 irAEs，因为 CTLA-4 单抗更容易导致广泛的 T 淋巴细胞激活，但阻断 PD-1/PD-L1 能触发已有的 CD8$^+$T 淋巴细胞激活。并且 PD-1 单抗不仅仅参与 Treg 细胞的增殖和活化还比 PD-L1 单抗和 CTLA-4 单抗更有可能激活先前存在的 CD8$^+$T 淋巴细胞。因此 PD-1 单抗比 PD-L1 单抗和 CTLA-4 单抗更容易导致甲状腺功能障碍。

Treg 细胞能够抑制细胞的免疫应答，是免疫耐受的主要控制者，ICIs 会导致 Treg 细胞能量损失，从而发生自身免疫性甲状腺功能障碍。综上所述，T 淋巴细胞介导的细胞免疫是导致甲状腺 irAEs 的主要原因。有数据表明，PD-1 单抗可诱导 T 淋巴细胞依赖的 B 淋巴细胞产生和分泌自身抗体，从而增加甲状腺 irAEs 的风险。ICIs 治疗过程中甲状腺过氧化物酶抗体（TPO-Ab）和甲状腺球蛋白抗体（thyroglobulin antibody, TgAb）的升高也与甲状腺功能减退的进展显著相关。但也有研究发现在 ICIs 治疗过程中发生甲状腺功能障碍时甲状腺抗体呈阴性。此外，CD56$^+$CD16$^+$NK 细胞和 CD14$^+$CD16$^+$ 巨噬细胞相关的抗体依赖细胞介导的细胞毒作用（ADCC）也与 ICIs 相关性甲状腺功能障碍有关。

### （二）细胞因子与甲状腺功能障碍

除了 T 淋巴细胞和 B 淋巴细胞外，各种细胞因子在 ICIs 相关性甲状腺疾病的发展中也起着至关重要的作用。高水平的白细胞介素-2（interleukin 2, IL-2）不仅能诱导 HLA-II 与甲状腺细胞自身抗原结合，还能促进 CD8$^+$T 淋巴细胞对甲状腺的杀伤作用。表达 IL-2 和 γ 干扰素（IFN-γ）的 CD4$^+$T 淋巴细胞也能在 PD-1 单抗和 PD-L1 单抗作用下活化增加，生成促炎的细胞因子 IL-2 和 IFN-γ 参与甲状腺 irAEs。研究发现粒细胞集落刺激因子（granulocyte colony-stimulating factor, G-CSF）的降低与甲状腺功能障碍相关。Treg 细胞通过细胞接触及分泌细胞因子白细胞介素-10（interleukin 10, IL-10）发挥抑制作用，且较高水平的 IL-10 可提高 PD-1 单抗的治疗效果。有报道称 IL-10 的降低可能与 TPO-Ab 的升高有关，使 Treg 细胞能量丧失，导致甲状腺 irAEs 的发生发展。此外，ICIs 还可以调控人类白细胞 DR 抗原（human leukocyte antigen DR, HLA-DR）的表达，增加 T 淋巴细胞的异常活化和甲状腺自身免疫的敏感性。伊匹木单抗能通过上调 HLA-DR 激活巨噬细胞诱导甲状腺炎的发生。

### 三、临床表现

甲状腺功能障碍的临床表现是非特异性的，在癌症患者中因为使用其他抗肿瘤药物及由于肿瘤的影响很难及时发现 ICIs 相关性甲状腺炎。因此在 ICIs 治疗期间，应定期评估患者甲状腺相关的症状和体征。ICIs 导致的甲状腺功能障碍包括以下 4 种情况。

### （一）桥本甲状腺炎

可在超过三分之一的患者血液中检测到特异性自身抗体，包括 TPO-Ab 和 TgAb。此时，患者表现为甲减的症状，例如困倦、乏力、体重增加、怕冷、便秘或抑郁。

### （二）格雷夫斯病

ICIs 导致的格雷夫斯病相关的甲状腺功能亢进是非常少见的，其主要表现为体重减轻、怕热、出汗、心悸、手抖和腹泻，有时也可伴有格雷夫斯眼病。

### （三）无痛性甲状腺炎

甲状腺组织被破坏，表现为暂时性的甲状腺毒症，过后则表现为甲状腺功能减退症，与平时常见的无痛性甲状腺炎不同的是其发生的甲状腺功能减退症可能会持续数月或是永久性的。

### （四）急性/亚急性甲状腺炎

急性甲状腺炎又称为急性化脓性甲状腺炎，甲状腺疼痛比亚急性甲状腺炎更为明显，多数不会出现甲状腺功能改变。亚急性甲状腺炎会出现颈部不适，咽喉区疼痛，甲状腺肿大、质硬、触痛明显，会出现甲状腺功能亢进症表现。

## 四、诊断和鉴别诊断

当使用 ICIs 后出现无法解释的甲状腺功能障碍相关症状应考虑甲状腺 irAEs。

### （一）甲状腺功能亢进

若出现持续性甲状腺毒症（血清游离三碘甲腺原氨酸（free triiodothyronine, $FT_3$）和血清游离甲状腺素（free thyroxine, $FT_4$）升高，促甲状腺激素（TSH）降低且超声检查提示甲状腺弥漫性肿大、双侧不均匀低回声、血管丰富，和/或甲状腺眼病证据时，应考虑是否为格雷夫斯病。ICIs 相关性无痛性甲状腺炎初期可表现为暂时性的甲状腺毒症，随着甲状腺滤泡细胞的破坏，后期主要表现为甲状腺功能减退。如经过 ICIs 治疗的肿瘤患者出现室上性心动过速或房颤时必须检测甲状腺功能。

### （二）甲状腺功能减退

大部分 ICIs 相关性甲状腺功能障碍表现为甲状腺功能减退。甲状腺功能减退又分为中枢性甲状腺功能减退及原发性甲状腺功能减退。中枢性甲状腺功能减退是 ICIs 性垂体炎所致的 TSH、$FT_3$、$FT_4$ 均降低，其诊断需完善头颅 MRI 及垂体激素。原发性甲状腺功能减退是 ICIs 相关性内分泌疾病中最常见的，其 TSH 升高同时 $FT_3$、$FT_4$ 降低。

### （三）鉴别诊断

无痛性甲状腺炎和格雷夫斯病的治疗方式及结局不同，因此需要进行甲状腺功能、甲状腺超声和吸碘率检查帮助二者进行鉴别诊断（表 5-1）。促甲状腺激素受体抗体（TRAb）在格雷夫斯病中升高，但在无痛性甲状腺炎中 TR-Ab 不升高，而仅有 TPO-Ab 和 TgAb 升高。与格雷夫斯病相关的甲状腺功能亢进吸碘率是显著增加的，而甲状腺炎是正常或减少的。

## 五、治疗

ICIs 相关性甲状腺疾病的临床管理需根据《常见不良事件评价标准》（CTCAE）5.0 版（*CTCAE V5.0*）分级决定治疗方案（表 5-2）。出现明显亚临床甲状腺功能减退或甲状腺功能减退的症状和

表 5-1 鉴别诊断

| 疾病项目 | FT$_3$、FT$_4$ | TSH | 甲状腺抗体检测 | 甲状腺超声 | 吸碘率 |
|---|---|---|---|---|---|
| 格雷夫斯病 | 升高 | 降低 | TR-Ab 升高 | 甲状腺肿大、双侧不均匀回声低，血管增加，有"火海征" | 显著增加 |
| 甲状腺炎 | 开始升高后面降低 | 开始降低后面升高 | TR-Ab 不升高；仅有 TPO-Ab 和 TgAb 升高 | 甲状腺弥漫对称性肿大、双侧或单侧实质内出现散在或多发的不规则低回声区 | 正常或减少 |

表 5-2 免疫检查点抑制剂相关性甲状腺疾病临床管理建议

| 等级 | *CTCAE V5.0* 的描述 | 是否停用 ICIs | 甲状腺功能异常用药 | 应用糖皮质激素 | 应用 β 受体阻滞剂 |
|---|---|---|---|---|---|
| 甲状腺功能亢进 | | | | | |
| 1级 | 无症状；只需临床或诊断性观察 | 否 | 否 | 否 | 否 |
| 2级 | 有症状；日常活动不受限 | 暂停 ICIs 至症状消失后继续使用 | 格雷夫斯病使用抗甲状腺药物（甲巯咪唑或丙硫氧嘧啶） | 否 | 是 |
| 3级 | 严重症状；日常活动受限；需住院治疗 | 同等级 2 | 同等级 2 | 根据情况而定 | 是 |
| 4级 | 甲亢危象危及生命；需紧急干预处理 | 永久停用 ICIs | 按甲亢危象处理 | 泼尼松 1~2mg/（kg·d）起始，根据病情每 1~2 周逐渐减量 | 是 |
| 5级 | 死亡 | | | | |
| 甲状腺功能减退 | | | | | |
| 1级 | 无症状；只需临床或诊断性观察 | 否 | 否 | 否 | |
| 2级 | 有症状；日常活动不受限 | 暂停 ICIs 至症状消失后继续使用 | 左旋甲状腺素替代治疗（25~50μg/d）起始。老年患者和心脏病患者 12.5μg/d 起始 | 否 | |
| 3级 | 严重症状；日常活动受限；需住院治疗 | 同等级 2 | 同等级 2 | 否 | |
| 4级 | 黏液性水肿昏迷危及生命；需紧急干预处理 | 永久停用 ICIs | 按黏液性水肿昏迷处理 | 泼尼松 1~2mg/（kg·d）起始，根据病情每 1~2 周逐渐减量 | |
| 5级 | 死亡 | | | | |

生化指标是起始持续性甲状腺素治疗的指征。原发性甲状腺功能减退症的治疗通常应用甲状腺激素的替代治疗（左旋甲状腺素）。当 TSH>10mIU/L 时应接受左旋甲状腺素替代治疗，而 5<TSH<10mIU/L 时，应根据是否存在临床症状及 TPO-Ab 是否阳性决定是否行替代治疗。替代治疗一般 25~50μg/d 左旋甲状腺素起始治疗，但对于老年和心脏病患者应该以低剂量（12.5μg/d）起始。对于短暂性甲状腺功能亢进症不需要使用抗甲状腺药物治疗，因其通常会自然消退，并转化为甲状腺功能减退。出现甲状腺炎甲状腺触痛时，短期使用类固醇激素（1mg/kg 泼尼松）有抗炎作用，可减轻症状，部分患者甲状腺功能恢复正常，大部分人可能出现长期的甲状腺功能减退，需要长期甲状腺激素替代治疗。对于有症状的甲状腺毒症，建议无禁忌证的情况下，使用 β 受体阻滞剂。如确诊格雷夫斯病，需进行抗甲状腺药物治疗。大剂量糖皮质激素并非常规需要，仅用于严重病例，疗效尚不确切。目前建议，仅当患者出现甲状腺功能亢进危象、黏液性水肿昏迷等急症时，应用糖皮质激素治疗。建议请内分泌科等其他相关科室协助诊治，必要时转诊。

## 六、预后

发生 ICIs 相关性甲状腺炎时，部分患者经过激素冲击治疗后可完全恢复，但大部分患者会进展为甲状腺功能减退症需终身接受左甲状腺素钠片替代治疗。因此《中国临床肿瘤学会（CSCO）免疫检查点抑制剂相关的毒性管理指南》（2023 版）建议在免疫治疗开始之前和每个治疗周期都应观察甲状腺疾病相关症状和体征并进行甲状腺功能检测，如甲状腺功能出现异常改变还需进一步进行甲状腺影像学检查。

## 七、对肿瘤免疫治疗的影响

与化疗相比 ICIs 可显著增加原发性甲状腺功能减退、格雷夫斯病和甲状腺炎的发生风险。在 ICIs 治疗期间甲状腺功能障碍的癌症患者中位无进展生存期（mPFS）及总生存率高于无甲状腺 irAEs 的患者。在接受 ICIs 治疗的黑色素瘤患者，发生甲状腺内分泌不良事件和皮肤不良事件的患者预后较好。有研究也发现不同年龄、性别、ICIs 或恶性肿瘤类型中，甲状腺 irAEs 组比无甲状腺 irAEs 组患者预后更好，且出现 ICIs 相关性甲状腺功能减退时患者的总体预后最好。这表明甲状腺功能障碍可能与 ICIs 治疗的较高敏感性有关。但也有研究表明甲状腺功能亢进与较差的癌症预后有关，若出现甲状腺功能亢进时选择药物治疗或碘 131 治疗，尽快解除甲状腺毒症对肿瘤的不良影响。大部分甲状腺 irAEs 表现为原发性甲状腺功能减退，虽然会出现不良症状，但也能作为免疫治疗效果的积极预测因子。

（柯亭羽　杨　璐）

## 第二节　原发性肾上腺功能障碍

### 一、发生率

急性肾上腺功能危象是一种严重 irAE，因此及时发现肾上腺皮质功能障碍非常重要。肾上腺皮质功能障碍主要分为继发性和原发性，在"垂体炎"章节会对继发性肾上腺皮质功能障碍进行描述，现重点讨论原发性肾上腺皮质功能障碍。ICIs 相关性肾上腺皮质功能障碍在 irAEs 中相对少见。就 ICIs 相关性肾上腺功能障碍的发生率来说，CTLA-4 单抗的原发性肾上腺功能不全发生率为 0.3%~1.6%，PD-L1 单抗和 PD-1 单抗的发生率为 0.5%~1.0%，中位发生时间为 2.5~4.3 个月；CTLA-4 单抗肾上腺皮质功能障碍的发生率要略高于 PD-1/PD-L1 单抗；联用纳武利尤单抗和伊匹木单抗引起肾上腺皮质功能减退的发生率高达 4%，比单用 PD-1 单抗或 CTLA-4 单抗高。一项非小细胞肺癌（NSCLC）Ⅰ期试验中，联用伊匹木单抗和帕博利珠单抗有 6% 的患者出现 G3~G4 急性肾上腺皮质功能不全（表 5-3）。ICIs 治疗相关原发性肾上腺功能不全（primary adrenal insufficiency, PAI）的发生率为 0.8%~2.0%，是药物诱发自身免疫性肾上腺炎的结果。文献报道 ICIs 单药治疗诱发自身免疫性肾上腺炎的发生率仅有 0.7%（43/5 831），但此数据可能由于肿瘤治疗中应用糖皮质激素或者 PAI 合并垂体炎继发的肾上腺皮质功能减退而被低估。联合使用 ICIs 药物治疗患者中 PAI 的发生率可升至 4.2%~7.9%。

**表 5-3　免疫检查点抑制剂致原发性肾上腺功能减退的临床管理建议**

| Ⅰ级推荐 | Ⅱ级推荐 | Ⅲ级推荐 |
| --- | --- | --- |
| 暂停 ICIs 治疗<br>在给予其他激素替代治疗之前，首先给予皮质类固醇以避免肾上腺危象<br>类固醇替代治疗：氢化可的松，20mgAM，10mgPM，然后根据症状缓慢滴定给药剂量；或泼尼松初始剂量 7.5mg 或 10mg，然后酌情减少至 5mg，1 次 /d 和氟氢可的松以 0.1mg 的剂量开始给药，隔日 1 次；然后根据血压、症状、下肢水肿和实验室检查结果进行增量或减量<br>如果血流动力学不稳定，住院治疗，并开始给予高剂量 / 应激剂量的类固醇<br>症状严重（低血压）的患者可能需要大量补液（例如：生理盐水的量通常需要＞2L） | 请内分泌科会诊动态评估血皮质醇、生化（包含电解质）、血清肾素水平 | 激素治疗期间，应重视向患者宣教感染、创伤等知识 |

注：诊断原发肾上腺功能减退需完善以下基线检查：血液电解质、促肾上腺皮质激素和晨起皮质醇等。

## 二、损伤机制

ICIs 引起原发性肾上腺功能不全的病因目前尚不清楚，中位发生时间为接受 ICIs 治疗后 10 周。由于 ICIs 治疗相关 PAI 发生率较低，目前病例报道较少且随访时间短，尚未总结出高发人群特征及明确高危因素。但一项回顾性研究显示，ICIs 治疗相关 PAI 与性别无明显相关，免疫治疗前使用糖皮质激素为 ICIs 治疗相关 PAI 的保护因素，合并自身免疫性疾病史、使用 CTLA-4 单抗治疗、慢性肾脏疾病 3 期及以上均为 ICIs 相关 PAI 的高危因素。此外，药物剂量可能是影响 ICIs 相关 PAI 的另一重要因素。研究显示，接受超过 5mg/kg 剂量伊匹木单抗的患者更容易发生 PAI。ICIs 治疗相关 PAI 病例数较少，不同种类 ICIs 引起 PAI 的时间报道不一：伊匹木单抗治疗相关的内分泌不良事件最早可出于第 7~8 周；纳武利尤单抗和阿维鲁单抗致 PAI 的发病中位时间为 2.5~4.3 个月；而帕博利珠单抗致 PAI 的发病时间可在用药 5 个月以后出现，也可在停药后发生。

## 三、临床表现

ICIs 相关 PAI 的临床表现缺乏特异性，常与垂体炎致中枢性肾上腺皮质功能减退的表现相同。结合患者既往病史和 ICIs 用药史，当患者出现以下症状或体征时需要考虑肾上腺皮质功能减退：全身乏力、疲劳、脱水、发热、低血压、消化系统症状（厌食、恶心、呕吐、腹痛、腹泻等）、精神症状（冷漠、焦虑、抑郁等）、皮肤色素沉着、体重下降、低钠血症、高钾血症、低血糖等。患者出现以下症状，一般提示肾上腺功能不全急性发作：乏力、体重减轻、脱水、低钠血症、高钾血症、低血压、低血糖、发热、腹痛、恶心、呕吐、腹泻、痉挛和肌肉疼痛。这些临床症状通常与触发因素相关，如感染、创伤、手术等。出现低钠血症或高钾血症而无其他相关症状，也应怀疑为肾上腺功能不全。原发性肾上腺功能不全中位发病时间为开始 ICIs 治疗后 4.3 个月（15 天～21 个月），这也提醒我们需要在这段时间更应该提高警惕。PAI 严重者可出现急性肾上腺皮质危象，表现为低血压休克、脱水、意识障碍、腹痛、呕吐、发热等，需与脓毒血症相鉴别。大多患者有发热，体温可达 40℃以上，消化功能障碍（厌食、恶心、呕吐、腹泻、脱水等），可出现血压下降、休克、心动过速、四肢厥冷、发绀虚脱；极度虚弱无力、萎靡淡漠或嗜睡；也可烦躁不安和谵妄惊厥，甚至昏迷等症状，严重时可致死亡。怀疑 ICIs 相关 PAI 需及时请内分泌科医师会诊协助诊治，必要时转科治疗。

## 四、诊断

### （一）诊断原则

考虑 ICIs 相关 PAI 首先结合患者既往病史及 ICIs 用药史，出现可疑肾上腺皮质功能减退的临床表现，再根据血皮质醇水平降低和促肾上腺皮质激素（ACTH）水平升高，同时 ACTH 兴奋试验中皮质醇的反应降低，而 ACTH 仍保留对促肾上腺皮质激素释放激素（corticotropin releasing hormone, CRH）刺激的反应加以诊断。另外，可通过抗 21-羟化酶抗体、肾上腺 CT 等辅助检查排除其他病因所致的 PAI。该病主要根据其典型的临床表现和生物学表现来诊断。临床表现包括：急性表现指乏力、脱水、低血压、发热、恶心、呕吐、腹痛、肌痛、意识障碍；轻度改变是低钠血症引起一般状况改变，皮肤色素沉着、体重下降等；罕见表现是孤立的低钠血症和高钾血症。生物学诊断的主要依据是皮质醇水平低，在上午 8 点或紧急情况下随时测量，并伴有 ACTH 升高以排除垂体起源；其次，可以进行抗 21-羟化酶抗体测定，筛选盐皮质激素缺乏症。一般情况下，上午 8 点血皮质醇>500nmol/L（18μg/dL）可排除肾上腺皮质功能减退（不同试剂盒有不同阈值）；非紧急情况下，上午 8 点的血皮质醇<138nmol/L（5μg/dL）和血浆 ACTH 升高，可证实 PAI 的诊断；若血皮质醇为 138～500nmol/L（5～18μg/dL），则应进行标准剂量 ACTH 兴奋试验以筛查潜在的肾上腺皮质功能减退，若再次测试血皮质醇仍<500nmol/L（18μg/dL），可诊断 PAI。若已使用大剂量糖皮质激素抑制了 ACTH，也可通过影像学的手段（蝶鞍区 MRI）与下丘脑或垂体内的肿瘤、炎症、感染、梗死或创伤等原因而导致的功能衰竭，进而导致 ACTH 或 CRH 分泌减少进行鉴别，同时建议进行影像检查以筛查肾上腺炎或肾上腺萎缩，并排除肾上腺转移瘤的鉴别诊断。如正电子发射断层扫描（positron emission tomography, PET）/CT 检查可见 18-氟代脱氧葡萄糖摄取增加，提示肾上腺炎。

### （二）鉴别诊断

1. 免疫相关性垂体炎　ICIs 相关垂体炎最常见的症状为头痛和疲劳，用药前垂体功能正常，用药后：①垂体激素缺乏≥1种（必须有 TSH 或 ACTH 缺乏）且存在 MRI 异常；或②用药后垂体激素缺乏≥2种（必须有 TSH 或 ACTH 缺乏），同时有头痛和其他症状。

2．肾上腺转移瘤 绝大多数患者（95%）无临床表现，极少数患者因肾上腺双侧或广泛受累出现肾上腺皮质功能不全，绝大部分患者为影像学检查发现肾上腺占位，其中 PET-CT 在全身瘤荷评估及肾上腺转移瘤鉴别诊断中有重要价值，肾上腺转移瘤 SUV 值与原发灶常一致且增高，良性腺瘤无增高。双能量 CT（dual-energy CT, DECT）平扫及增强示肾上腺转移瘤与腺瘤或正常组织相比，HU 值增高，碘密度最高，脂肪比例最低。

3．一般感染性休克 虽可有感染史、休克、昏迷等中毒性表现，但无糖皮质激素严重缺乏的依据。

## 五、治疗

对于急性肾上腺功能不全，由于其可能危及患者生命，建议立即使用氢化可的松治疗，无需等待检测结果。通常使用 100mg 氢化可的松琥珀酸钠静脉内或肌内或皮下注射，以后每 8 小时加入补液中静滴 100mg，第 2、3 天可以减少至每日 200mg 分次静滴，并且同时纠正血容量不足、脱水和电解质紊乱，一旦临床和生物学症状改善，可开始以 60mg/d 的剂量口服氢化可的松，如果没有急性应激，则应减少至 15~30mg/d；对于慢性肾上腺功能不全，氢化可的松和氟氢可的松的剂量应根据临床状况（总体健康状况、血压、恶心、呕吐、腹泻和腹痛）以及血钠水平、血钾水平和肾功能进行调整，氢化可的松的治疗是终身的，如果已知接受免疫治疗的患者发生原发性肾上腺功能不全，则氢化可的松的剂量为 15~30mg/d。若为原发性的肾上腺功能减退，则治疗时单用糖皮质激素，对于继发性低钠血症及相关症状无完全缓解（complete response, CR），应联合盐皮质激素（氟氢可的松 0.05~0.2mg/d）一起治疗。由于肾上腺皮质功能减退很难恢复，患者通常需要长期激素替代治疗，应该对患者和家属进行宣教，特别是在应激状态时需及时增加糖皮质激素剂量（通常是替代剂量的 2~3 倍）。

## 六、预后及随访

ICIs 相关 PAI 较为罕见，及时诊治预后较好，但未及时救治的 PAI 可能是永久性的，需长期激素替代治疗。目前临床观察的病例数量较少，仍需长期随访疗效及追踪疾病转归。在 ICIs 单药或联合治疗的过程中，监测药物毒性与评价疗效同样重要。ICIs 联合治疗时需增加监测的频率，包括生化检测和影像学检查等。建议每 2~3 周复查上午 8 点的血皮质醇、ACTH 以及生化指标，然后每 6~12 周进行随访，并根据复查的异常结果，给予相应处理；必要时，不定期复查黄体生成素（LH）、卵泡刺激素（FSH）、睾酮/雌二醇及进行影像学检查等。部分药物毒性出现的时间较晚，甚至在 ICIs 治疗结束后才出现，因此 ICIs 治疗后定期随访检测上述项目也非常重要。目前认为，患者在 ICIs 治疗结束后应至少随访 1 年以监测症状和辅助检查的变化。最后 ICIs 相关性 PAI 患者在接受激素替代治疗且病情稳定后，可以考虑 ICIs 再挑战治疗。此外，患者的肿瘤应答状态也是决定是否进行 ICIs 再挑战治疗的一个重要因素。

## 七、小结

目前 ICIs 相关内分泌腺体损伤的确切发病机制仍未明确，不良事件程度与 ICIs 疗效之间的关系也尚未明了。为更深入明确其发病机制、指导临床实践，与肿瘤科专家、基础研究专家等进一步探讨、合作十分必要。内分泌腺体是ICIs常见受累靶点之一，目前不良事件报道主要集中在内分泌单一腺体的损伤，但随着ICIs临床应用不断增加，ICIs致多腺体损伤亦应得到关注。但由于其发生率低，目前尚无确切的流行病学数据。内分泌腺体损伤早期表现缺乏特异性、不易识别，易与肿瘤疾病本身所致症状混淆而遭到忽视，因此，在临床实践中内分泌科和肿瘤科医生应提高警惕、加强合作、充分沟通、及时转诊、共同管理，并加强患者教育、定期随诊，以避免发生糖尿病酮症酸中毒（DKA）、肾上腺危象等危及生命的不良事件，使患者最大程度获益。

（赵　玲　柯亭羽）

## 第三节　垂体炎

ICIs在调控免疫应答杀伤肿瘤细胞的同时，过度活化的免疫细胞，也可能导致机体产生自身免疫损伤，即irAEs。研究表明irAEs可能由自身反应性T淋巴细胞、自身抗体和细胞因子等多种途径共同导致，内分泌腺体血供丰富，可能增加其对上述机制的敏感性，从而成为较常受累的靶点之一。垂体炎是ICIs治疗相关常见的内分泌irAEs，是一种免疫介导的垂体炎症。近年来随着ICIs在临床的广泛应用，垂体炎也逐渐引起了临床医生的重视。

### 一、发生率

ICIs相关垂体炎的发病率与以下因素相关。

1. 药物种类　接受CTLA-4单抗治疗的患者垂体炎发生率为1.5%~13.3%，接受PD-1单抗的发生率为0.3%~3.0%，接受PD-L1单抗的发生率<0.1%。其中以CTLA-4单抗伊匹木单抗治疗的患者相对多见。

2. 联合用药　联合治疗明显增加垂体炎的发生，其中以CTLA-4单抗与PD-1单抗联合治疗方案所致垂体炎的发生率最高，可达接受治疗患者的10%。

3. 药物剂量　药物剂量是影响ICIs相关垂体炎发病率的另一个重要因素，与接受较低剂量伊匹木单抗（3mg/kg）治疗的患者相比，接受较高剂量（10mg/kg）治疗的患者垂体炎发生率更高，风险增加约2倍。

4. 性别因素　与其他常见的垂体炎类型不同，ICIs相关垂体炎在男性患者中更多见，常见于60岁以上男性，比女性风险高2~5倍。回顾性研究显示，因CTLA-4单抗治疗引起的垂体炎，男女比例接近4:1，可能与黑色素瘤在男性中的发生率高于女性，而这部分患者多选用伊匹木单抗治疗相关。在应用伊匹木单抗治疗黑色素瘤的系列研究中，男性垂体炎的发生率为15%~16%、女性为4%~9%，仍然提示男性发病率高于女性。

irAEs可在免疫治疗的任何阶段发生，甚至在停药后。ICIs相关垂体炎通常在用药后的几周至几个月内发生，其发生时间与ICIs种类有关。联合治疗时患者出现垂体炎相对较早（平均30天），单用CTLA-4单抗治疗时发生垂体炎的时间为2~3个月，单用PD-1/PD-L1单抗治疗时发生垂体炎的时间为3~5个月。因此，在应用ICIs治疗，尤其是CTLA-4单抗治疗及联合治疗的男性患者中，需更加关注垂体炎的发生，发病时间多在用药后半年内。此外，有研究报道部分患者在停用PD-1单抗15个月后才出现垂体炎。

## 二、发病机制

CTLA-4介导的垂体炎发生与Ⅱ型和Ⅳ型超敏反应相关，其中一部分原因可能是因为与抗体结合的CTLA-4受体直接在垂体表达，从而导致补体激活和炎症级联反应，同时合并了直接T淋巴细胞介导的细胞毒性反应，研究报道在出现这种类型的免疫相关毒副反应表现的患者中检测到了抗垂体自身抗体。另有研究在动物试验中证实CTLA-4单抗诱导的垂体炎模型小鼠的垂体组织中发现CTLA-4抗原的表达，并于血液循环检测中发现针对促甲状腺激素（TSH）分泌细胞、促性腺激素分泌细胞和ACTH分泌细胞的抗垂体自身抗体。研究进一步对CTLA-4单抗治疗出现垂体炎后病故患者进行尸检，发现其垂体组织亦表达CTLA-4，尤其是在垂体TSH和催乳素（prolactin, PRL）细胞上优势表达，提示CTLA-4单抗可直接与垂体细胞上的CTLA-4受体结合，并将其作为抗原呈递给CD8$^+$T淋巴细胞，通过Ⅳ型超敏反应诱发垂体炎，这与CTLA-4单抗所致垂体炎易出现甲状腺轴功能受损的临床表现相符合。此外，CTLA-4单抗伊匹木单抗是IgG1亚型，替西利姆单抗是IgG2亚型，这两种IgG亚型均可触发Ⅱ型超敏反应中抗体依赖的细胞介导的细胞毒性作用和经典补体激活途径。

相对于CTLA-4单抗而言，PD-1单抗所致垂体炎的机制研究目前相对比较匮乏，由于PD-1抗体是基于IgG4的单克隆抗体，所以推测PD-1抗体相关垂体炎的发病机制可能与IgG4相关垂体炎类似。此外，抗鸟嘌呤核苷酸结合蛋白G（olf）亚基（guanine nucleotide-binding protein G subunit alpha, GNAL）和抗整合膜蛋白2B（integral membrane protein 2B, ITM2B）也可能潜在参与PD-1单抗所致垂体炎的发生，但具体机制还有待进一步探究。

## 三、诊断及鉴别诊断

### （一）临床表现与分级

ICIs相关垂体炎可表现为激素缺乏或局部占位效应，通常累及垂体前叶，常导致一个或多个垂体内分泌轴功能减退，其临床症状及体征非特异、多不典型，临床容易忽视。垂体炎最常见的症状是头痛和（或）乏力，其他症状包括胃肠道症状、神经精神症状、体重减轻、低血压、失眠、发热、视觉障碍、性欲减退、女性闭经、男性勃起功能障碍等，其中神经精神症状可表现为幻觉、记忆力减退、情绪波动、意识障碍等。由于ICIs相关垂体炎的垂体增大很少压迫到视交叉，所以患者因占位效应引起的视觉障碍罕见。此外，垂体后叶激素缺乏极为罕见，目前相关病例报道较少，如患者出现尿崩症应考虑肿瘤是否转移至垂体。垂体炎一般是慢性起病，少数垂体炎患者可以发生垂体危象、肾上腺危象，严重者危及生命，典型表现包括低血压或休克、发热、食欲缺乏、恶心、呕吐、意识障碍、电解质紊乱如低钠血症及高钾血症等。患者出现上述情况时需注意与脓毒血症相鉴别。

PD-1单抗所致垂体炎多表现为乏力和食欲减退，常以孤立的中枢性肾上腺皮质功能不全（central adrenal insufficiency, CAI）为主要特征；而CTLA-4单抗所致垂体炎则以头痛、乏力为常见表现，出现全垂体功能减退的患者常合并垂体增大。据研究报道，两类ICIs所致垂体炎垂体前叶受累的程度不同，PD-1单抗所致垂体炎出现ACTH缺乏较为多见，而TSH、FSH、LH、生长激素（growth hormone, GH）受累较为少见；CTLA-4单抗所致垂体炎中较常见的是TSH、FSH、LH缺乏，其次才是ACTH缺乏，但以ACTH缺乏者临床表现最为严重。ICIs相关垂体炎临床表现缺乏特异性，往往不能被及时、准确诊断。因此，临床医生需要在肿瘤免疫治疗过程中时刻保持警惕：一方面及时诊断处理垂体炎，避免延迟诊断而出现垂体危象、肾上腺危象，甚至危及生命；另一方面避免因误诊垂体炎而中断免疫治疗导致肿瘤进展。

确诊 ICIs 相关内分泌不良事件后，应对患者病情轻重程度进行分级，根据美国国家癌症研究所颁布的《常见不良事件评价标准》（CTCAE）5.0 版（*CTCAE V5.0*）分级，将 ICIs 相关不良事件分为 1～5 级：1 级 = 轻度、2 级 = 中度、3 级 = 重度、4 级 = 危及生命、5 级 = 死亡。目前 1～5 级的垂体炎均有报道，但多数为 CTCAE 1～2 级，严重级别（3～5 级）的垂体炎报道相对较少，约占垂体炎总例数的 10%～40%。一项涉及 ICIs 治疗的 34 项研究 meta 分析显示，垂体炎的发生率约为 1.3%（85/6 472），其中 ≥3 级的垂体炎发生率约为 0.5%（34/6 472）。

研究发现 ICIs 相关垂体炎不仅与其他内分泌 irAEs（如甲状腺损伤、糖尿病、肾上腺皮质功能减退、性腺功能减退症等）同时发生，而且与许多其他系统 irAEs 同时发生，如胃肠道、皮肤、肺、心血管、肾脏、骨关节及肌肉、神经等，其中以胃肠不良事件最为常见。由于 ICIs 相关垂体炎的临床诊断比较困难，注意识别并发的 irAEs 有助于临床医生及时诊断。既往研究提示继发性自身免疫性糖尿病合并垂体炎主要发生在接受 PD-1 单抗或联合治疗的患者中，结肠炎、腹泻合并垂体炎则在接受 CTLA-4 单抗治疗的患者中更为常见。

### （二）检验与检查

1. 激素测定　ICIs 相关垂体炎在诊断时常有多种垂体激素缺乏，最常见的为 TSH 缺乏，其次为 FSH、LH、ACTH 缺乏，GH 缺乏及 PRL 异常较为少见，患者 PRL 水平可能升高、也可能降低，垂体后叶激素缺乏极为罕见。其中 TSH 缺乏占 86%～100%，FSH、LH 缺乏占 85%～100%，ACTH 缺乏占 50%～73%，约 1/3 患者存在垂体三大轴相关激素共同缺乏。ICIs 相关中枢性甲状腺功能减退症、促性腺激素功能低下型性腺功能减退症（hypogonadotropic hypogonadism, HH）可能出现一过性的症状，但 CAI 多为永久性损伤。所有疑诊患者均需完成垂体及靶腺激素的测定，测定时间建议为早上 8:00（空腹），检查项目包括：甲状腺轴（TSH、$FT_3$、$FT_4$），肾上腺轴（ACTH、皮质醇、必要时行 ACTH 兴奋试验），性腺轴（睾酮/雌二醇、FSH、LH），GH、胰岛素样生长因子 1（IGF-1）及 PRL。

2. 其他检验　部分患者可能合并低钠血症，如患者出现口渴、多饮、多尿症状，需完善生化检验如血电解质、血渗透压、尿渗透压及尿比重。

3. 影像学检查　垂体 MRI 是 ICIs 相关垂体炎最敏感的影像学检查方法，有助于鉴别肿瘤转移、感染性垂体疾病、垂体腺瘤等，垂体影像学的改变可以在垂体炎临床表现和激素水平变化之前数周出现，疑诊患者建议尽早完善垂体 MRI 检查。MRI 检查可见轻至中度弥漫性垂体增大、可呈凸形，增强后可见明显强化、部分不均匀，有时伴垂体柄增粗，但多在几周内消失，占位效应少见。据研究报道，PD-1 单抗所致垂体炎患者仅 28% 出现垂体增大，而 CTLA-4 单抗所致垂体炎患者中 98% 可出现垂体增大。建议接受 ICIs 治疗的患者动态监测垂体 MRI，可辅助预测垂体功能减退的发生。在垂体原发或转移肿瘤的背景下 ICIs 相关垂体炎的早期 MRI 图像可以是轻微及短暂的，可能在临床诊断时影像改变已经消失，因此患者垂体 MRI 无典型 ICIs 相关垂体炎表现并不能排除诊断，应结合临床症状和实验室检查。

4. 病理检查　因垂体活检困难，目前缺乏 ICIs 相关垂体炎的病理资料。有研究报道了 1 例 79 岁女性患者在接受 3 次 CTLA-4 单抗——替西利姆单抗治疗后出现垂体炎，于治疗 15 个月后死亡并进行尸检，病理结果显示垂体存在广泛坏死，垂体前叶几乎完全破坏，仅剩余少量内分泌细胞腺泡，主要为 GH 细胞，PRL 及 ACTH 细胞很少，未见到 TSH 及 FSH/LH 细胞，垂体后叶未见异常。

### （三）诊断标准

irAEs 为排除性诊断，需要结合临床表现、检验检查和治疗转归等综合判断，其诊断需要注意以下情况：①排除其他病因，如感染、合并疾病、既往抗肿瘤治疗史、合并用药相关毒性等；②不良事件的发生时间应晚于免疫治疗的开始时间；③排除疾病进展和其他原因；④患者对糖皮质激素或免疫抑制药物治疗及停用的反应；⑤ICIs 再挑战治疗后不良事件的复发。

目前暂无明确的 ICIs 相关垂体炎诊断标准，其诊断依赖于垂体靶腺激素测定及垂体 MRI 检查。结合目前资料，建议参考以下 2 条标准：①有明确的 ICIs 治疗史，且垂体炎发病在使用药物治疗之后；②若在用药前基线垂体功能正常，用药后垂体激素缺乏 ≥1 种（必须有 TSH 或 ACTH 缺乏）且存在垂体 MRI 异常，或用药后垂体激素缺乏 ≥2 种（必须有 TSH 或 ACTH 缺乏）以及有头痛和其他症状。CAI 定义为低皮质醇（血清皮质醇<138nmol/L），低于正常及异常 ACTH，或在没有外源性糖皮质激素使用的情况下出现异常 ACTH 刺激试验（正常结果定义为在注射 ACTH 前或之后血清皮质醇≥497nmol/L）。中枢性甲状腺功能减退症定义为低 $FT_4$ 水平，以及在没有使用超过 $1.6\mu g/(kg \cdot d)$ 或等效剂量的左旋甲状腺素情况下，出现低于正常或异常 TSH 水平。HH 定义为在没有雄激素剥夺疗法或性激素替代疗法的情况下性激素水平低、促性腺激素低或不正常。关于 MRI 检查，当确定以下至少 2 项时判定为异常：腺体高度与基线相比变化>2mm、鞍上隆起、垂体柄增粗、异质性增强和鞍旁延伸。如果 MRI 有垂体炎表现，但无垂体功能减退证据，需密切监测激素水平，在无手术指征时不建议外科手术活检。上述标准有可能使部分以孤立性肾上腺皮质功能减退，但不伴垂体 MRI 异常的 PD-1 单抗相关性垂体炎患者出现漏诊，对于这部分不伴垂体 MRI 异常的患者临床医生需特别警惕。

### （四）预测标志物

垂体 irAEs 可能伴随 ACTH 缺乏，进而危及生命，垂体炎的生物标志物有助于预测垂体炎的发生风险，帮助临床医生识别高风险患者。目前主要研究的标志物包括抗垂体抗体、人类白细胞抗原（HLA）基因变体和抗下丘脑抗体。相关研究表明，在 ICIs 相关垂体炎患者中，可以检测到抗垂体抗体及抗下丘脑抗体。此外，据一项研究报道，与来自日本个体数据库的健康对照者相比，ICIs 相关垂体炎患者的 HLA-DR15、HLA-B52 和 HLA-Cw12 频率更高。但目前仍无明确有效的单一或组合标志物可以准确判断 ICIs 相关垂体炎的发生风险，仍需进一步深入探索其发生的分子机制并寻找合适的预测标志物。

### 四、治疗

ICIs 相关垂体炎的治疗需个体化，主要包括根据激素缺乏情况给予激素替代治疗及对症支持治疗。研究表明，ICIs 相关垂体炎患者在接受适当的激素替代治疗后总体生存率更高。一般而言，根据分级标准，1~2 级不良事件患者如无症状或症状轻微，无需住院治疗；3 级不良事件患者若症状显著或症状持续加重，需住院治疗；4 级不良事件患者出现威胁生命的症状或体征时，需考虑收入重症监护病房治疗。

## （一）治疗原则

1. **控制诱因** 注意避免感染、创伤、多劳、腹泻、呕吐等诱因，当出现可能导致垂体危象、肾上腺危象的诱因时，应积极治疗并控制诱因。

2. **早期积极治疗** 当临床上出现可疑垂体功能减退的征象时，如恶心、呕吐、乏力、低血压、低钠血症等，应立即启动糖皮质激素治疗，避免垂体危象、肾上腺危象的发生。

3. **全面、定期评估垂体功能** ICIs 治疗前的常规筛查和风险评估是 ICIs 相关不良事件管理的重要环节，有助于临床筛选高风险因素和特殊人群，进行早期识别和干预，以减少或避免 ICIs 相关不良事件的发生。在开始 ICIs 治疗之前，临床医生必须完成所有拟应用 ICIs 患者的基线评估，并根据评估结果选择治疗方案。对于接受 ICIs 治疗的患者，尤其是接受 CTLA-4 单抗及联合治疗的患者，在治疗前、治疗期间及治疗后均需密切监测垂体激素水平，注意有无垂体功能减退的临床征象。

4. **长期用药监测** 肾上腺皮质功能不全通常难以恢复，患者需要长期糖皮质激素替代治疗，患者应接受垂体功能减退的相关医学知识教育，佩戴医疗警示手环，学会在应激等紧急情况下的初步处理措施，并接受内分泌激素的长期随访和监测。

## （二）激素替代治疗

1. **一般治疗** 患者应注意休息、生活规律，避免过度劳累和情绪激动，高热量、高蛋白、高维生素、钠钾平衡饮食，避免过多饮水。

2. **下丘脑-垂体-肾上腺轴**（hypothalamic-pituitary-adrenal axis, HPA） 当临床上出现可疑垂体功能减退的征象时，如恶心、呕吐、乏力、低血压、低钠血症等，条件允许情况下应立即留取血液标本检测血皮质醇及 ACTH 水平，无需等待检测结果，即可开始口服或静脉应用糖皮质激素治疗。当合并急性应激状况时，应早期静脉应用大剂量糖皮质激素，防止发生垂体危象、肾上腺危象。结合目前资料，建议：①对于 1～3 级患者，可根据病情予泼尼松（5～20mg/d）或氢化可的松（每天清晨 10～30mg、下午 5～20mg）口服，症状控制后 5～10 天内逐步减少至生理替代剂量；②考虑肾上腺危象时，应立即静脉滴注 100mg 氢化可的松，之后每 8 小时 1 次静脉滴注 100mg 氢化可的松，待临床症状、血压及生化指标（血糖、血钠）改善后（通常为 48～72 小时），静脉用氢化可的松逐渐减量，然后继续口服氢化可的松每 24 小时 60mg，分 3 次给药，逐步减少至生理替代剂量；③研究发现，接受高剂量的糖皮质激素治疗会影响 ICIs 的临床抗肿瘤疗效，降低患者生存率，同时增加感染、高血糖、骨质疏松等副作用的发生风险，且不能改善垂体前叶功能减退的预后，故国内外学者均不推荐常规高剂量糖皮质激素治疗，仅在临床表现为视野缺损、脑神经麻痹、显著垂体增大、严重头痛、危重症或显著低钠血症的患者中建议短期使用，日本内分泌协会推荐使用泼尼松 0.5～1.0mg/（kg·d），一旦上述症状消失，应在 2～4 周内快速将糖皮质激素减量至生理替代剂量。健康人每日皮质醇生成的生理量为 5～10mg/m² 体表面积（BSA），生理替代剂量一般推荐口服氢化可的松 15～20mg/d，分 2 次或 3 次给药，部分因购药困难或依从性差的患者也可以使用中长效糖皮质激素。急性 ACTH、皮质醇缺乏的临床特征可能是非特异性的，任何接受 ICIs 治疗的患者如果表现出严重不适，均应考虑急性 ACTH、皮质醇缺乏的可能，并开始接受糖皮质激素治疗，直到血清皮质醇结果回报。如基线（糖皮质激素治疗前）血清皮质醇>450nmol/L，并考虑其为排除皮质醇缺乏的唯一指征，此时可以考虑停止糖皮质激素治疗；但如果对皮质醇缺乏的存在有任何怀疑，应该继续糖皮质激素治疗，并咨询内分泌科医生。

3. 下丘脑-垂体-甲状腺轴（hypothalamic-pituitary-thyroid axis, HPT） ICIs 引起甲状腺功能减退的发生率较高，随着 ICIs 的停用，甲状腺功能可部分恢复，甲状腺激素的替代治疗可以在密切随访的情况下决定是否启用，如需补充甲状腺激素，建议口服左旋甲状腺素。甲状腺激素能够促进糖皮质激素清除，容易诱发肾上腺危象，因此对于中枢性甲状腺功能减退的患者，拟开始左旋甲状腺素补充治疗之前，建议进行肾上腺皮质激素缺乏的评估，如果无法进行肾上腺皮质激素缺乏的评估，应在其开始甲状腺激素补充治疗之前，经验性给予糖皮质激素治疗，直到可以准确评估肾上腺皮质激素缺乏的程度。对于同时缺乏 ACTH 和 TSH 的患者，应在甲状腺激素替代治疗之前或同时开始糖皮质激素替代治疗，以防诱发肾上腺危象。一般建议在给予氢化可的松 5~7 天后以低剂量（12.5~25.0μg/d）开始给予左旋甲状腺素治疗，甲状腺激素的长期补充剂量应根据患者年龄、临床情况及 FT$_4$ 水平调整。

4. 下丘脑-垂体-性腺轴（hypothalamic-pituitary-gonadal axis, HPG） 促性腺激素缺乏经常于几个月内恢复，因此多不需要常规补充，只需随访监测，根据具体情况决定是否需要替代治疗。男性患者需评估 FSH、LH 及睾酮水平；绝经前女性需结合疲乏、性欲减退、情绪低落等症状，评估 FSH、LH 及雌二醇水平；绝经后女性需评估 FSH，如无禁忌证，可酌情补充雄激素及雌激素，必要时咨询内分泌科医生。

5. 生长激素 由于患者的基础疾病为肿瘤，所以不建议进行 GH 的替代治疗。

6. 垂体后叶激素 ICIs 引起垂体后叶损伤导致尿崩症较为罕见，如果出现尿崩症则需系统治疗，使用去垂体后叶激素时建议采用个体化治疗方案，根据患者临床症状调整药物剂量。

7. 其他 对于病危患者，应立即采取呼吸循环支持和抢救，维持生命体征稳定后，按照病重患者处理；对于病重患者，应根据患者的症状和体征，参照诊疗路径，快速诊断和鉴别诊断。对于病危和病重的患者，应积极联系重症加强护理病房收治，无论患者在哪个科室就诊，均需要 irAEs 相关多学科会诊并动态制定诊疗方案。对于普通急症患者，原则上先在本科室明确诊断，如有需要，转至相关科室进一步诊治。

### （三）随访项目及频率

长期随访可及时发现 ICIs 相关垂体炎发生垂体功能减退的时机并评估各轴系的恢复情况，主要包括：临床症状、血糖及血压的监测、垂体靶腺轴激素、血电解质、血渗透压、尿渗透压、尿比重及垂体 MRI 的定期复查。

1. 糖皮质激素剂量调整 使用糖皮质激素替代治疗时，建议监测临床症状及血糖、血压、血钠水平，通过综合评估，调整糖皮质激素剂量。所有使用糖皮质激素治疗的患者均需接受相关教育，佩戴医疗警示手环，以备发生意外时紧急处理。应教育患者按时服药，并告知任意停用激素的危险性，避免任意增减剂量，学会自我监测药物相关不良事件。此外，应个体化评估糖皮质激素替代治疗方案，以减少治疗过量导致药物相关副作用风险增加。使用甲状腺激素替代治疗时，建议使 FT$_4$ 达到参考范围的中上水平，不推荐根据 TSH 水平来调整甲状腺激素剂量。

2. 垂体靶腺轴激素测定及生化检验 垂体靶腺轴激素测定包括 HPT 轴（TSH、FT$_3$、FT$_4$），HPA 轴（停用氢化可的松 24 小时后测 ACTH、皮质醇），HPG 轴（睾酮/雌二醇、FSH、LH），GH、IGF-1 及 PRL。生化检验包括血电解质、血渗透压、尿渗透压及尿比重。上述项目 ICIs 治疗后 6 个月内建议每月复查 1 次，6 个月至 1 年内建议每 3 个月复查 1 次，此后至少每 2 年复查 1 次。由于部分激素轴功能是否恢复取决于患者的临床状态和用药依从性，因此内分泌专科医生定期随诊至关重要。

3．影像学检查　垂体MRI为首选检查项目，建议每3个月复查1次垂体MRI，以排除原发肿瘤的垂体转移，同时评估垂体炎症进展情况。

4．再次内分泌干预的时机　垂体炎的发生时间差异较大，须按照上述随访频率及时筛查并至内分泌科门诊就诊。随访过程中若出现新发症状或原有症状加重，或经历应激状态（如感染、创伤等），均须再次至内分泌科就诊。

### 五、预后

大多数ICIs相关垂体炎患者在激素替代治疗或停用ICIs后垂体功能减退可获得缓解或恢复，有研究报道581例ICIs相关垂体炎患者中共有428例（73.7%）最终结果报告为缓解或恢复。此外，研究发现ICIs相关垂体炎的致死率较低，581例报告病例中有13例（2.2%），低于其他不良事件。因此，在垂体炎发生后及时给予标准治疗，并密切监测垂体激素轴功能的情况下，大部分ICIs相关垂体炎患者可能会继续或恢复ICIs治疗。垂体功能减退各轴系的恢复情况和预后有差异，HPT轴和HPG轴较容易恢复，TSH及促性腺激素分泌的恢复在10~15周后，13%~36%的患者可能出现永久性促性腺激素缺乏。HPA轴一般难以恢复，ACTH缺乏多为永久性，伴随低PRL水平往往提示肾上腺轴功能难以恢复，各种激素缺乏出现时间可能不同步，因此有必要长期监测激素水平。

### 六、对肿瘤免疫治疗的影响

ICIs相关内分泌不良事件不是化疗、放疗或靶向治疗等其他抗肿瘤疗法的禁忌，对于CTCAE 1级或2级的垂体炎患者，建议继续ICIs治疗，并密切监测病情变化。对于严重的ICIs相关垂体炎（CTCAE 3级或4级），急性期建议暂停ICIs类药物治疗，激素替代治疗改善患者症状后，可在与患者充分讨论ICIs治疗风险与获益的情况下，由肿瘤科医生和内分泌科医生共同考虑是否继续使用ICIs治疗。部分学者认为，这种分级及相应的ICIs药物调整方法不适用于ICIs相关垂体炎，认为ICIs治疗可以推迟但不应中断，因为目前没有相关文献证明停止ICIs治疗对内分泌功能恢复有影响。研究表明，发生免疫相关垂体炎的患者与没有发生的患者相比，在肿瘤治疗中表现出更好的临床结局；这种相关性可能是由于代表非特异性、机体免疫系统过度激活的自身免疫反应提高了机体抗肿瘤效应所致。有研究统计了154例马萨诸塞州总医院2008年3月~2013年12月期间使用CTLA-4单抗治疗的转移性黑色素瘤患者垂体炎的发生与总体生存期的关系，其中17例患者（11%）被诊断为ICIs相关垂体炎，其中位生存期为19.4个月，而未发生垂体炎患者的中位生存期为8.8个月。在ICIs治疗过程中，irAEs的发生可能是预测治疗反应的积极因素，自我免疫耐受程度降低到能触发irAEs时，免疫系统识别和破坏肿瘤细胞的能力也相应增强，但具体机制有待进一步研究。

（和　洁　柯亭羽）

### 第四节　自身免疫性糖尿病和酮症酸中毒

随着临床ICIs的广泛应用，免疫检查点抑制剂诱导的糖尿病（immune checkpoint inhibitor-induced diabetes mellitus, ICI-DM）越来越多，容易进展为DKA，进而严重威胁患者生命安全。因而对于ICIs诱发的DM，临床医生需要重视并密切关注。

## 一、发生率

ICI-DM 是相对少见的 irAE，按照发病机制分类，ICI-DM 为 1 型糖尿病（T1DM）。目前缺乏大规模的病例队列研究，已报道的 ICI-DM 发病率在 0.2%~2%。而随着 ICIs 的广泛使用，医生监测意识的提高，这一比例有增高趋势。ICI-DM 的特点是胰岛 β 细胞迅速破坏，最早可发生在 ICIs 治疗后 5 天，最晚为 22 个月，有时甚至在 ICIs 停药后发生。研究发现接受 PD-1/PD-L1 单抗和 CTLA-4 单抗联合治疗的患者 ICI-DM 的发生率更高且发病时间更短，其次为 PD-1/PD-L1 单抗，CTLA-4 单抗相关糖尿病偶有报道。既往使用免疫抑制药物与 ICI-DM 发生率较低相关，但其部分保护作用可能是由于死亡率增加。ICI-DM 的发生不会显著影响患者的生存。

## 二、危险因素

在接受 ICIs 治疗的患者中，ICI-DM 对患者生存的影响尚不清楚。通过相关危险因素筛选出可能由 ICIs 治疗引起糖尿病的高危人群，可以预防或降低 ICI-DM 的发生，避免患者病情加重。目前相关指南中并未明确指出潜在的预测因子及有效预防手段。根据现有研究报道总结出 ICI-DM 的风险与 ICIs 治疗的类型、自身免疫机制、遗传学特征等相关。这些因素可能有助于指导患者的风险评估和筛查。

### （一）ICIs 治疗的类型

ICI-DM 主要发生在使用 PD-1/PD-L1 单抗的患者中，而使用 CTLA-4 单抗的患者则不易出现高血糖和糖尿病。

### （二）自身免疫机制

胰岛自身抗体是胰岛 β 细胞遭受免疫破坏可靠的生物学标志，但胰岛自身抗体和 ICI-DM 的关系尚不清楚。约一半的 ICI-DM 出现胰岛自身抗体阳性，阳性率最高的为谷氨酸脱羧酶抗体（glutamic acid decarboxylase antibody, GAD-Ab），因此，GAD-Ab 可作为一线筛查指标；如 GAD-Ab 阴性，可再筛查其他胰岛自身抗体如蛋白酪氨酸磷酸酶抗体（protein tyrosine phosphatase antibody, IA-2A），胰岛素自身抗体（insulin autoantibody, IAA），锌转运体 8 抗体（zinc transporter 8 antibody, Zn T8A）和胰岛细胞抗体（islet cell antibody, ICA）。目前抗体检测对治疗和预测转归的应用价值尚不明确，抗体阳性和抗体阴性可能代表不同的病理生理过程。与 GAD-Ab 阴性的患者相比，GAD-Ab 阳性的患者在接受 ICIs 治疗后发生 ICI-DM 的时间似乎更短。

### （三）遗传学特征

人类白细胞抗原（HLA）基因是 T1DM 最重要的遗传易感性基因。ICI-DM 患者中最多见的 HLA 基因型是 *HLA-DR4*（76%），但由于目前仅有少数研究进行 HLA 分型，未来还需要大规模的研究进一步评估 HLA 基因以及其他的遗传风险因素与 ICI-DM 的关联性。此外部分遗传学研究表明，CTLA-4、PD-1、PD-L1 基因单核苷酸多态性（SNP）与 T1DM 显著相关。但是这些 SNP 是否参与 ICIs 引起的糖尿病尚待研究。

### 三、发病机制

目前 ICI-DM 的具体发生机制和影响因素还在探索中，可能的发生机制是 ICIs 启动胰岛抗原特异性 CD8$^+$T 淋巴细胞浸润增加，淋巴细胞毒效应增强，破坏胰岛 β 细胞，胰岛素分泌减少或完全缺乏。有研究检测了 4 例经 PD-1 单抗治疗后新发 T1DM 患者外周血中抗原特异性 CD8$^+$T 淋巴细胞，发现其中 2 例患者的胰岛抗原特异 CD8$^+$T 淋巴细胞增加。有研究发现 1 例 ICI-DM 患者的胰腺中胰岛 β 细胞残存量非常少，T 淋巴细胞浸润明显，且多为 CD8$^+$T 淋巴细胞，该研究是自身免疫机制参与 ICI-DM 的有力证据。与经典 T1DM 相比，ICI-DM 患者残存 β 细胞似乎更少，因此推测与经典 T1DM 相比，ICI-DM 患者胰岛 β 细胞可能受到更为彻底的损伤。

ICI-DM 为一种炎症性疾病，由 ICIs 介导的多种因素对胰岛的破坏造成。免疫应答过程被激活后，调控炎性细胞信号转导，激活下游炎症反应，使巨噬细胞、T 淋巴细胞、B 淋巴细胞等浸润内脏组织，诱发胰岛的炎症，最终引起胰岛 β 细胞的功能缺陷，出现 ICI-DM。因此，ICIs 可能通过激活体内的细胞免疫，引起胰岛细胞损伤从而形成 ICI-DM，但详细机制仍有待进一步研究证实。

### 四、病理改变

在 ICI-DM 患者胰脏中，分泌胰岛素的胰岛 β 细胞明显减少，胰岛 β 细胞附近、胰岛内和周围，以及包括外分泌区域在内的整个胰腺都被 T 淋巴细胞浸润。这表明，使用 ICIs 后被激活的 T 淋巴细胞可能通过攻击 β 细胞，造成了 β 细胞数量减少，从而引发 T1DM。影像学上可见 ICI-DM 患者出现明显胰腺萎缩，但无临床胰腺外分泌功能不全。

### 五、临床表现

有的患者临床症状不明显，检测时偶然发现高血糖，严重者可发生 DKA。多数患者急性起病，不及时治疗患者会在短时间内出现多饮、多尿、多食和体重下降甚至 DKA，当出现这些临床症状时表明 80%~95% 胰岛 β 细胞已发生不可逆损坏且起病时 C 肽水平低或检测不出，几乎无残存的胰岛功能，需要依赖胰岛素治疗；在急性诊断期后数天至数个月内出现胰岛素依赖，胰岛功能衰竭，胰岛损伤几乎不可逆且类固醇激素治疗不能逆转 β 细胞功能障碍；ICI-DM 易合并其他内分泌腺体受损，包括甲状腺、垂体、肾上腺等，其中甲状腺腺体损伤发生率较高。

### 六、检验及检查

在开始 ICIs 治疗前，推荐患者检测血糖指标（空腹葡萄糖、糖化血红蛋白），C 肽是评估胰岛 β 细胞功能的有用指标，可以区分胰岛素充足和胰岛素不足的糖尿病患者。因此，临床工作中怀疑 ICI-DM 的患者，应及时完善 C 肽检测，有助于了解患者胰岛功能。在大多数 ICI-DM 患者中糖化血红蛋白不升高。在 ICI-DM 病例中，几乎所有病例中 C 肽值都很低，这与内源性胰岛素分泌的显著损害一致。所以 ICI-DM 患者应评估胰岛功能、糖化血红蛋白，有条件者应进行胰岛自身抗体检测（如谷氨酸脱羧酶-65 抗体，胰岛素抗体、抗胰岛细胞抗体等），根据检查结果综合判断指导治疗方案的制订。

## 七、诊断

若患者使用 ICIs 前血糖正常，ICIs 治疗后满足以下三条之一时可诊断为 ICI-DM：①典型糖尿病症状（高血糖所导致的烦渴、多饮、多尿、体重减轻）或皮肤瘙痒、视力模糊等急性代谢紊乱的临床表现，并且随机血糖≥11.1mmol/L；②空腹血糖（FPG）≥7.0mmol/L；③75g 葡萄糖负荷后 2 小时血糖≥11.1mmol/L。鉴于 ICIs 相关性糖尿病病情发展较快，在工作中发现显著高血糖或仅糖化血红蛋白轻度升高并且有使用 ICIs 相关药物史者，应高度警惕 ICI-DM。根据血糖水平进行病情分级，一般分为 4 级（表 5-4）。

### 表 5-4　血糖水平分级

| 等级 | CTCAE V5.0 的描述 | 空腹血糖 | 糖尿病治疗 | 是否停用 ICIs |
|---|---|---|---|---|
| 1 级 | 无症状或轻度症状，没有酮症或自身免疫性糖尿病的证据 | 大于正常上限，但小于 8.9mmol/L | 部分可启用口服药治疗，若有血糖急性升高或考虑酮症应及时启用胰岛素治疗 | 否 |
| 2 级 | 中度症状，能够进行日常活动，有酮症或自身免疫性糖尿病的证据 | 8.9~13.9mmol/L | 内分泌门诊评估，可调整口服药物剂量或添加胰岛素治疗；无法进行早期门诊评估或存在 DKA 迹象，请优先使用胰岛素 | 暂停 ICIs 治疗直到血糖得到控制 |
| 3 级 | 有严重症状，有医学上重大后果或生命危险，无法进行日常活动 | 13.9~27.8mmol/L | 及时启用胰岛素，住院治疗，进行内分泌科会诊 | 暂停 ICIs 治疗直到血糖得到控制 |
| 4 级 | 有严重症状，有医学上重大后果或生命危险，无法进行日常活动，危及生命 | 大于 27.8mmol/L | 及时启用胰岛素，住院治疗，紧急进行内分泌科会诊 | 暂停 ICIs 治疗直到血糖得到控制 |

## 八、治疗

### （一）胰岛素

胰岛 β 细胞功能损伤往往是不可逆的，胰岛素替代治疗是首选的治疗方案。除部分 1~2 级患者外，均建议每日多次胰岛素注射。1~2 级患者可口服降糖药物，若有血糖急性升高或考虑酮症者应及时启用胰岛素。

糖皮质激素不能预防或治疗该病。目前有报道尝试使用糖皮质激素逆转 ICIs 相关糖尿病，但均未成功。故所有指南均不推荐糖皮质激素用于治疗 ICI-DM。如果患者因为其他不良事件需要使用高剂量糖皮质激素治疗，应当对其加强血糖水平的监测。在既往研究病例中，及时发现高血糖并应用胰岛素治疗可防止病情进展为 DKA。

### （二）考虑停用免疫检查点抑制剂治疗

ICI-DM 的发生对患者生存率影响的报道存在异质性，目前尚缺乏大型前瞻性研究的证据，尚无患者因 ICIs 治疗诱发糖尿病死亡的报道。因此，ICI-DM 是否停用 ICIs 治疗，主要依据患者的临床表现、血糖升高程度、是否合并 DKA 等综合判断。关于是否停用 ICIs 治疗，推荐当不良事件级别为 1 级（无症状或症状轻微；FPG＞8.9mmol/L；无酮症或 T1DM 的证据）时可继续使用 ICIs 治疗，并密切随访及进行实验室检查评估。若病情进一步加重，则需要停用 ICIs 直至血糖控制良好。

### （三）定期随访

ICIs 相关糖尿病通常是永久性的，因此 ICIs 治疗停止后也应继续糖尿病的治疗和随访，建议每个治疗周期开始前 2~3 周进行血糖监测，治疗结束后每隔 3~6 周进行血糖监测，每 3 个月监测 1 次糖化血红蛋白；每次就诊时应询问症状性和无症状性低血糖，对于无症状低血糖或出现过 1 次或多次严重低血糖的患者，应重新评估其治疗方案；定期对患者及其家属进行预防 DKA 的健康教育，包括监测血糖、及时调整胰岛素剂量的重要性；定期评估糖尿病微血管及大血管并发症；随访期间应加强患者自身管理并对患者提供专业的糖尿病教育。

### （四）其他

DKA 患者治疗还包括纠正脱水、高血糖及电解质紊乱等。除临床药物治疗外，对患者进行饮食、生活方式及血糖监测的宣教也非常重要。虽然 ICI-DM 的发病率较低，但 DKA 和胰腺炎的发生可能危及生命，因此早期患者教育及通过症状和血糖筛查早期发现可能发生的 ICI-DM 非常重要。

## 九、鉴别诊断

### （一）暴发性 1 型糖尿病

暴发性 T1DM 表现为伴有 DKA 的高血糖迅速发作，多数检测不到胰岛素相关抗体，但 ICI-DM 可有 5% 的患者检测出胰岛素抗体阳性，且暴发性 T1DM 患者多有血清胰酶升高，而 ICI-DM 血清胰酶一般不升高。

### （二）2 型糖尿病

2 型糖尿病（type 2 diabetes mellitus, T2DM）是一种遗传和环境相互作用所致的代谢性疾病，由不同程度胰岛素抵抗及胰岛素相对不足引起血糖升高。而 ICI-DM 多有肿瘤病史，且有明确的 ICIs 用药史，常常在 ICIs 使用后血糖升高。C 肽水平的高低有助于鉴别 T2DM 与 ICI-DM。

### （三）应激性糖尿病

出现脑出血、麻醉、大量消化道出血、骨折、手术等应激情况时，血糖呈暂时性升高，部分甚至发展成糖尿病，可于随访中加以鉴别。

### （四）其他因素引起的高血糖

除肿瘤、抗肿瘤治疗之外的其他因素也可能会导致血糖升高，如高糖饮食、药物损伤、肝功能异常、胰腺损伤、类固醇性高血糖等。可通过调查饮食习惯、药物使用情况来排除生活习惯和药物性因素的影响；可通过实验室检查排查胰腺病变、肝硬化、肝炎等引起的高血糖。类固醇性高血糖/糖尿病还可能伴有满月脸、向心性肥胖、高血压等症状。

### 十、小结

ICI-DM 是 ICIs 治疗中罕见但严重的副作用,接受 PD-1 单抗、PD-L1 单抗或 CTLA-4 单抗治疗的患者治疗前后应密切监测血糖、糖化血红蛋白等糖尿病相关指标,对于采用 CTLA-4 单抗联合 PD-1 单抗或 PD-L1 单抗治疗的患者更应警惕 ICI-DM 的发生。针对接受 ICI-DM 治疗的患者,复查过程中需关注糖尿病相关指标的监测,及时筛查 ICI-DM,尽早给予胰岛素治疗。ICI-DM 通常是永久性的,因此 ICIs 治疗停止后也应继续糖尿病的治疗和随访。

(柯亭羽　杨　阳)

## 第五节　性腺功能减退症

ICIs 所致的性腺功能减退症并不常见,目前鲜有关于免疫治疗相关的性腺功能减退症的文献报道,主要有以下原因:其一,目前 ICIs 在儿童人群(<18 岁)中的安全性和有效性尚不明确,因此接受 ICIs 治疗的恶性肿瘤患者均是已性成熟的成年人。对于该人群而言,即使出现性腺功能减退症或性腺毒性,也并不会影响总生存,故而患者很少由于单纯的 ICIs 相关性腺功能减退症来就诊。其二,接受 ICIs 治疗的肿瘤患者绝大多数没有生育需求或已错过最佳生育时期,故而医患双方都较少关注生育力的保存。然而,仍有一部分人群对生育确有需求。对于身患恶性肿瘤的年轻患者以及由于职业、文化、社会等因素推迟生育的肿瘤患者而言,如何在抗肿瘤治疗过程中保留该人群生育能力的问题亟待解决。恶性肿瘤患者不孕不育的风险根据患者治疗时的年龄、原发肿瘤的并发症和系统治疗的类型而有所不同,免疫治疗对患者性腺功能的影响尚无定论。另外,由于 ICIs 临床应用时间较短,因此有关其性腺毒性的影响缺乏长期研究和具体数据。

### 一、损伤机制

ICIs 所致的性腺功能减退症主要有两方面因素:一是其对性腺的直接影响,二是由于 irAEs 引起的其他内分泌功能失调。

PD-1 和 PD-L1 在卵巢和睾丸中的表达水平很低;然而,由于缺乏关于生育的临床前数据,不能排除 ICIs 对生育的负面影响,例如精子形成等。CTLA-4 单抗、PD-1 单抗和 PD-L1 单抗可能对卵子和精子发生产生直接影响。伊匹木单抗的临床前动物研究发现,该药物能够与雌猴卵巢结缔组织结合,而且雄猴的睾丸重量也有不同程度的下降。然而对猴卵巢和睾丸进行组织学检查后,却并没有发现卵巢和精子的组织病理学变化。在帕博利珠单抗的临床前动物实验中,该药物在使用 1 个月和 6 个月时对雌性和雄性生殖器官没有产生显著的影响;纳武利尤单抗和度伐利尤单抗也有类似的结果。在阿替利珠单抗动物研究中发现其对雌性生殖功能的影响,每周给雌猴注射最高剂量的阿替利珠单抗,会导致月经周期不规律,并导致卵巢中新形成的黄体减少。然而,仅从动物实验来阐释 ICIs 所致的性腺功能减退症有一定局限性:其一,这些研究中的大多数动物都没有性成熟;其二,尽管非人类灵长类动物的月经周期和精子成熟周期与人类相似,但 ICIs 作为人源化的单克隆抗体,其对人类性腺功能的影响仍然与对非人类灵长类动物的影响有所不同。

PD-1 单抗可导致自身免疫性睾丸炎,损伤生殖上皮和生精功能受损,造成血液睾丸屏障功能障碍。然而,关于 ICIs 治疗对精子发生影响的临床报道很少。同时也有接受帕博利珠单抗或纳武利尤单抗联合伊匹木单抗后出现急性睾丸炎的病案报道。约翰霍普金斯大学的一项回顾性研究发现，在曾接受 ICIs 治疗的患者睾丸活检组织中，只有七分之一的患者精子发生正常。这一发现可能表明 PD-1 单抗治疗可能会导致男性生育障碍。另有一项针对 60 岁以下、曾经或正在接受 ICIs 治疗的男性皮肤恶性肿瘤患者的小型横断面研究，调查了男性的生育能力，结果显示：所有患者性功能均正常，其中 82% 的患者精液分析正常，精液分析异常的患者中，1 例出现无症状的炎性浸润性精液，随后出现无精子症，这可能与免疫治疗相关。

其他 irAEs 内分泌功能失调也会引起性腺功能减退症。据报道，常见的 irAEs 内分泌并发症包括甲状腺功能障碍、垂体炎等。其中，甲状腺功能障碍占 PD-1 单抗和 PD-L1 单抗并发症的 6%，在 CTLA-4 单抗中占 15%。垂体炎的发病率在使用 PD-1 单抗和 PD-L1 单抗治疗中从 <1% 到 3% 不等，使用 CTLA-4 单抗治疗则高达 11%。垂体在卵巢和睾丸的调节中起着至关重要的作用，垂体 - 性腺轴的阻断可能会导致严重的后果，如过早绝经和睾酮水平低下，进而导致勃起功能障碍和精子生成减少。

此外，还应考虑其他影响生育力的因素，包括原发恶性肿瘤继发的免疫并发症，例如淋巴瘤引起的抗磷脂综合征，以及在孕妇中使用安全性数据有限的支持性治疗（如聚乙二醇酯）。此外，ICIs 的受体占有率从 3 周到 30 个月不等，这表明对生育的影响可能是长期的，患者需要在完成治疗后进行多个月的跟踪。

## 二、诊断与鉴别诊断

全面了解患者生活史、既往病史和其他可能的相关因素，若患者在 ICIs 治疗期间出现无法解释的月经紊乱、精液分析异常等，须考虑性腺功能减退症的可能，但需排除由垂体、肾上腺、甲状腺等其他内分泌功能紊乱所致。如果其他内分泌器官的 irAEs 诊断成立，则应按照相应疾病诊治。若男性患者出现睾丸疼痛，应与睾丸炎及附睾炎进行鉴别，可予患者行血常规、急性感染 3 项［C 反应蛋白（CRP）、白细胞介素 -6（interleukin-6, IL-6）、降钙素原］、尿常规、尿培养检查以明确诊断，若确诊为睾丸附睾炎，可予经验性抗生素抗感染治疗。同时男性睾丸扭转也可产生睾丸疼痛，予患者完善阴囊睾丸的超声检查可以协助诊断，一旦确诊为睾丸扭转则应及时与泌尿外科医生联系进行急诊手术治疗。若接受 ICIs 治疗的患者有生育需求，则应在接受治疗前完善相应激素水平的基线检验及器官检查。

## 三、治疗

对于有生育需求的恶性肿瘤育龄患者，在开展免疫治疗及其他肿瘤治疗方案前，应考虑行适当的生殖咨询。不仅要让患者对肿瘤治疗相关的性腺毒性有所了解，还应让这些育龄患者及配偶到生殖医学专科就诊，必要时需要采取辅助生殖技术。需要在接受 ICIs 治疗前对男女双方激素基线水平进行全面评估，同时完善性腺器官的超声或其他影像学或侵入性组织学检查。对女性患者，抗米勒管激素（anti-Müllerian hormone, AMH）是评估卵巢储备的最佳血清参数；对男性患者，接受肿瘤系统治疗前应完善精液分析。免疫治疗过程中性腺功能减退症若伴随其他免疫相关的内分泌障碍，譬如垂体炎、甲状腺炎、肾上腺炎和 T1DM，应参照相应的内分泌 irAEs 治疗方案处理。特别需要注意的是，在活动性垂体炎期间，应避免怀孕。不伴有其他内分泌 irAEs 的性腺功能减退症，应暂停或永久性终止使用 ICIs，必要时亦需要激素治疗。在恶性肿瘤的系统性治疗过程中若出现性腺毒性反应，可考虑使用促性腺激素释放激素激动剂。美国国家综合癌症网络（national comprehensive cancer network, NCCN）的指南建议，育龄患者在免疫治疗期间和之后至少 5 个月内应采取有效的避孕措施。大多数临床试验还要求，育龄患者在最后一次接受 PD-1 单抗或 PD-L1 单抗药物治疗后 6 个月内，至少采取两种避孕方法。确有生育要求的患者，亦可在接受恶性肿瘤系统治疗前至专门生殖医学机构进行卵子（未受精或受精）/卵巢组织或精子的冷冻保存。

对于妊娠患者，目前尚无孕妇使用 ICIs 相关报道。通过保持母体对胎儿的免疫耐受来维持妊娠是 PD-1/PD-L1 通路的主要功能之一。动物试验也证明，有效阻断妊娠啮齿类动物模型的该信号通路可能增加流产和死胎的风险。因此，妊娠期间应避免使用 PD-1/PD-L1 单抗。

### 四、预后

性腺功能减退症一般不会有预后严重不良的情况。暂停或终止 ICIs 治疗 5~6 个月后，性腺功能水平大多恢复正常。许多学者对 ICIs 对受孕的影响持乐观态度，但目前仍然缺乏大样本的长期研究数据。

### 五、对肿瘤免疫治疗的影响

肿瘤 ICIs 相关的性腺功能减退症较为少见。即使出现了该类并发症，由于其往往不对患者总生存造成影响，故而患者很少因此终止肿瘤免疫治疗。若患者确有生育需求，一般可待免疫治疗周期结束后再至专科评估。

（王　佳　柯亭羽）

## 第六节　甲状旁腺功能障碍

甲状旁腺激素（parathyroid hormone, PTH）可以刺激骨吸收，促进钙二醇转化为钙三醇，从而增加胃肠道对钙的吸收及肾脏对钙的重吸收。由于血钙重要的生理作用，血清钙离子受到严格的调控，甲状旁腺细胞上高度表达的钙敏感受体（calcium sensing receptor, CaSR）可监测钙离子的变化。钙离子的降低会激活 CaSR，并在几分钟内触发 PTH 快速释放，从而使血钙恢复到基线。ICIs 导致的甲状旁腺功能障碍非常罕见，目前已有的个案报道提示其与 PD-1 单抗以及 PD-1 单抗与 CTLA-4 单抗的联合治疗有关。

### 一、损伤机制

目前针对接受 ICIs 治疗后所致的甲状旁腺功能减退症（hypoparathyroidism, HP）的免疫学病因并没有确切的结论。大多数学者认为 ICIs 所致的 HP 与自身免疫有关。接受 ICIs 治疗后的患者，其体内检测到 CaSR 刺激抗体，与 CaSR 结合，使 CaSR 表达水平增加，进而抑制了甲状旁腺激素的分泌，导致甲状旁腺功能减退。同时这些学者也提出免疫介导损伤相关的甲状旁腺炎症以及 T 淋巴细胞在甲状旁腺的局部浸润同样参与了 ICIs 治疗后 HP 的发生。值得注意的是，在极少的 ICIs 导致的 HP 的个案报道中，患者接受了 PD-1 单抗或 CTLA-4 单抗或二者的联合治疗，提示 PD-1 单抗、CTLA-4 单抗或许与 ICIs 导致的 HP 具有相关性，但其潜在的致病机制尚待进一步的探讨。

## 二、诊断

HP 的症状通常与低钙血症有关，主要表现为神经肌肉兴奋性的改变。患者可能出现手指、脚趾、嘴唇的刺痛、麻木、痉挛，严重时可致共济失调、意识模糊或癫痫发作。

当患者出现低钙血症的临床表现或血电解质检测提示低钙血症时，我们应警惕患者可能患有 HP。在存在低钙血症的情况下，甲状旁腺激素水平如果降低或正常，同时维生素 D [25-(OH)$D_3$ 及 1,25-(OH)$_2$$D_3$]、血镁、血磷酸盐以及 24 小时尿钙排泄正常，则应高度怀疑 ICIs 所致的 HP。

## 三、鉴别诊断

ICIs 治疗后引起的 HP 主要需与其他导致低钙血症的疾病相鉴别。如肿瘤溶解综合征，因肿瘤细胞在短期内大量坏死，导致肿瘤细胞内的代谢产物释放，常伴有高尿酸、高钾、高磷酸盐及急性肾衰竭表现。其他可以导致低钙血症的病因还包括：原发性 HP，常表现为低钙血症，伴有高磷血症，以及尿钙的减少；维生素 D 缺乏、代谢异常或维生素 D 抵抗，均表现出降低的血钙及升高的 PTH；肾功能不全的患者，在低钙血症的同时，PTH 往往是升高的。

## 四、治疗

治疗参考原发性 HP，包括静脉注射或口服钙剂，并补充维生素 D。通常对于 ICIs 治疗导致的 HP，钙剂和维生素 D 的剂量应适当增加。治疗目标：将血钙升至正常低值，或略低于正常低值，纠正临床症状及并发症，同时避免治疗导致的高钙血症和高钙尿症。

## 五、预后

ICIs 治疗后所致的 HP 极其罕见，目前已有的病历报道均未观察到甲状旁腺功能的恢复，因此提示 ICIs 治疗所致的 HP 或许是永久性的，患者或需终身接受药物治疗。

## 六、对肿瘤免疫治疗的影响

严重低钙血症会对患者的生命造成威胁，因此当患者在接受 ICIs 治疗后出现严重的、难以纠正的低钙血症时，需要停止 ICIs 治疗，以免病情加重。绝大部分患者，经过补钙及对血钙变化的密切监测，可以继续 ICIs 治疗。

（王　佳　柯亭羽）

# 第六章

# 消化系统不良事件

消化系统所包含的胃肠道、肝脏、胰腺作为人体重要的消化吸收器官、代谢解毒器官、分泌消化腺体，同时也是免疫相关的人体脏器。免疫检查点抑制剂（ICIs）治疗相关的不良事件常常会累及消化系统，产生如腹泻、结肠炎等胃肠道不良事件、免疫治疗介导的肝脏不良事件以及免疫治疗相关的胰腺炎。本章将分别对 ICIs 治疗所引起的胃肠道、肝脏、胰腺不良事件的发生率及危险因素、临床表现与分级、检验及检查、治疗逐一进行阐述，以帮助医生在临床工作中更好地识别和管理 ICIs 治疗相关的消化系统不良事件。

## 第一节　胃肠不良事件

ICIs 导致的胃肠道毒性（gastrointestinal toxicity, GIT）大部分是免疫相关不良事件（irAEs）。免疫治疗相关 GIT 主要表现有下消化道不良事件如腹泻、结肠/小肠炎的发生率高达 30%~50%，上消化道不良事件如恶心、呕吐的发生率约 36%，其他罕见不良事件有肠梗阻、胃炎等，仅见个案报道。3~4 级免疫治疗相关 GIT 是免疫治疗中断的最常见原因。不同免疫治疗模式的不良事件发生率也有所差异，当细胞毒性 T 淋巴细胞相关抗原 4（CTLA-4）单抗与程序性死亡受体 1（PD-1）单抗联合使用时，结肠炎发生率显著升高。GIT 对患者体力状态及后续治疗影响较大，临床医生需时刻警惕胃肠道不良事件，并根据严重程度进行积极处理，掌握其诊断、鉴别诊断以及治疗原则，进而对免疫治疗患者进行更好的管理。

### 一、发生率及危险因素

#### （一）发生率

ICIs 治疗后常见的胃肠道反应是腹泻和结肠炎。根据现有研究，CTLA-4 单抗的胃肠道不良事件发生风险远高于程序性死亡受体 1/程序性死亡受体配体 1（PD-1/PD-L1）单抗，并且可发生于治疗过程的任意时间，或者治疗结束后数月；PD-1/PD-L1 单抗的胃肠道不良事件发生的中位时间为开始用药后 3 个月。据报道，使用 CTLA-4 单抗——伊匹木单抗治疗的患者，腹泻和结肠炎发病率分别约为 30% 和 40%，其中结肠炎主要累及降结肠。胃肠道不良事件也可表现为无结肠病变的肠炎或导致小肠梗阻等。一项 meta 分析表明，接受 PD-1/PD-L1 单抗治疗的患者腹泻发生率为 9.47%（≥3 级，0.59%）；结肠炎发生率为 1.24%（≥3 级，0.41%）。由于腹泻可能是结肠炎的症状，结肠炎的发病率更具有临床意义。接受 PD-1 单抗纳武利尤单抗或帕博利珠单抗的 3~4 级胃肠道不良事件的比例为 1%~2%。CTLA-4 单抗与 PD-1/PD-L1 单抗的联合使用会增加胃肠道不良事件的发生风险，并可导致发生时间提前。当 CTLA-4 单抗与 PD-1 单抗联合使用时结肠炎的发生率显著升高，可高达 54%。瑞拉利单抗是一种淋巴细胞活化基因 3（LAG-3）阻断剂，通过与 T 淋巴细胞上的 LAG-3 结合而恢复 T 淋巴细胞功能。瑞拉利单抗联合纳武利尤单抗治疗转移性或不可切除黑色素瘤时腹泻和结肠炎发病率为 6.8%。在使用国产的 PD-1 单抗如卡瑞利珠单抗、信迪利单抗、替雷利珠单抗和特瑞普利单抗治疗转移性或不可切除黑色素瘤后腹泻/结肠炎的发生率均在 1% 左右，在接受卡瑞利珠单抗治疗后腹泻或结肠炎的发生率相对较高（1.8%）。另一方面，非特异性上消化道不良事件可以作为一种孤立的症状出现，也常与下消化道不良事件并存，常见的症状有腹痛（83%）和恶心呕吐（36%）。而肠梗阻作为免疫治疗相关胃肠道不良事件的罕见表现，严重时可发生肠穿孔，甚至危及生命。除此之外，还观察到其他很少见的上消化道 irAEs，例如胃炎、十二指肠炎和食管炎等。

### （二）危险因素

通过寻找危险因素筛选严重免疫治疗相关 GIT 的高危人群，从而预防胃肠道不良事件，可降低治疗风险，保证治疗顺利进行。目前相关指南中并未明确指出相关预测因子及有效预防手段。有研究报道称以下潜在预测腹泻和结肠炎的相关因素。

1. 自身免疫性疾病病史　胃肠道自身免疫性疾病史（尤其是炎症性肠病）的极少数病例中表现出 ICIs 治疗相关 GIT 的暴发。

2. 非甾体抗炎药的使用　在接受 CTLA-4 单抗治疗前使用过非甾体抗炎药（nonsteroidal anti-inflammatory drugs, NSAIDs）也会增加结肠炎的风险。因此，对于使用 CTLA-4 单抗治疗的患者，若合并轻中度疼痛或发热，或许可以考虑减少或避免 NSAIDs 的使用，以降低 GIT 的发生风险。

3. 药物剂量　有研究发现，接受高剂量伊匹木单抗治疗的黑色素瘤患者腹泻的发生率和严重性较低剂量有所增高。消化道 irAEs 的发生率随伊匹木单抗的治疗剂量增加而升高，提示胃肠道不良事件可能具有剂量依赖性。

4. 肠道菌群　肠道菌群可能影响结肠炎的发展，一项前瞻性的临床研究表明，基线水平富含粪杆菌属和其他厚壁菌门肠道菌群的患者在接受伊匹木单抗治疗后更易发生免疫治疗诱导的结肠炎。这可能是因为肠道细菌的多胺转运系统和维生素 B 族生物合成的缺乏导致了炎症风险的增加。

5. 其他　CTLA-4 等位基因遗传多态性也可能会增加 ICIs 治疗后 GIT 的风险。

## 二、临床表现与分级

### （一）腹泻、结肠炎

消化道 irAE 以腹泻和结肠炎最为常见，发作中位时间为开始用药后 5～10 周。临床表现可伴有发热、腹痛、肠痉挛、里急后重、血便、黏液便及夜间排便等。腹泻可单独或伴随结肠炎而存在，单独腹泻也可能预示将发生结肠炎。根据《常见不良事件评价标准》（CTCAE）5.0 版（CTCAE V5.0），随严重程度的增加可把腹泻和结肠炎分为 5 个等级，临床表现 3 级及以上为重度腹泻、结肠炎（表 6-1）。

在不同治疗方案中腹泻的发生率有所不同。在接受 CTLA-4 单抗和 PD-1/PD-L1 单抗联合治疗的患者中发生率为 44%（≥3 级，10%）；在接受 CTLA-4 单抗治疗的患者中发生率为 36%（≥3 级，8%）；在接受 PD-1/PD-L1 单抗治疗的患者中发生率为 11%（≥3 级，1%）。而结肠炎以腹泻作为其常见症状，它在联合使用 ICIs 的患者中发生率为 16%（≥3 级，1%）；在使用 CTLA-4 单抗的患

表 6-1　腹泻和结肠炎分级

| 分级 | 腹泻 | 结肠炎 |
| --- | --- | --- |
| 1 级 | 轻微，相比基线每天最多有 4 次排便或轻微高于基线的造瘘口排便 | 无症状，仅为临床或诊断所见 |
| 2 级 | 中度，每天超过基线 4~6 次排便，或者造瘘口排便中度增加，借助于工具的日常生活活动受限 | 腹痛，黏液便或血便 |
| 3 级 | 重度，每天超过基线 6 次排便，需要住院治疗，与基线相比造瘘口排便重度增加，自理性日常生活活动受限 | 剧烈腹痛，发热，腹膜刺激征阳性 |
| 4 级 | 危及生命，需要紧急干预治疗 | 危及生命，需要紧急干预治疗 |
| 5 级 | 死亡 | 死亡 |

者中发生率为 8%（≥3 级，5%）；使用 PD-1/PD-L1 单抗的患者中发生率为 1%（≥3 级，1%）。严重的腹泻可能导致肠穿孔危及生命，患者可表现为急腹症。重度的结肠炎干扰日常生活，导致血流动力学不稳定及其他合并症，需要住院治疗，因此需警惕患者的其他症状。例如，大多数时候结肠炎表现为腹泻，若并发肠穿孔，腹痛可作为唯一症状。既往有案例报道，使用 PD-1 单抗治疗后出现小肠穿孔所致的严重急性腹痛，而 PD-1 单抗联用 CTLA-4 单抗治疗时，可出现继发于弥漫性溃疡性结肠炎的出血性休克。此时需积极查体及完善检查以鉴别诊断。

除此之外，腹泻还会导致许多其他并发症，包括肠缺血、肠坏死、消化道出血和中毒性巨结肠。因此，腹泻值得密切监测。严重的腹泻在临床上值得重视，其发生可能提示结肠炎。

### （二）恶心及呕吐

恶心（有时伴有呕吐）是一种相对常见的 ICIs 相关 irAE，在接受免疫治疗的患者中，使用 PD-1/PD-L1 单抗的发生率为 12%，CTLA-4 单抗为 19%，而在两者联合治疗者中发生率达 25%。根据 *CTCAE V5.0*，可将恶心分为 3 个等级、呕吐分为 4 个等级（表 6-2）。

表 6-2　恶心和呕吐分级

| 分级 | 恶心 | 呕吐 |
| --- | --- | --- |
| 1 级 | 食欲下降 | 不需要进行干预 |
| 2 级 | 经口摄入减少而体重没有明显下降 | 需要静脉补液 |
| 3 级 | 经口摄入不足、需要鼻饲或肠外营养 | 需要鼻饲、肠外营养或住院治疗 |
| 4 级 |  | 危及生命需要紧急治疗 |

尽管恶心发生率较高，但 ≥3 级的恶心很少见，发生率为 0~2%。虽然单一的恶心或呕吐通常并不严重，但要注意与其他需干预的疾病相鉴别，例如感染、胃肠道转移、内分泌疾病或其他 irAEs。

### （三）肠梗阻

肠梗阻是免疫治疗相关胃肠不良事件的罕见表现，可进一步导致肠穿孔，危及生命。全球研究报道过 188 例ⅢB/Ⅳ期 NSCLC 患者经纳武利尤单抗治疗后，2 例结肠炎的患者发生肠穿孔并最终死亡。在接受伊匹木单抗治疗的黑色素瘤患者中 1.0%~1.5% 的患者发生结肠穿孔，在肾癌中该比例上升至 6.6%。有个案报道，纳武利尤单抗在治疗晚期非小细胞肺癌（NSCLC）的过程中，患者出现了严重的腹痛并伴有尖锐、弥漫性的腹部压痛，同时有呕吐和血压下降的症状，经排除性诊断，明确为免疫治疗所致的小肠梗阻合并肠穿孔。也有报道 PD-L1 单抗——阿替利珠单抗联合依托泊苷和卡铂治疗晚期小细胞肺癌时，患者出现腹胀、腹泻、便秘的症状，最终考虑免疫治疗相关的肠梗阻。

### （四）胃炎

胃炎是很罕见的免疫治疗相关胃肠不良事件，仅见个案报道。截至目前见文献报道仅 10 余例。患者可能因免疫治疗相关胃炎急诊就诊。临床表现为严重腹痛，可伴有恶心、呕吐及上腹部压痛。

## 三、检验及检查

### （一）腹泻、结肠炎

结肠炎可以通过症状进行诊断，需重视的相关症状包括疼痛和便血。根据症状分级进行相应的诊断检查，具体如下：

1. 1 级腹泻、结肠炎　检查应包括全血细胞计数（complete blood count, CBC）、综合代谢组套（comprehensive metabolic panel, CMP）（生化及电解质）和粪便乳铁蛋白；还包括粪便镜检、培养和药敏的测定。必须排除腹泻的感染性原因，如艰难梭菌或其他病原体感染。

2. ≥2 级腹泻、结肠炎　除粪便镜检、培养和药敏的测定外，还需进行额外的检查，包括粪便钙卫蛋白和粪便感染分析。寄生虫体、虫卵，艰难梭菌和通过聚合酶链式反应（polymerase chain reaction, PCR）进行相关病原体检测，如巨细胞病毒（CMV）、轮状病毒测试，如果可以或高度怀疑，可进行其他传染性检测（如新型冠状病毒肺炎）。血便和/或发热应及时进行更彻底的有关感染和其他胃肠道出血原因的检查，包括与消化性溃疡病（peptic ulcer disease, PUD）和恶性肿瘤出血相鉴别。如果临床怀疑 ICIs 诱导的腹腔疾病，可以考虑检测甲状腺功能以排除 ICIs 诱导的甲状腺炎。

3. 3 级和 4 级腹泻、结肠炎　除常规的粪便镜检、培养和药敏的测定，建议完善结肠镜检查。内镜检查通常可显示胃肠道的炎症变化，如红斑、炎症渗出物、颗粒性、血管缺失和溃疡。即使没有明显改变，活检也可显示固有层混合炎症细胞浸润、中性粒细胞性隐窝炎、隐窝脓肿和黏膜表面的腺体破坏或侵蚀，这些特征有时与内镜下炎症性肠病的表现重叠。虽然内镜下的结肠溃疡可以预测类固醇难治性 ICIs 相关结肠炎，值得注意的是，内镜检查结果严重程度与腹泻的程度不完全一致。文献报道粪便乳铁蛋白和钙卫蛋白可以帮助区分腹泻、结肠炎的感染性和炎症病因，并可用于监测疾病活动和治疗反应。

4. 其他　对于有结肠炎并发症的体征和症状的患者，如肠穿孔或中毒性巨结肠，应进行腹部 CT 扫描。对于腹泻/结肠炎症状≥3 级或 2 级腹泻、结肠炎症状持续（≥5 天）的患者，应考虑肠镜检查和/或肠镜活检。

### （二）恶心及呕吐

非特异性上消化道不良事件的诊断具有一定难度，目前尚无相关指南对识别免疫治疗相关的恶心、呕吐相关检查作出进一步推荐。因为接受 ICIs 治疗的患者经常同时接受其他抗肿瘤治疗，存在前线治疗不良反应累积，或肿瘤进展，其中任何一种都可能导致恶心及呕吐。此外，接受 ICIs 治疗肿瘤患者的肠内营养，也可能引起恶心、呕吐，因此临床实践中鉴别诊断十分困难。

### （三）肠梗阻

免疫治疗相关的肠梗阻相对罕见，缺乏特异性，需要采取排除性诊断的方式来识别。在确定肠梗阻与免疫治疗相关性之前，必须排除感染、恶性肿瘤潜在进展和其他可能的因素。对患者的检查应该包括以症状为中心的诊断性影像学检查、实验室检查和病原学培养。同时应警惕合并有肠穿孔的可能，必要时实施开腹探查术，行病理诊断。

### （四）胃炎

常见胃炎正规治疗后症状未缓解者结合用药史考虑免疫治疗相关性胃炎，应重复胃镜检查，必要时进行组织活检。有个案报道称免疫治疗相关性胃炎内镜检查和病理结果与炎症性肠病类似。也有系列研究提出其显著的内镜特征是网状糜烂、黏膜红斑水肿伴浓稠脓性分泌物，黏膜脆弱；相应的组织学特征分别为纤维蛋白化脓性渗出物、严重炎症细胞浸润和上皮增生，且胃组织中的 PD-L1 表达率 ≥1%。根据临床经验，行腹部 CT 可见胃壁增厚。

## 四、治疗

### （一）腹泻、结肠炎

现有指南和专家共识推荐腹泻/结肠炎的治疗根据症状分级进行处理。在大多数情况下，轻微的症状，无论是否停止 ICIs，都能自行缓解，只需要密切监测。而在中度至重度腹泻患者中，可能会出现与营养和血容量不足相关的严重并发症，往往需要住院治疗，并会影响患者接受进一步抗肿瘤治疗。对中重度腹泻或结肠炎的治疗可使用皮质类固醇，根据症状分级选择剂量和剂型，皮质类固醇治疗可使约 50% 免疫介导性腹泻/结肠炎患者完全缓解（CR）。若必要时，可进一步使用免疫抑制剂。患者的症状分级也决定 ICIs 暂时或永久停用以及再挑战的问题。

1．分级处理

（1）轻度（1级）腹泻可通过补充电解质疗法、口服补液和止泻药物（如洛哌丁胺）进行对症治疗。

（2）中度（2级）腹泻的治疗包括液体补充和高剂量皮质类固醇冲击治疗。若腹泻持续时间超过5天，通常需要使用皮质类固醇、口服泼尼松 1mg/kg 或静脉注射甲泼尼龙 1mg/（kg·d）进行管理。需持续药物治疗，直至症状改善或患者病情稳定，再逐渐减量。

（3）重度（3级和4级）腹泻需要住院并立即开始补液治疗。在严重腹泻时，应静脉给予甲泼尼龙 1～2mg/（kg·d）治疗，直到患者病情稳定。若静脉注射甲泼尼龙未见改善，则建议使用免疫抑制剂，如 TNF-α 单抗英夫利西单抗、α4β7 整合素的人源化单克隆抗体维得利珠单抗，但需要警惕乙型肝炎、丙型肝炎、结核的再次激活。在使用英夫利西单抗或维得利珠单抗之前，患者应接受乙型肝炎病毒（HBV）、人类免疫缺陷病毒（HIV）和结核分枝杆菌（mycobacterium tuberculosis, TB）检测。如果检测结果待定，不应推迟使用英夫利西单抗或维得利珠单抗。

2．药物减量　皮质类固醇应在腹泻或结肠炎症状改善到≤1级后4周内逐渐减量。如果皮质类固醇逐渐减少后再次出现腹泻或结肠炎症状，应以第一次发作相同的方式进行评估和治疗。

3．皮质类固醇疗效不佳处理

（1）若在≥3级腹泻、结肠炎患者免疫抑制治疗（IST）后没有观察到临床改善，则应再进行内镜检查并完善感染性检查（包括艰难梭菌和CMV等），排除感染性肠炎。

（2）若腹泻/结肠炎症状在3~5天内对皮质类固醇治疗没有反应或者皮质类固醇逐渐减少后再次出现腹泻/结肠炎症状，以及结肠镜检查出现严重的溃疡性病变时，则应在皮质类固醇治疗基础上于第0周、2周和6周使用3剂英夫利西单抗（5mg/kg）以减少结肠炎复发的风险。如果在第2剂英夫利西单抗治疗后持续出现腹泻或结肠炎症状，则应保留第2剂，并在第0周、2周和6周使用3剂维得利珠单抗（300mg）。

（3）有少数病例报告3~4级腹泻使用布地奈德、维得利珠单抗或对氨基水杨酸盐（如美沙拉秦）作为二线免疫抑制疗法取得了一定的疗效。对于英夫利西单抗或维得利珠单抗无法控制的难治性结肠炎可考虑用托法替尼或使用粪便微生物群移植作为三线疗法也有所获益。

4．ICIs再挑战　≥3级腹泻、结肠炎症状的患者，ICIs可暂时继续使用（而不是停止）。如果低于10mg/d的泼尼松（或等效药物）能维持症状稳定（≤1级或基线），患者可接受ICIs的再挑战。在恢复ICIs治疗之前，应再次进行内镜检查。对再次挑战ICIs治疗的患者，建议密切监测腹泻、结肠炎症状的复发。若经过治疗恢复至1级，可考虑恢复使用PD-1/PD-L1单抗，不建议继续ICIs联合用药。

（二）恶心及呕吐

治疗恶心、呕吐有许多有效的选择，应根据评估患者病情选择最合适的药物。可参考遵循以下原则：①出现ICIs相关恶心和≥2级呕吐的患者应接受止吐药对症治疗；②如果在5~7天内没有观察到缓解，应考虑食管胃十二指肠镜检查。不建议使用皮质类固醇治疗ICIs相关的恶心和呕吐。

（三）肠梗阻

由于发生率低，免疫治疗所致的肠梗阻在治疗上尚缺乏系统性的管理经验。据现有病例报道，推荐患者在诊断为免疫治疗相关的肠梗阻后，进行静脉注射皮质类固醇治疗如甲泼尼龙1~2mg/（kg·d），直到病情好转后口服皮质类固醇，逐渐减量至少1个月，若病情加重或未见缓解须请相关科室多学科讨论并考虑是否行有创治疗，如手术。若合并有肠穿孔，使用广谱抗生素、切除异常肠段并停止使用ICIs也能解除肠梗阻、治疗肠穿孔。

（四）胃炎

相关病例系列报道，免疫治疗相关性胃炎患者接受了泼尼松治疗后症状在数天到2周内得到了改善，但目前对其治疗方式尚无定论。

五、讨论

胃肠道不良事件是与ICIs治疗相关的主要不良事件之一。GIT、肝炎和胰腺炎经常重叠，并可能与其他irAEs有关。irAEs通常症状轻微，不影响患者的营养状况、血容量状态，患者可继续免疫治疗。然而，如果病情严重，则需要暂停ICIs药物，同时根据病情使用皮质类固醇或其他免疫抑制剂。

由于ICIs在临床中广泛应用，irAEs陆续被报道，应引起临床关注，对于胃肠道不良事件，关键需加强对用药后患者随访，通过问诊及时发现相关症状，以实现及时识别并进行综合管理。

（彭文颖　张　旋　董梦媛）

## 第二节　肝脏不良事件

肝脏不良事件是免疫治疗相关不良事件中不可忽视的，多表现为肝脏功能损伤。据报道免疫相关肝脏毒性（immune-mediated hepatotoxicity, IMH）的发生率从0.7%到16%不等，发生差异可能是由于不同ICIs类型、剂量以及是否联合其他治疗等。大多数IMH病情轻微，停止ICIs治疗后即可好转。一项包含7个研究中心超过1 600万例药物不良反应的大型回顾性分析报道：接受ICIs的肿瘤患者中有2%发生致命性irAEs，其中重症肝毒性患者占0.4%。因此，临床工作中我们需要对IMH提高警惕。本节将梳理其流行病学数据和特征及其诊断和管理。

### 一、发生率及危险因素

#### （一）发病率

一般来说，接受ICIs治疗的患者出现肝脏不良事件大多数为轻度，在暂停免疫治疗后即可缓解。而免疫相关严重肝衰竭较少见，且可在免疫治疗数周至数月后发生。IMH的发生与以下因素相关：

1. ICIs类型　据一项针对2020年分析美国食品药品监督管理局不良事件报告系统（food and drug administration adverse event reporting system, FAERS）的数据显示，PD-1单抗使用后任意级别IMH发生率较低（0.7%~2.1%），而PD-L1单抗发生率在0.9%~12%。此外，有研究显示PD-1/PD-L1单抗治疗引起的肝脏不良事件的发生率低于CTLA-4。

2. 免疫治疗模式　IMH在联合用药时发生率比单药治疗高，常规剂量下单药治疗IMH的发生率低于10%，而当CTLA-4单抗和PD-1/PD-L1单抗联合用药时IMH发生率近30%（3~4级占17%）。即使在标准剂量下，纳武利尤单抗和伊匹木单抗同时治疗，IMH的风险为37%，3~4级毒性风险高达15%。需注意，ICIs与一些抗肿瘤靶向药物联合应用可产生严重肝毒性，比如ICIs联合酪氨酸激酶抑制剂（TKI）应用时对比ICIs单药或ICIs联合抗血管生成药物贝伐利珠单抗，前者发生肝损伤的概率和严重程度均更高。一项报道纳武利尤单抗联合克唑替尼治疗13例晚期NSCLC患者Ⅰ/Ⅱ期的研究中，有38%的患者因肝功能严重受损而停药，甚至有15%的患者发生致死性肝脏毒性。一项报道帕博利珠单抗联合吉非替尼治疗7例EGFR突变型NSCLC患者的研究中，5例发生了3~4级肝毒性。因此，临床工作中，在缺乏进一步循证医学证据提示ICIs联合TKI有显著疗效获益及安全性保障时，需避免在驱动基因阳性患者群体中应用靶向联合ICIs治疗方案。若选择该联合用药方案，则务必密切监测肝功能，警惕严重肝脏毒性的发生。

3. ICIs的剂量　接受标准剂量CTLA-4单抗治疗患者IMH发生率为4.5%，而大剂量使用时发生率高达16%（3~4级占11%，致死率达0.2%）。接受伊匹木单抗3mg/kg+纳武利尤单抗1mg/kg联合用药患者IMH的发生率约为20%，而伊匹木单抗1mg/kg+纳武利尤单抗3mg/kg组患者IMH的发生率为12%。

### （二）危险因素

IMH 的发生与肝脏健康状态密切相关，目前认为下列因素可增加 IMH 的发生风险。

1. 肝脏原发或转移性肿瘤  研究发现肝细胞癌（HCC）患者免疫治疗相关肝不良事件的发生率高于其他肝外恶性肿瘤患者。在 KEYNOTE-224 研究中 HCC 患者使用帕博利珠单抗后免疫治疗介导的肝炎发生率约 3%（3/104），而 KEYNOTE-042 研究中肝外恶性肿瘤患者接受帕博利珠单抗治疗发生免疫治疗介导的肝炎发生率仅为 1% 左右（9/636）。另外一项纳入 491 例接受帕博利珠单抗治疗多瘤种患者的回顾性研究发现，发生肝脏毒性的患者中过半存在肝转移癌，而没有发生肝脏毒性的患者中仅 21.4% 存在肝转移癌，提示肝转移癌患者可能更易出现 IMH。

2. 自身免疫性肝病  自身免疫性肝病也是 IMH 发生的高危因素，一项多中心研究显示，既往存在自身免疫性疾病患者接受 ICIs 治疗后，71% 的患者出现了原发自身免疫疾病发作和/或有其他 irAEs 的发生，其中 IMH 发生率未详细列举。

3. 慢性病毒性肝炎  慢性病毒性肝炎可能增加免疫治疗相关肝脏不良事件发生率。机制上，慢性病毒性肝炎可能诱导 Treg 细胞水平升高，肝细胞周围呈现免疫抑制的微环境，而 ICIs 的使用可再次激活微环境中免疫反应而导致肝细胞损伤。

4. 其他  目前各大指南相继提出潜在导致肝脏损伤的疾病，如酒精肝、脂肪肝、药物性肝损伤、各种原因所致的胆道梗阻等均可能提高 IMH 风险，但尚缺乏特异的、独立的 IMH 相关危险因素研究。

## 二、临床表现

IMH 通常在免疫治疗开始 6~14 周出现，在发生后 1~3 个月内恢复至基线。多数患者表现为无症状的丙氨酸转氨酶（ALT）和/或天冬氨酸转氨酶（AST）的升高，伴或不伴有胆红素（BIL）、碱性磷酸酶（alkaline phosphatase, ALP）及谷氨酰转肽酶（gamma-glutamyl transpeptidase, GGT）的增加。除了上述实验室检查异常外，IMH 也可出现类似肝炎或肝衰竭的症状，如发热、头晕、食欲缺乏、恶心、呕吐、早饱、腹痛、黄疸、尿色加深、易出血或瘀斑等症状。当有上述症状出现时，肝功能检查不容忽视。

美国国家综合癌症网络（NCCN）的指南推荐根据 AST 和 ALT 的升高程度将 IMH 分为 1~4 级，AST 或 ALT 升高>5 倍正常值上限（upper limit of normal, ULN）即 3~4 级 IMH，并伴随 BIL 升高则会增加肝功能衰竭的风险，注意 BIL 升高需要除外吉尔伯特综合征（Gilbert Syndrome, GS）。GS 又称为体质性肝功能不良性黄疸，是由于肝组织摄取非结合 BIL 障碍或微粒体内葡糖醛酸转移酶不足，致使血液中非结合 BIL 显著增高而发生黄疸。目前 IMH 分级普遍参考 CTCAE V5.0，主要取决于 ALT 和 AST 水平的升高程度以及 BIL 水平，当同时存在两个及以上指标升高时，以水平最高的级别为准（表 6-3）。而依据 ALT、ALP 的水平可将 IMH 分为肝细胞型、胆汁淤积型和混合型（表 6-4）。

临床发现，IMH 多表现为肝细胞型，较少患者肝功能损伤表现为以胆酶（ALP、GGT）升高为主的胆汁淤积型。诸如 ALP、GGT、白蛋白、凝血等能反映肝功能的指标有望通过更多的研究数据补充入分级标准来指导 IMH 的管理。

表6-3 肝脏毒性分级

| 分级 | 基线正常 | 基线异常 |
|---|---|---|
| 1级 | AST 或 ALT 升高，大于 ULN 1.0 ~ 3.0 倍；胆红素值升高，大于 ULN 1.0 ~ 1.5 倍 | AST 或 ALT 升高到基线值 1.5 ~ 3.0 倍；胆红素值升高，大于基线值 1.0 ~ 1.5 倍 |
| 2级 | AST 或 ALT 升高到 ULN 的 3.0 ~ 5.0 倍；胆红素值显著升高到 ULN 的 1.5 ~ 3.0 倍 | AST 或 ALT 升高，到基线值的 3.0 ~ 5.0 倍；胆红素值升高到基线值 1.5 ~ 3.0 倍 |
| 3级 | AST 或 ALT 升高到 ULN 的 5.0 ~ 20.0 倍；胆红素值显著升高到 ULN 的 3.0 ~ 10.0 倍 | AST 或 ALT 升高到基线值 5.0 ~ 20.0 倍；胆红素值升高到基线值 3.0 ~ 10.0 倍 |
| 4级 | AST 或 ALT 升高到 ULN 的 20.0 倍以上；胆红素值显著升高到 ULN 的 10.0 倍以上 | AST 或 ALT 升高到基线值 20.0 倍以上；胆红素值升高到基线值 10.0 倍以上 |

表6-4 肝脏毒性分型

| 分型 | ALT、ALP 水平 |
|---|---|
| 肝细胞损伤型 | ALT≥3ULN，且 R 值≥5 |
| 胆汁淤积型 | ALP≥2ULN，且 R 值≤2 |
| 混合型 | ALT≥3ULN，ALP≥2ULN，且 2<R 值<5 |

注：ULN：正常值上限；$R$ 值 =（ALT/ULN）/（ALP/ULN）。

### 三、检验及检查

#### （一）检验

应用 ICIs 的患者，在启动免疫治疗前和每个治疗周期前需评估肝功能（包括 AST、ALT、BIL、ALP、GGT 等），并定期评估肝脏毒性的症状和体征。对怀疑 IMH 的患者，应全面筛查肝功能、感染性指标并筛查其他导致肝损伤的因素指标加以鉴别，如：完善铜蓝蛋白以排除肝豆状核变性；完善抗核抗体（ANA）、抗平滑肌抗体（anti-smooth muscle antibody, anti-SMA）及抗中性粒细胞胞质抗体（antineutrophil cytoplasmic antibody, ANCA）等以排除自身免疫性肝病；完善 α1 胰蛋白酶抑制剂以排除遗传因素；完善肿瘤标志物以排除原发性肝细胞癌或新发肝转移癌；完善感染免疫以排除乙型肝炎等。值得注意的是，ALT/AST 升高可能来源于肌肉组织损伤，因此进行肌酸激酶（creatine kinase, CK）的检测可以鉴别肝细胞损伤或骨骼肌炎及心肌炎。然而，与自身免疫疾病介导的肝脏毒性现象相反，ICIs 诱导的肝脏毒性缺乏自身免疫血清学指标异常如抗核抗体和免疫球蛋白 G 升高。当患者存在免疫治疗史，且完善相关检验排除其他病因时，则考虑免疫治疗相关肝脏不良事件的可能性大。另一方面，临床医生需警惕免疫治疗相关肝脏不良事件与其他肝损伤病因并存的可能，注意要结合患者病情进行综合判断。

#### （二）检查

影像学检查可用于评估血栓栓塞或梗阻性肝损伤的可能，如计算机断层扫描或超声检查。依据病情严重程度，影像学检查还可以发现肝大/水肿、门脉周围淋巴结肿大或肝实质变薄等非特异性征象。在病情复杂或病因不明确的情况下，通过肝脏活检可确认肝损伤原因的病理诊断依据。然而，保肝治疗无需因等待血清学或组织学的检查而推迟。研究认为 ICIs 相关的肝脏毒性为免疫介导，在组织学上与经典的自身免疫性肝炎（autoimmune hepatitis, AIH）相似。肝活检的典型表现是小叶性肝炎和浸润性 CD3⁺/CD8⁺T 淋巴细胞增多。IMH 所导致的肝脏坏死模式可能与 CD8⁺T 淋巴细胞［细胞毒性 T 淋巴细胞（cytotoxic T lymphocyte, CTL）］表达 PD-1 和 CTLA-4 有关。IMH 在免疫染色方面与经典的 AIH 不同，镜下罕见 CD4⁺/CD20⁺ 淋巴细胞（CD4⁺ 淋巴细胞是辅助性 T 淋巴细胞，CD20⁺ 淋巴细胞与浆细胞分泌免疫球蛋白有关），这说明 ICIs 诱导肝脏毒性可能不需要强有力的辅助 T 淋巴细胞激活和免疫球蛋白的产生；也或许解释了 IMH 相较于 AIH 缺乏区域性肝细胞坏死的原因。因此，相比于自身免疫性肝损伤，CD4⁺ 辅助 T 淋巴细胞和 B 淋巴细胞之间的相互作用在 ICIs 相关的肝损伤中被激活的频率可能更低。

### 四、治疗措施

与其他 irAEs 治疗类似，IMH 的治疗以分级治疗为主要原则，具体如下。

#### （一）分级处理

（1）1 级 IMH 不建议进行相关治疗，若患者无症状可继续免疫治疗。每周监测 1 次肝功能。

（2）2 级 IMH 需要暂时停用 ICIs，每周监测 1~2 次肝功能，直至恢复正常，随后每周进行肝功能评估。肝功能异常持续 3~5 天应考虑使用激素治疗，通常采用甲泼尼龙 0.5~1mg/（kg·d），应特别考虑停用肝毒性药物。根据 NCCN 的指南，任何 BIL 升高到 ULN 1.5 倍以上的 IMH（>1 级）都应积极管理。

（3）3 级和 4 级肝脏毒性需要永久停止 ICIs 并立即启用皮质类固醇，口服泼尼松或静脉注射甲泼尼龙 1~2mg/（kg·d），同时每 1~2 天监测 1 次肝功能。如果 3~5 天后肝功能异常未见改善，建议使用其他免疫抑制剂，如吗替麦考酚酯 500~1 000mg，2 次/d，若疗效不佳可加用他克莫司。特别注意，免疫抑制剂英夫利西单抗由于存在特异性肝衰竭的风险而不适合用于 IMH 的治疗。据报道，其他免疫抑制疗法，如抗胸腺细胞球蛋白、硫唑嘌呤对激素治疗不敏感的 IMH 也能起到治疗作用，在极端情况下可采取血浆置换（PE）。皮质类固醇使用的最佳持续时间尚不确定，通常会在 4~6 周内疗效逐渐减弱，如果有需要可重新升级剂量。

#### （二）免疫检查点抑制剂再挑战

因发生 2 级以上 IMH 而停用 ICIs 治疗后，能否进行 ICIs 再挑战治疗是一个值得讨论的问题。对于 2 级 IMH 的管理，中国临床肿瘤学会（Chinese Society of Clinical Oncology, CSCO）《免疫检查点抑制剂相关的毒性管理指南》、NCCN 发表的《免疫治疗相关毒性的管理肿瘤学临床实践指南》以及欧洲肿瘤内科学会（European Society for Medical Oncology, ESMO）发表的《免疫治疗的毒性管理指南：ESMO 诊断、治疗及随访临床实践》一致认为暂停免疫治疗后待肝功能恢复至 1 级且激素减量至泼尼松 10mg 时可重新启用；而对于 3 级 IMH，除 CSCO 指南外，其他指南均认为应永久停用 ICIs。2 级 IMH 患者经治疗后重新启用 ICIs 大多不再发生肝脏不良事件，而 3 级 IMH ICIs 再挑战会增加严重肝损伤的风险，因此，对于 3 级 IMH 能否再次使用 ICIs 治疗，须由多学科会诊后决定。有研究显示，使用 CTLA-4 单抗（单药或联合 PD-1/PD-L1 单抗）而发生 IMH 的患者经过治疗后再次挑战使用 ICIs 时，选择 PD-1 单抗者再发 IMH 的风险较低。对于 ICIs 再挑战的时机，有文献报道，未完全停用皮质类固醇就进行 ICIs 再挑战的患者比完全停用激素再挑战的患者 IMH 再发的风险高。

## 五、讨论

IMH 的发生率相较于皮肤、胃肠等器官不良事件发生率偏低，但可造成致命性的威胁，临床医生应予以重视。IMH 在临床表现方面缺乏特异性，诊断仍为排除性诊断，这就要求询问患者病史时应全面了解用药史、饮酒史、病毒性肝炎史及其他肝病史。在考虑 IMH 诊断后依据分级制定相应的治疗策略，条件允许情况下可进行 ICIs 再挑战治疗。尽管各大指南均提出了 IMH 的管理意见，但激素治疗的剂量和时机、肝脏活检时机、ICIs 再挑战、可靠的预测指标等问题亟待解决。相信在临床医生、专家学者的共同努力下，IMH 能得到有效的控制和管理，让患者尽可能在 ICIs 治疗中长时间获益。

（陈　洁　陈　曦　彭文颖）

## 第三节　胰腺不良事件

ICIs 治疗相关的胰腺不良事件并不常见，通常表现为无症状脂肪酶或淀粉酶短暂性升高。目前，关于免疫检查点抑制剂诱导胰腺损伤（ICI-induced pancreatic injury, ICIPI）的真实发病率、临床特征和最佳处理的证据尚不明确。对于有症状及影像学提示胰腺炎的情况，一般给予静脉补液水化治疗，必要时暂停免疫治疗、启用激素及免疫抑制剂。本节旨在结合现有免疫治疗相关不良事件的管理指南和文献资料提出建议，以方便临床医生对 ICIPI 进行更好的管理。

### 一、发病率

现有观点认为 ICIPI 主要包括脂肪酶或淀粉酶水平升高伴或不伴急性胰腺炎的发生，其定义尚未完全确立。ICIPI 发病率不高，且根据不同 ICI 类型有所差异。一项纳入 2 279 名患者的回顾性分析表明，ICIPI（按 *CTCAE V5.0* 标准脂肪酶水平升高 ≥3 级伴或不伴临床症状）整体发病率在 4% 左右；接受 PD-1/PD-L1 单抗治疗时发病率约为 4%；接受 CTLA-4 单抗治疗时为 2%；而 CTLA-4 单抗与 PD-1/PD-L1 单抗联合治疗时为 8%。

ICIPI 通常表现为脂肪酶或淀粉酶水平升高，但不一定会发生急性胰腺炎，有时两者一并存在。有研究分析发生 ICIPI 的患者有 61% 没有表现出胰腺炎相关症状，而 39% 的患者存在至少一种急性胰腺炎的典型症状。另一项回顾性分析从美国食品药品管理局不良事件报告系统（FAERS）数据库中提取 2015 年至 2021 年的数据得出，2 364 例 ICIPI 患者中仅有 27% 发生了急性胰腺炎。不同的 ICI 治疗下胰腺炎发生率也稍有不同，据报道，急性胰腺炎在接受 PD-1 单抗治疗患者中发生率为 0.5%~1.6%；在接受 CTLA-4 单抗治疗患者中为 0.9%~3%；而 PD-1 单抗与 CTLA-4 单抗联合治疗时为 1.2%~2.1%；PD-L1 单抗治疗介导 ICIPI 鲜有报道。ICIs 治疗后发生 ICIPI 的中位时间约为 2 到 5 个月。从 ICIs 治疗开始到检测出脂肪酶升高峰值的中位时间来看，接受 CTLA-4 单抗治疗的患者相较于接受 PD-1/PD-L1 单抗治疗 ICIPI 出现时间更早（69 天 *vs.*146 天，$P$=0.03）。淀粉酶升高的程度与急性胰腺炎的严重程度不一定相关，但淀粉酶升高能提示急性胰腺炎风险增加。

## 二、临床表现

ICIPI 常表现为无症状的脂肪酶或淀粉酶水平升高，急性胰腺炎却很罕见。急性胰腺炎的 ICIPI 患者可表现为典型的胰腺炎症状包括恶心、呕吐、发热或上腹痛等症状。NCCN 的指南依据脂肪酶或淀粉酶的升高水平、患者临床表现以及影像学表现将 ICIPI 分为两种模式，具体分级如下表（表6-5）。

**表 6-5　胰腺不良事件分级**

| 分级 | 无症状性脂肪酶 / 淀粉酶升高 | 急性胰腺炎 |
|---|---|---|
| 1 级 | 无急性胰腺炎相关症状 / 体征；<br>淀粉酶升高≤3 倍 ULN 和 / 或脂肪酶升高≤3 倍 ULN | |
| 2 级 | 无急性胰腺炎相关症状 / 体征；<br>淀粉酶升高 3～5 倍 ULN 和 / 或脂肪酶升高 3～5 倍 ULN | 淀粉酶 / 脂肪酶升高；<br>或 CT 影像学表现提示胰腺炎；<br>或临床表现考虑胰腺炎 |
| 3 级 | 无急性胰腺炎相关症状 / 体征；<br>淀粉酶升高>5 倍 ULN 和 / 或脂肪酶升高>5 倍 ULN | 有疼痛 / 呕吐症状；<br>并且淀粉酶 / 脂肪酶升高；<br>或 CT 提示胰腺炎 |
| 4 级 | | 具有胰腺炎特征（酶升高或 CT 表现）；<br>并伴有可能危及生命或血流动力学不稳定或需要紧急干预的指征 |

注：ULN，正常值上限。

ICIPI 也可表现为慢性胰腺炎或外分泌胰腺功能不全。胰腺外分泌功能不全，伴或不伴有胰腺炎，都可能表现为大便不规则伴腹泻、粪便变色和食欲如常但体重减轻。粪便学检查显示粪便弹性蛋白酶水平下降（<15mg/g 粪便），提示胰腺外分泌功能不足，需要口服胰酶替代治疗。

## 三、检验检查

由于淀粉酶和脂肪酶水平升高程度与胰腺不良事件的严重程度和预后尚不明确，不建议对无症状患者进行常规监测胰酶，除非怀疑发生胰腺炎。对于有胰腺炎临床症状的患者，急性胰腺炎的检查应包括淀粉酶、脂肪酶、全血细胞计数（CBC）、综合代谢组套（CMP）（生化及电解质）、甘油三酯和胰腺计算机断层增强扫描（computed tomography, CT）或核磁共振胰胆管造影（magnetic resonance cholangiopancreatography, MRCP）。诊断急性胰腺炎需要满足以下 3 个标准中的 2 个：①与胰腺炎一致的上腹痛；②血清淀粉酶或脂肪酶升高至正常上限的 3 倍及以上；③急性胰腺炎影像学表现。典型的胰腺炎影像学表现包括但不限于以下情形：胰腺坏死、胰周炎性改变、前哨肠袢征（十二指肠、空肠充气扩张）、结肠截断征（结肠脾曲扩张）、左侧腰大肌影消失、腹水、腹部无气等。与自身免疫性胰腺炎不同，免疫治疗相关性胰腺炎是亚急性的，CT 扫描可能只显示胰腺水肿。对于有症状的患者或胰酶严重升高的病例，需要对胰腺炎的其他病因进行检查，包括高脂血症、胆道梗阻、酒精过量、肿瘤进展或转移、炎性肠病、肠易激综合征、肠梗阻、胃轻瘫及糖尿病酮症酸中毒（DKA）等。同时，如果患者出现腹泻症状，需要排外 ICIs 引起的结肠炎。

### 四、治疗策略

ICIPI 的治疗通常采用补液和疼痛管理的内科治疗。根据现有专家意见，按照是否有临床症状及胰腺炎分级进行处理。

（1）在没有症状的情况下，不使用糖皮质激素且继续免疫治疗；除非有急性胰腺炎的证据，则按照胰腺炎的治疗原则处理。

（2）对于有症状的患者或胰酶严重升高的病例，需要对胰腺炎的其他病因进行排查。如果确诊急性胰腺炎，患者应暂停免疫治疗直到临床症状和 CT 表现缓解，同时应密切监测急性胰腺炎的发展。

（3）如果急性胰腺炎达到 2 级，应考虑暂停使用 ICIs，并进行静脉补液水化治疗。如果支持性治疗（静脉补液和镇痛剂）3 ~ 5 天内症状没有改善，可以考虑泼尼松 0.5 ~ 1mg/（kg·d）或等效物治疗，还可考虑联用麦考酚酸酯治疗。

（4）对 3 ~ 4 级急性胰腺炎，泼尼松可加至 1 ~ 2mg/（kg·d），其余治疗同 2 级。出现急性胰腺炎的患者必要时应该请消化科会诊或转诊给胃肠道专家。

（5）患者有持续（>4 周）或复发急性胰腺炎症状应接受腹部 CT 复查，以评估急性胰腺炎的预后，还应评估这些患者的脂肪酶或淀粉酶升高的非胰腺相关病因。

然而，启用皮质类固醇并停止或继续免疫治疗的决定目前仍有争议，这取决于患者临床症状的严重程度以及淀粉酶和脂肪酶的升高程度。因此，只有在与肿瘤科医生讨论后才能做出决定。得克萨斯大学安德森癌症中心一项针对 5 762 例患者的大型回顾性分析发现，ICIPI 中使用糖皮质激素和静脉补液并不影响患者胰酶正常化、临床改善或住院时间缩短的短期结果。然而，有研究发现，在接受积极静脉补液的患者中，慢性胰腺炎、新发糖尿病或脂肪酶升高复发的长期不良结果则较少，可见大剂量水化有利于改变患者的长期转归（$HR$=0.21，95%$CI$ 0.06 ~ 0.79，$P$=0.022），即使在无症状患者中，48 小时内大剂量静脉补液对脂肪酶升高至 3 级或更高水平的患者有益。吸烟和高脂血症与较差的预后有关；脂肪酶升高程度与胰腺炎的严重程度或预后之间没有关联。

### 五、讨论

与其他 irAEs 在治疗上不同的是，ICIPI 的治疗并没有将激素和免疫抑制剂治疗置于主要位置，单纯的淀粉酶或脂肪酶异常并不足以停用免疫治疗。但由于其发生率低、研究数据不足，尚不能确定现有意见或推荐为最佳的治疗策略。对于 ICIPI 的管理，仍然存在争议，比如：淀粉酶/脂肪酶是否能作为常规检测指标，无急性胰腺炎相关表现的 3 ~ 4 级的淀粉酶或脂肪酶升高是否可作为新型 ICIs 的剂量限制性毒性，何时启用类固醇并停止或继续免疫治疗等问题。因此，需要临床医生、专家学者积累更多的临床经验和研究数据来补充和完善 ICIPI 的管理内容。

（贾　玫　董梦媛　李文亮）

# 第七章

# 呼吸系统不良事件

免疫检查点抑制剂（ICIs）相关呼吸系统不良事件表现有免疫检查点抑制剂相关肺炎（immune checkpoint inhibitor-related pneumonitis, ICIP）、胸腔积液、结节样病变，其中 ICIP 最为常见。细胞毒性 T 淋巴细胞相关抗原 4（CTLA-4）和程序性死亡受体 1/程序性死亡受体配体 1（PD-1/PD-L1）单抗引起胸腔积液、结节样病变均少见，仅见个案报道。三者临床表现可以是无症状，也可表现为咳嗽、气促、乏力、胸痛、呼吸困难等。因临床表现无特异性，需要与疾病进展、假性进展、感染、肺栓塞以及合并的非肿瘤疾病的加重相鉴别。CT 是诊治关键，影像可表现为非特异性间质性肺炎（NSIP）、机化性肺炎（OP）和磨玻璃影、结节/肿块影、实变，而结节样病变和胸膜积液较少见。由于 ICIs 相关呼吸系统不良事件均为排他性诊断，故需提高对其认识，才能真正做好风险评估、随访、早诊早治、合理使用等全程管理，最终为患者的安全治疗保驾护航。

## 第一节　肺炎

目前已获批准的 ICIs 有效延长了肿瘤患者的生存期，这一点值得肯定，但也带来免疫治疗相关不良事件（irAEs）。ICIP 是常见且致死率高的 irAE，特别是 ≥3 级 ICIP，也是导致治疗中止、治疗失败，甚至患者死亡的常见原因。故提高 ICIP 的管理水平非常重要。本节就 ICIP 的发生率、危险因素、发生机制、临床特点、早期诊断、合理治疗等进行综述，为合理使用 ICIs 及 ICIP 的防治提供参考。

### 一、定义及发生率、危险因素、发生机制

#### （一）定义

ICIP 是一种在 ICIs 使用后出现的一种肺部常见不良事件，在胸部影像学检查中可以被观察到。ICIP 伴或不伴有新出现浸润相关的呼吸系统症状/体征，症状轻者表现为咳嗽、气促加重，重者表现为呼吸频率增快、呼吸困难、呼吸衰竭等，甚至是死亡。影像学可表现不同，如磨玻璃影、结节/肿块影、实变和间质改变（网格影、纤维条索、牵拉性支气管扩张等），也可伴有胸腔积液。病理学表现实质是一种局限于间质和肺泡浸润的非感染性肺部炎症，但不包括痰和/或支气管肺泡灌洗检测的新发感染及肿瘤进展。ICIP 在所有 irAEs 致死原因中排名第一位，通常需要免疫抑制剂进行治疗。

#### （二）发生率

在不同类型的肿瘤中，所有级别的 ICIP 总发生率为 3.0%～5.0%，≥3 级 ICIP 的发生率为 0.8%～

1.0%。研究表明：ICIs 在多种肿瘤中均显示了较好的临床疗效，但其所致 irAEs 是治疗中止、治疗失败、限制疗效的重要原因之一。同时，严重 ICIP 可致患者病情加重，经济负担进一步加重。同一 ICI 药物在不同瘤种所致的 ICIP 发生率有所差异，不同 ICIs 或 ICIs 联合方案在同一癌种的 ICIP 发生率及死亡率差别较大。非小细胞肺癌（NSCLC）中全级和≥3 级的 ICIP 发生率显著高于其他肿瘤类型，如黑色素瘤、尿路上皮癌（UC）、头颈部鳞状细胞癌。一项随机对照试验的 meta 分析中纳入 16 项随机对照试验，包括 9 500 例患者，评估晚期 NSCLC 中肺炎发病率和 PD-1/PD-L1 单抗之间的关系，结果显示：全级和≥3 级 ICIP 的总发病率分别为 4.17% 和 2.02%。联合免疫治疗方案（伊匹木单抗和纳武利尤单抗）导致的 ICIP 相对更高。在临床试验中限制性的入组标准可能低估了临床实践中的 ICIP 真实发生率。我国真实世界研究显示：肺癌人群中 ICIP 发生率为 7.2%，重症率为 2.6%，致死率为 0.4%；其中 ICIP 人群重症率为 35.4%，死亡率为 6.1%。

### 1. PD-1/PD-L1 单抗

（1）不同瘤种的 PD-1/PD-L1 单抗相关 ICIP 的发生率不同：一项关于 PD-1 单抗（纳武利尤单抗、帕博利珠单抗）/PD-L1 单抗（阿替利珠单抗）在晚期肿瘤患者中的 ICIP 发生率和发生风险 meta 分析中共纳入 15 项研究，包含 8 642 例患者。在使用 PD-1/PD-L1 单抗患者中，恶性黑色素瘤患者 ICIP 发生率为 1.6%，而 NSCLC 患者 ICIP 的发生率为 4.1%，明显较前者更高。同样一项 meta 分析发现在晚期肿瘤组中，对比化疗组，所有级别 ICIP 发生率的风险比（hazard ratio, HR）为 6.63，而高级别为 4.87；亚组分析中 ICI 组 NSCLC 中所有级别 ICIP 发生率是其他瘤种的 1.658 倍，而≥3 级 ICIP 为 2.299 倍。二线（含多西他赛）治疗及以上应用 ICI 药物所有级别肺炎的发生率是一线治疗的 0.489 倍，且高级别肺炎的发生率是一线治疗及以上应用 ICI 药物的 0.449 倍。

（2）PD-1 单抗与 PD-L1 单抗相关 ICIP 的发生率差别具有争议：在一项纳入 5 744 例患者的 mate 分析中，PD-1 和 PD-L1 单抗用于 NSCLC 患者的毒性和疗效相似，PD-L1 单抗较 PD-1 单抗发生 ICIP 的概率更低，两者差异无统计学意义。另一项关于 NSCLC 的 mate 分析共纳入 19 项试验［12 项 PD-1 单抗试验（$n=3\,232$）和 7 项 PD-L1 单抗试验（$n=1\,806$）］，涉及的药物有纳武利尤单抗、帕博利珠单抗、阿替利珠单抗、度伐利尤单抗和阿维鲁单抗。该研究发现 PD-1 单抗 ICIP 的发生率高于 PD-L1 单抗。任何级别肺炎的发生率 PD-1 单抗对比 PD-L1 单抗均显著较高（3.6% vs. 1.3%）。PD-1 单抗组也与≥3 级 ICIP 发生率相关（1.1% vs. 0.4%），两者差异具有统计学意义。

（3）国内 PD-1 单抗的 ICIP 发生率情况

1）信迪利单抗联合化疗对比单纯化疗在局晚期或转移性非鳞状 NSCLC 的Ⅲ期研究中，ICIP 发生率为 3.4%，≥3 级 ICIP 发生率为 0.8%。信迪利单抗加铂和吉西他滨作为晚期或转移的一线治疗鳞状 NSCLC 的随机、双盲三期试验（ORIENT-12）结果显示 ICIP 发生率为 3.4%。信迪利单抗联合贝伐珠单抗与索拉非尼在不可切除肝细胞癌（HCC）中的比较研究（ORIENT-32）结果显示 ICIP 的发生率为 3.4%。

2）卡瑞利珠单抗联合卡铂和培美曲塞对比单独化疗在晚期非鳞状 NSCLC 的Ⅲ期（CameL）研究中，ICIP 发生率为 3.0%，≥3 级 ICIP 发生率为 2.0%。卡瑞利珠单抗＋卡铂和紫杉醇作为晚期鳞状 NSCLC 的一线治疗研究（CameL-Sq）中，ICIP 发生率为 7.0%，≥3 级 ICIP 发生率为 4.0%。在晚期鳞状 NSCLC 中患者 ICIP 发生率比非鳞状细胞癌更高。

3）替雷利珠单抗联合卡铂和培美曲塞对比单独化疗在晚期非鳞状 NSCLC 的Ⅲ期研究（RATIONALE304）中，ICIP 发生率为 9.0%。替雷利珠单抗联合卡铂和紫杉醇/白蛋白紫杉醇作为晚期鳞状 NSCLC 的一线治疗研究（RATIONALE307），ICIP 发生率为 2.5%。

4）特瑞普利单抗联合化疗对比单独化疗在一线治疗驱动基因阴性晚期 NSCLC（包含腺癌、鳞癌）Ⅲ期研究（CHOICE-01）中，ICIP 发生率<1%。

5）斯鲁利单抗联合化疗在广泛期小细胞肺癌一线治疗（ASTRUM-005）研究的期中分析结果显示，斯鲁利单抗联合化疗可显著改善总生存期（OS）达 15.4 个月，ICIP 发生率为 0.8%。

2. CTLA-4 单抗 相对于 PD-1/PD-L1 单抗，CTLA-4 单抗具有更低的 ICIP 发生风险。接受伊匹木单抗治疗的患者 ICIP 发生率<1%。但 CTLA-4 单抗与 PD-1 单抗联合治疗时，ICIP 的发生率增加，PD-1 或 PD-L1 单抗和 CTLA-4 单抗的联合用药 ICIP 发生率高达 10%。

3. 淋巴细胞激活基因 3 单抗 淋巴细胞激活基因 3（LAG-3）又称 *CD223*，由 LAG-3 基因编码的 I 型穿膜蛋白，主要表达在活化的 T 淋巴细胞、自然杀伤（NK）细胞表面，于 1990 年被发现。LAG-3 的主要配体是 MHC Ⅱ（主要组织相容性复合体Ⅱ），它以 CTLA-4 和 PD-1 相似的方式负性 Treg 细胞的增殖与活化，也有研究表明它在抑制 Treg 细胞功能中发挥作用，维持 $CD8^+$ T 淋巴细胞处于耐受性状态的作用等。LAG-3 抗体药物的作用机理是药物直接结合 LAG-3 分子或其配体，阻断二者相互作用，下调 LAG-3 对免疫系统的抑制作用，LAG-3 抗体可以在恢复 T 淋巴细胞功能的同时抑制 Treg 细胞的活性。在一项针对既往未经治疗的转移性或不可切除黑色素瘤患者的临床研究（RELATIVITY-047）中，一线治疗瑞拉利单抗联合纳武利尤单抗相较于纳武利尤单抗单药治疗获得了将近 2 倍的无进展生存期（PFS）获益（10.12 个月 *vs.* 4.63 个月，*HR*=0.75；95%*CI* 0.62 ~ 0.92，*P*=0.005 5）。瑞拉利单抗与纳武利尤单抗联合治疗 ICIP 发生率为 3.7%，≥3 级 ICIP 发生率为 0.6%。

4. PD-1/CTLA-4 双特异性抗体 PD-1/CTLA-4 双特异性抗体可阻断 PD-1 和 CTLA-4 与其配体 PD-L1/PD-L2 和 B7.1/B7.2 的相互作用，从而阻断 PD-1 和 CTLA-4 信号通路的免疫抑制反应，促进肿瘤特异性的 T 淋巴细胞免疫活化，进而发挥抗肿瘤作用。PD-1/CTLA-4 双特异抗体可以结合到同一细胞上的 PD-1 和 CTLA-4 靶点，且易结合 PD-1 活化的 CTLA-4，随着 PD-1：CTLA-4 比值的升高，抗体对 CTLA-4 的结合能力也快速增强，这主要得益于双特异抗体两个靶点的协同结合效应。PD-1/CTLA-4 双特异抗体如 MED15752 对 PD-1/CTLA-4 双表达 T 淋巴细胞的结合减少了对非肿瘤浸润淋巴细胞的激活，从而减少 irAEs。目前国内首款 PD-1/CTLA-4 双抗为 AK104（卡度尼利单抗）已于 2022 年经国家药品监督管理局批准用于治疗复发或转移性宫颈癌。目前国内外多款 PD-1/CTLA-4 双特异性抗体大部分正处于临床试验阶段，目前有关 PD-1/CTLA-4 双抗安全性数据有限。

### （三）危险因素及治疗前评估

对比临床研究，真实世界数据（real world data, RWD）研究发现 ICIP 发生率、重症 ICIP 发生率及致死率均更高，病死率甚至高达 12.8% ~ 22.7%。其原因主要是随机对照临床研究排除标准限制性，但部分被排除者也是潜在 ICIs 治疗获益者，风险及受益并存，需权衡利弊。因此，ICIs 治疗前 ICIP 风险评估意义在于能够辅助识别、筛选高危患者、早期诊断、及时治疗并进行密切监测，避免严重后果。

2021 年中国临床肿瘤学会（CSCO）ICIs 相关的毒性管理指南对 ICIP 高风险人群定义为接受 EGFR-TKI 联合 ICIs 治疗的驱动基因敏感突变阳性的 NSCLC 患者、鳞状细胞肺癌患者、美国东部肿瘤协作组（eastern cooperative oncology group, ECOG）评分≥2或先前存在慢性阻塞性肺疾病、肺纤维化、肺部活动性感染的患者。一篇随机对照试验的meta分析对独立风险因素进行了评估，包括三个方面：①患者特征，既往存在肺部基础疾病、吸烟、高龄（年龄≥70岁）；②疾病特征，肺鳞状细胞癌；③治疗方法，联合治疗（联合免疫药物、靶向药物等）、既往胸部放疗、使用PD-1单抗。目前已被证明的ICIP独立相关因素中，增加ICIP发生的风险有基础肺疾病应包括哮喘；PD-L1高表达、血浆IL-8低水平也是ICIP的高危因素；性别、肺手术史可能与ICIP的发生有关；此外，基线肺疾病伴肺功能下降可能会导致ICIP较正常患者耐受性更差，从而导致ICIP更严重，预后更差；在接受ICIs治疗的患者中，外周血嗜酸性粒细胞绝对计数高（≥0.125×10$^9$/L）的基线特征与ICIP风险增加相关。

总之，治疗前ICIP评估包括患者评估和肿瘤评估两大部分。第一部分患者评估包括：①体力状态，ECOG≥2；②吸烟史；③高龄（年龄≥70岁）；④基础疾病，既往存在肺部基础疾病史（哮喘、慢性阻塞性肺疾病、肺纤维化、肺部活动性感染），基线肺疾病伴肺功能下降。第二部分肿瘤评估包括：①肿瘤病理诊断，肺鳞状细胞癌、PD-L1高表达；②肿瘤治疗史，既往胸部放疗、既往接受EGFR-TKI治疗失败后联合ICIs治疗的驱动基因敏感突变的NSCLC患者；③免疫联合治疗（靶向、免疫、放疗）；④其他，血浆IL-8低水平、外周血嗜酸性粒细胞绝对计数高。

### （四）发生机制

ICIP的发生机制目前尚未明确，可能机制有以下四个方面：①持续活化的T淋巴细胞同时针对肿瘤和其他自身抗原的攻击；②事先存在的自身抗体的激活；③炎症因子特别是IL-17的过度分泌；④CTLA-4抗体与正常组织中表达的CTLA-4抗原直接结合所导致的补体介导的炎症反应。其中，以活化的T淋巴细胞直接攻击靶器官抗原为最主要原因，可能与肺间质巨噬细胞和肺泡上皮细胞上表达排斥导向分子b（repulsive guidece molecules b, RGMb）和PD-L2相互作用有关。PD-L1与RGMb同为PD-L2的配体，PD-1抗体在阻断PD-1的同时，可增强PD-L2与其第二受体RGMb结合，此时可诱导大量T淋巴细胞增殖，局部增加的T淋巴细胞通过损害肺泡上皮细胞等导致ICIP发生。

在单细胞转录组鉴定ICI肺炎中的致病性Th17.1细胞和促炎单核细胞的一项前瞻性研究中，ICIP的支气管肺泡间隙中主要是T淋巴细胞，对65 293个T淋巴细胞重聚类，其中Th17.1细胞占最大的比例。Th17.1细胞［Th1-like、*TBX21*（编码T-bet）、*IFNG*（IFN-γ）、*CXCR3*］具有明显的致病表型，表达Th17相关基因［*RORC*（ROR-γ）、*CCR6*、*IL-17A*、*IL-23R*］，上调Th1相关基因（*TBX21*、*IFNG*）、细胞毒性相关基因（*GZMB*、*PRF1*、*GNLY*）、耗竭相关基因（*PDCD1*、*CTLA4*、*LAG-3*）和单核细胞激活相关基因（*CSF2*编码GM-CSF）；将63 330个单核细胞（*FCN1*、*LILRB2*、*LILRA5*）和巨噬细胞（*PPARG*、*FABP4*、*MARCO*）重聚类。在ICIP患者的支气管肺泡灌洗液（bronchoalveolar lavage fluid, BALF）中，抗炎肺泡巨噬细胞显著减少，单核细胞来源的巨噬细胞和促炎性IL-1B$^{high}$单核细胞增加。

目前研究认为，个体的遗传特征以及微生物体内组成是ICIP发生的原因之一，它也可能与肺部本身的炎症状态与肿瘤炎症微环境有关。

## 二、临床表现

### （一）发病时间

ICIP 发病的时间并不确定，不同瘤种 ICIP 出现的时间也有差异。不同研究显示其发生于用药后 10～889 天不等。整个 ICIs 使用过程需进行临床监测。治疗早期发生 ICIP 可能结果更为严重。

### （二）症状

ICIP 症状无特异性，轻症者约 1/3 无明显症状，仅以影像学改变为主。ICIP 常见症状表现为新发或加重的咳嗽、呼吸急促、活动耐受性降低、乏力、氧气需求增加、胸痛、发热、呼吸困难。因此，在 ICIs 使用过程中如出现原有呼吸系统症状及体征加重，需警惕 ICIP 的可能性。

### （三）体征

ICIP 患者的体征也缺乏特异性，早期可出现呼吸频率增快及口唇发绀等，晚期时患者在体格检查中可出现与肺间质性疾病相似的体征，即中下肺听诊出现爆裂音、湿性啰音或 velcro 啰音等。部分 ICIP 患者在体格检查中肺部可无明显异常，部分合并感染或心功能不全者则可出现湿性啰音，少数患者甚至可出现哮鸣音。

## 三、实验室检验及检查

### （一）实验室检验

（1）一般实验室检查应包括：血常规、肝肾功能、电解质、血气分析。

（2）感染相关检查包括：降钙素原、G 试验、病毒/抗原/聚合酶链反应（PCR）测定等；炎症相关检查涉及 IL-2、IL-6、IL-8、CRP、红细胞沉降率（ESR）测定等。

（3）病原微生物培养包括：血培养、痰培养及其他体液培养。

（4）其他：ICIP 可能合并有多个脏器功能损伤，因此应考虑检查心脏指标［包括心肌酶、肌钙蛋白（troponin, Tn）（I 或 T）、NT-proBNP］、内分泌功能相关指标检测（甲状腺功能、皮质类固醇）；凝血功能和 D2 聚体的检测对肺栓塞的鉴别有一定意义；肿瘤标志物的检查可一定程度上鉴别肿瘤进展所致的肺损伤。另有研究表明，一种主要在 II 型肺泡上皮细胞和细支气管上皮细胞中表达的高分子量黏液糖蛋白——血清涎液化糖链抗原-6（krebsvondenlungen-6, KL-6），可能是一种潜在的 ICIP 标志物。KL-6 在各种以 II 型肺泡上皮细胞增生为特征的间质性肺病的诊断、病情严重程度评估及治疗效果监测方面具有重要价值。

### （二）检查

#### 1. 影像学检查

（1）ICIP 影像表现特点：在进行 ICIs 治疗之前推荐行肺部 CT 检查；临床疑诊 ICIP 时需再次进行肺部 CT 检查。ICIP 影像学表现多样，可表现为双肺野散在或弥漫性磨玻璃影、斑片状实变影和间质改变（网格影、纤维条索、牵拉性支气管扩张等）、小叶间隔增厚等；也可表现为胸腔积液和肺结节病样肉芽肿性反应。一般情况下，病灶累及下叶多于上叶，肺部周边多见，部位多发分布特征。

（2）ICIP 影像学分型共分为以下 6 种：①OP 为最常见类型，表现为双侧或单侧斑片状实变（可见支气管充气征或轻度柱状支气管扩张），常伴磨玻璃影及小结节影（<10mm），偶尔为肿块影，以中、下肺胸膜下或支气管血管束周围为主，因此需与潜在的肿瘤进展相鉴别，同时需要进一步排除感染因素，如侵袭性曲霉病等。②非特异性间质性肺炎（NSIP）为第二常见类型，表现为双肺相对对称分布磨玻璃和网格影、牵张性细支气管扩张，以双下肺、胸膜下分布为主。③过敏性肺炎（HP）：弥漫性或上叶为主的小叶中心磨玻璃影、结节，可能伴有空气潴留（"马赛克灌注"或"空气潴留征"）。④急性间质性肺炎 - 急性呼吸窘迫综合征（acute interstitial pneumonia - acute respiratory distress syndrome, AIP - ARDS）为严重类型，双肺弥漫磨玻璃影、斑片状实变，可伴"铺路石征"牵张性支气管扩张、蜂窝征、胸腔积液等多种表现混合存在，常累及大部分肺或全肺，以双下肺为主；鉴别诊断主要包括肺水肿、重症感染等。⑤毛细支气管炎（capillary bronchitis, BO）：弥漫性小叶中心为主的模糊结节影及支气管壁增厚，以双上肺为主，典型表现为"树芽征"，即胸膜下区、小叶中心与细支气管相连的结节状分支结构。⑥放射回忆性肺炎（radiation recall pneumonitis, RRP）：先前的放射性肺纤维化（伴有体积损失、实质变形和牵引性支气管扩张的实变）、磨玻璃影和/或实变，照射野内肺部改变的分布（弥漫性或斑片状）。

2．肺功能检查　肺功能检查（pulmonary function test, PFT）应包括反映肺通气、容量及弥散功能的指标，如第 1 秒用力呼气容积（$FEV_1$）、用力肺活量（forced vital capacity, FVC）、肺总量（TLC）及一氧化碳弥散量（DLCO）等。ICIP 肺功能多表现为限制性通气功能障碍伴弥散功能下降（DLCO 下降），部分患者仅有弥散功能下降，部分患者肺功能也可以正常。动态进行肺功能检查，FVC 相对于基线降低≥10% 或 DLCO 降低≥15% 被定义为有临床意义并提示 ICIP。DLCO 下降可能是亚临床 ICIP 的早期指标。

3．支气管镜检查　支气管镜检查同时行 BALF 检查和/或肺穿刺活检用于确诊 ICIP，排除感染性肺炎以及消除感染和指导抗菌药物使用。在研究层面 BALF 中 T 淋巴细胞的免疫检查点特征有助于区分 ICIP 与其他肺部疾病，并可能有助于预测疾病严重程度。ICIP 患者 BALF 中 PD-1、TIM3 及 TIGIT 阳性 $CD8^+$ T 淋巴细胞比例显著高于其他类型间质性肺疾病患者。研究结果显示，67.4% 的 ICIP 患者的 BALF 中细胞总数升高，以淋巴细胞增多为主，CD4/CD8 比例明显倒置。因此当 ICIP 与肺部感染、肺癌进展及其他相关疾病鉴别诊断困难时，可结合支气管镜检查同时行 BALF 检查和/或肺穿刺活检进一步确认。若发生 ICIP，灌洗液中可见大量淋巴细胞。

4．病理学检查　ICIP 没有单一特征性病理学表现，组织学表现多样，可表现为 OP、弥漫性肺泡损伤、嗜酸粒细胞肺炎或以淋巴细胞浸润为主的间质性肺炎、肉芽肿等。对于 ICIP 患者，肺组织活检病理并非首选检查方法，如影像学或临床对肺部浸润的病因有疑问时，可行组织活检协助诊断。

## 四、诊断

### （一）诊断标准

ICIP 诊断标准为排他性诊断，须详细询问病史，仔细查体以及必要的客观检查协助判断，同时 ICIP 常合并有 ICIs 相关肝脏不良事件、内分泌不良事件等，故需进行以下检查，如痰液病原学检查、血清病原学检查、血清氨基末端脑钠肽（brain natriuretic peptide, BNP）前体检测、降钙素原检测、G 试验、D-2 聚体检测、CT 肺动脉造影（computed tomography pulmonary angiography, CTPA）、血气分析、肝肾功能检测、电解质检测、内分泌功能指标检测等。其诊断依据包括：①ICIs 药物治疗用药史；②出现新的、加重的症状，包括咳嗽、呼吸困难，伴或不伴发热；③胸部 CT 平扫表现为快速进展的磨玻璃影、实变影、间质性肺炎影像学改变等；④根据实验室和/或组织学检查排除其他诊断如细菌性肺炎、肺栓塞、心功能不全及肺肿瘤进展等，且大部分 ICIP 对糖皮质激素有效。

### （二）鉴别诊断

ICIP 的鉴别诊断包括：①肺部感染：ICIP 的咳嗽主要以干咳为主，一般不发热，如果出现发热和咳黄脓痰应首先考虑肺部感染的可能。另外，ICIs 使用史、肺泡灌洗液细胞分类计数以及病原学检查等有助于临床上的鉴别诊断。如果临床难以鉴别时，可经验性抗感染或抗病毒治疗以明确诊断。②肿瘤进展：主要包括肺部原发肿瘤进展和肿瘤肺转移等，通常影像学可以帮助临床上的初步鉴别，进一步通过支气管镜检查、经支气管镜肺活检及经皮肺穿刺活检等进行临床鉴别。③其他：心力衰竭、肺栓塞等疾病也可表现为进行性呼吸困难等，根据具体情况选择超声心动图、CT 肺动脉血管成像等辅助检查协助鉴别（表 7-1）。

**表 7-1 ICIP 的鉴别诊断及鉴别方法表**

| 疾病名称 | 临床表现 | 鉴别方法 |
|---|---|---|
| 细菌性肺炎 | 根据感染的病原体不同，症状表现各不相同，常见症状有发热、咳嗽、咳痰、呼吸困难、出现脓性痰或血痰等，查体可出现呼吸急促，肺实变体征等 | 可通过实验室检测如血清学检测和微生物培养排除诊断，必要时可行支气管镜、BALF 检查或 NGS 检查以明确病原体 |
| 病毒性肺炎 | 可有发热、头痛、乏力、全身酸痛、咽痛、咳嗽、咳痰等症状，重症患者可出现呼吸急促、口唇发绀、肺部干湿性啰音的体征 | 呼吸道病毒核酸或抗原阳性，血清病毒抗体滴度检查 |
| 真菌性肺炎 | 主要临床表现是咳嗽、咳多量白色泡沫黏液痰、发热，查体肺部可闻及湿啰音，严重者可有呼吸急促、呼吸困难 | 当发热对广谱抗生素治疗无反应时需警惕真菌性肺炎，真菌培养为诊断真菌感染的金标准，其他检测方法包括血清学监测如血清特异性抗体检测、BALF 检测等 |
| 肿瘤进展 | 发热、气促、呼吸困难、咳嗽、咳痰等 | 肿瘤标志物检测，PET-CT 检查提示高代谢病灶，必要时可进行组织病理活检或 NGS 检查 |
| 放射性肺炎 | 常见咳嗽、气促或活动后气短，部分患者可见发热症状 | 影像学结合放疗史排除诊断 |
| 其他脏器功能异常（心功能不全、肺血管异常） | 与原发病相关，如心功能不全可有呼吸急促、端坐呼吸、咳嗽、咳白色或粉红色泡沫痰，双肺可闻及广泛水泡音等症状和体征 | 结合病史与临床表现进行相关检验检查 |

### （三）ICIP 分级及分型

1. ICIP 分级　目前 ICIP 的严重程度常采用《常见不良事件评价标准》5.0 版（*CTCAE V5.0*）分 1~5 级，美国临床肿瘤协会（American Society of Clinical Oncology, ASCO）免疫相关不良事件肺不良事件（肺炎）分级也可作为参考（表 7-2）。

表 7-2　ASCO 免疫相关不良事件肺不良事件（肺炎）分级及 *CTCAE V5.0* 肺炎分级及管理

| 分级 | ASCO 分级 | *CTCAE V5.0* | 分级管理 |
| --- | --- | --- | --- |
| G1 | 无症状；病变局限于一叶肺或病变范围<25% 的肺实质 | 无症状；仅为临床或诊断所见，无需治疗 | ①密切监测，考虑在 3～4 周后复查胸部 CT 及肺功能；②如影像学好转，密切随访并恢复治疗；③如影像学进展，升级治疗方案，暂停 ICIs 治疗；④如影像学无改变，考虑继续治疗并密切随访直至出现新的症状 |
| G2 | 有症状，累及 1 个以上肺叶或 25%～50% 的肺实质，需要药物治疗干预，影响借助于工具的日常生活活动 | 有症状；需要治疗干预，影响借助工具的日常生活活动 | ①暂停 ICIs 治疗，直至降至≤G1；②开始静脉滴注甲泼尼龙 1～2mg/（kg·d），治疗 48～72 小时后，若症状改善，激素 4～6 周内按照 5～10mg/ 周逐步减量；若症状无改善，按 G3～G4 级反应治疗；③如不能完全排除感染，需考虑加用经验性抗感染治疗；④3～4 周后复查胸部 CT，若临床症状及影像学缓解至改善≤G1，ICIs 可再评估后使用 |
| G3 | 重度症状；累及所有肺叶或 50% 的肺实质；个人自理能力受限，需吸氧 | 重度症状；个人自理能力受限，需吸氧 | ①永久停用 ICI，住院治疗；②立即开始激素治疗，静脉滴注甲泼尼龙，1～2mg/（kg·d），治疗 48 小时后若症状改善，继续治疗至症状改善≤G1，然后在 4～6 周内逐步减量；若无明显改善，可考虑接受英夫利西单抗（5mg/kg）静脉滴注，或吗替麦考酚酯，1g/ 次，2 次 /d，或 IVIg；③如尚未排除感染，需经验性抗感染治疗，必要时请呼吸科或感染科会诊；④酌情行肺通气治疗 |
| G4 | 危及生命的呼吸功能衰竭，需要紧急干预（如气管切开或插管） | 危及生命的呼吸功能衰竭，需要紧急干预（如气管切开或插管） | |
| G5 | 死亡 | 死亡 | |

### 2．临床分型

ICIP 根据临床因素分 3 型：①单纯型定义为特发性，伴或者不伴自身免疫性疾病；②诱导型定义为具有明确的病因，如放疗诱发、巨细胞病毒（CMV）或 EB 病毒（EBV）再激活，并产生特异性抗原，导致特异性免疫细胞活化，进而导致 ICIP，而且没有证据表明病毒或放疗造成器官损害；③混合型被定义为 ICIP 合并感染性肺炎（病毒、真菌、细菌等其他生物体）、或肿瘤进展（包括假进展或超进展）或放射性肺炎。

ICIP 的临床分型可能有利于制定进一步治疗策略：对于单纯型患者，建议采用糖皮质激素分级处理原则；对于诱导型患者，除了糖皮质激素和支持治疗以外，还需考虑抗病毒治疗（若为病毒诱发的 ICIP）或抗纤维化治疗（若为放疗诱发的 ICIP）；对于混合型患者，可以考虑抗生素治疗（合并感染者）、抗肿瘤治疗（合并肿瘤进展者）和抗纤维化治疗（合并放射性肺炎患者）。

### 五、治疗

CSCO、美国临床肿瘤学会（ASCO）、欧洲肿瘤内科学会（ESMO）、癌症免疫治疗学会（Society for Immunotherapy of Cancer, SITC）和日本呼吸学会（Japanese Respiratory Society, JRS）等组织已经发布了 ICIP 管理的正式指南。ICIP 的治疗基于肺炎的临床严重程度，毒性严重程度使用 *CTCAE V5.0* 及 ACSO 免疫相关不良事件肺不良事件（肺炎）分级描述，详见表 7-2。

## （一）治疗原则

对于ICIP，1级定义为无症状的影像学改变，建议暂停ICIs治疗，并应密切监测患者；2级肺炎定义为影像学浸润伴轻至中度症状，但无缺氧，通常可使用皮质类固醇治疗，一般推荐静脉注射甲泼尼龙$1.0 \sim 2.0mg/(kg \cdot d)$或口服等效药物；3级肺炎定义为影像学浸润伴中度缺氧症状，4级肺炎定义为危及生命的呼吸衰竭，$3 \sim 4$级肺炎患者应住院治疗。在开始更积极的治疗之前，应进行适当的诊断性检查，包括支气管镜检查，以排除感染或其他病因；治疗上应静脉注射甲泼尼龙，剂量为$1.0 \sim 2.0mg/(kg \cdot d)$；可考虑经验性使用抗生素；如果症状或呼吸系统疾病改善至基线水平，则皮质类固醇应在至少6周内逐渐减量。

有研究显示，18.5%（12/65）ICIP可发展为糖皮质激素难治性ICIP。如果呼吸系统疾病在48小时后恶化，应考虑使用联合其他免疫抑制剂或免疫调节剂，包括静脉注射免疫球蛋白（IVIg）、英夫利西单抗、环磷酰胺、他克莫司和吗替麦考酚酯。在这些情况下（$3 \sim 4$级），应停止使用ICIs。

## （二）常用药物

1. 糖皮质激素　糖皮质激素是irAEs（除外内分泌irAEs）的主要治疗药物。首选静脉滴注甲泼尼龙和口服泼尼松，其剂量根据分级和临床严重程度来选择（表7-2）。糖皮质激素通过基因组和快速非基因组途径对广泛的免疫反应产生抑制作用。基因组效应包括阻断白细胞介素-1（interleukin-1，IL-1）等促炎基因的启动子位点，诱导抑制性核因子$\kappa\beta$-$\alpha$（I$\kappa\beta$-$\alpha$）、IL-10、$\alpha$2-巨球蛋白等抗炎基因，以及通过竞争核因子-$\kappa$b（NF-$\kappa$b）和激活蛋白-1的功能，抑制几乎所有炎性细胞因子的合成。非基因组效应包括翻译后调节抑制炎症细胞因子，以及增加编码IL-1、IL-2、IL-6、IL-8和TNF的mRNA降解。虽然目前尚未开展大样本临床试验探讨糖皮质激素对ICIP的疗效，但考虑到ICIP可能的病理机制，使用糖皮质激素是合理的。

如果在糖皮质激素治疗$48 \sim 72$小时内，ICIP症状没有得到明显改善，或者糖皮质激素减量困难，按糖皮质激素难治性ICIP进行剂量激素治疗同时可增加IVIg、其他免疫抑制剂（吗替麦考酚酯或环磷酰胺）、抗肿瘤坏死因子等。也有个案报道激素联合抗纤维化药物如吡非尼酮治疗ICIP。

2. 抗肿瘤坏死因子　英夫利西单抗是一种抗人源化TNF-$\alpha$单克隆抗体，已被批准用于类风湿性关节炎（RA）、溃疡性结肠炎和强直性脊柱炎。目前有英夫利西单抗治疗ICIP有效的病例。然而，目前推荐使用英夫利西单抗的主要依据是结肠炎数据，与健康对照相比，ICIP患者BALF中的TNF-$\alpha$水平并没有升高，且英夫利西单抗治疗ICIP总体样本量少，需要更多的证据。

3. 静脉注射免疫球蛋白　IVIg已用于各种感染和自身免疫性疾病数十年。IVIg通过抑制自身抗体和细胞因子的作用发挥抗炎作用，并已被用于治疗irAEs，如ICI相关的重症肌无力（MG）。目前已有使用IVIg成功治疗严重及糖皮质激素难治性ICIP病例。虽然目前尚无IVIg治疗ICIP的大数据集，IVIg不抑制对感染的固有和体液应答，基于此，IVIg作为治疗严重及糖皮质激素难治性ICIP病例的次要选择被写进ICI相关毒性管理指南。

4. 单克隆抗体　托珠单抗是一种抗IL-6受体抗体，对RA具有充足的疗效和安全性证据。ICIP患者BALF中淋巴细胞的绝对数量和百分比显著升高。对于BALF中所研究的细胞因子，与健康对照者、肺癌患者相比，ICIP患者的IL-6水平显著升高（126.0pg/mL *vs.* 1.9pg/mL *vs.* 1.5pg/mL），$P=0.031$。有研究报道了托珠单抗对初始糖皮质激素难治性irAEs患者的疗效：在发生irAEs的87例患者中，34例为糖皮质激素难治性ICIP，需要在糖皮质激素基础上加用托珠单抗；34例患者中12例发生 3～4 级肺炎；27 例患者（约 80%）出现临床改善。因此，托珠单抗成为糖皮质激素难治性 ICIP 可选择治疗方案。

5. 其他免疫抑制剂　其他免疫抑制剂包括环磷酰胺和他克莫司。环磷酰胺是一种用于治疗各种类型癌症患者的烷化剂。他克莫司是一种靶向 T 淋巴细胞活化的钙调磷酸酶抑制剂，已被用于实体器官移植的免疫抑制方案。环磷酰胺和他克莫司也可用于肌炎相关的间质肺疾病。同样，已有一篇三联疗法（大剂量糖皮质激素、他克莫司和环磷酰胺）成功治疗重度糖皮质激素难治性 ICIP 的病例报道。

6. 血管活性肠肽　血管活性肠肽（vasoactive intestinal peptide, VIP）是一种存在于胰腺、肠道、中枢神经系统（CNS）和淋巴组织中的激素，在体内具有多种作用，如抗炎活性。有研究报道，吸入 VIP 可改善晚期黑色素瘤患者帕博利珠单抗引起的 ICIP。因此，VIP 吸入有可能成为 ICIP 的标准治疗，需要进一步研究证实其对 ICIP 的有效性。

### 六、免疫检查点抑制剂再挑战

ICIs 再挑战定义包括狭义及广义两层含义。狭义 ICIs 再挑战指因 irAEs 停止治疗的患者 irAEs 改善后恢复使用 ICIs。广义 ICIs 再挑战指因任何原因停止治疗的患者恢复 ICIs 治疗，包括调整特定药物。研究主要集中在 ICIs 再挑战的狭义定义上。广义可能更好地匹配复杂的真实世界临床实践。

大多数患者 ICIP 经及时治疗后都能治愈，此时临床医师须决定患者是否重新开始 ICIs 治疗。各大指南中提到，一旦 ICIP 恢复到 1 级或更低级别，口服糖皮质激素减量至 5mg/d 的情况下，可考虑 ICIs 再挑战。在 3～4 级的情况下，《中国临床肿瘤学会（CSCO）免疫检查点抑制剂相关的毒性管理指南》（2023 版）建议永久停用 ICIs。ICIs 再挑战需严密监测患者的不良反应，如再次发生 irAEs 则需永久停药。

ICIs 再挑战的有效性及安全性备受关注。在有效性方面，多项研究显示 ICIs 再挑战组（R 组）的 OS 优于非再挑战组（NR 组）。在疾病进展组中，再挑战未改善 OS；在疾病未进展组中，再挑战可改善 OS。在安全性方面，一项系统综述和 meta 分析探讨了癌症患者 irAEs 后 ICIs 再挑战的安全性和有效性，共纳入 18 项队列研究、5 项病例系列研究和 54 篇病例报告的 789 例 ICIs 再挑战病例。癌症患者 ICIs 再挑战后全级别和高级别 irAEs 的合并发生率分别为 34.2% 和 11.7%；与初始 ICIs 治疗相比，再挑战治疗显示出较高的全级 irAEs 发生率，但高级别 irAEs 的发病率相似。无论在 NSCLC 还是其他多种癌症中，再挑战 ICIP 高级别的发病率相似。对安全性结局的研究表明，ICIs 再挑战后 irAEs 的复发率（22.5%）可接受，并且 irAEs 的早发率较高。因此，ICIs 再挑战取决于：①患者的癌症状态、合并症和体能状态。②前期 ICIs 治疗的疗效：前期 ICIs 取得完全缓解（CR）者，建议观察；前期疾病进展者，不再考虑接受 ICIs 治疗；前期 ICIs 获得部分缓解（partial response, PR）或疾病稳定者，可考虑再挑战。③初发 irAEs 分级及恢复情况：对于 1～2 级 ICIP，激素治疗敏感者，考虑再挑战；建议再挑战前复查肺功能（包括通气功能、容量及弥散功能的测定），评估初次 ICIP 后肺功能受损的程度及后续对于再次出现 ICIP 的耐受性。对于肺基础疾病严重、激素治疗后吸收缓慢、无法 8～12 周内完全停药或 1 次 ICIP 后肺功能受损严重者，不建议再挑战。

### 七、预后

绝大部分 ICIP 预后好，对激素治疗敏感，恢复良好，少数预后不佳者，多与激素治疗不敏感、激素免疫抑制治疗（IST）后继发感染或肿瘤进展相关，需引起重视，早期识别和及时处理。

## 八、讨论

ICIP 是 PD-1/PD-L1 单抗治疗中最常见的致死性 irAE，在各类恶性肿瘤患者中均可能发生。多数 ICIP 对激素治疗敏感，早期治疗可降低其致死率，故临床医师在使用 ICIs 时需提高药物警惕性，做好用药前患者基线、肿瘤基线及 ICIP 风险预估，权衡利弊，加强患者教育和 ICIs 用药后严密随访，提高 ICIP 早期识别，实现及时诊治并进行综合管理。

（罗春香　胡志皇　戴　玲）

## 第二节　胸腔积液

在 irAEs 中，胸腔积液 irAE 十分罕见，可见少数病例报道。尽管胸腔积液本身诊断容易，但其病因众多，病因学诊断仍具有临床挑战性。胸腔积液 irAE 诊断困难，大多数情况依赖于排除诊断，所以临床诊疗首先需要除外肿瘤进展所致胸膜转移、假性进展、部分化疗药物或肺栓塞等原因所致的胸腔积液，且依旧需要遵循胸腔积液的诊断流程。

### 一、免疫治疗相关胸腔积液发病率

目前文献中，肿瘤患者的胸腔积液大多数是由于肿瘤进展所致，关于 ICIs 引起胸腔积液的相关报道较少，所以其发病率尚不清楚，仅见个案报道。有患者在接受纳武利尤单抗、阿替利珠单抗治疗的过程中，出现了胸腔积液 irAE；也有病例报道，NSCLC 患者接受化疗联合帕博利珠单抗治疗中出现进展性胸腔积液。

### 二、临床表现及体征

免疫治疗相关胸腔积液的临床表现及体征不具有特异性。不同病因和积液量所致的临床症状具有差异。典型的胸腔积液最初表现为非特异性的呼吸道症状，如呼吸困难、胸痛、咳嗽；少量胸腔积液常无症状。由于胸腔积液量不等，患者的体征可以表现为患侧胸廓运动受限、胸腔内器官向健侧移位、患侧触觉语颤减低、病变部位以下叩诊浊音、呼吸音减弱甚至消失、语音传导减弱等。胸痛多表现为单侧锐痛，经常与呼吸周期有关，随着胸腔积液的增多，胸痛可缓解。突然发作的剧烈胸痛、与胸腔积液量不成比例的呼吸困难则须排查有无肺栓塞。

不同原发病可以有相应不同的临床表现：结核病所致胸腔积液者可有低热、乏力、消瘦等结核中毒症状；心力衰竭相关胸腔积液的患者会有浮肿、缺氧等心功能不全的症状；肺炎相关性胸腔积液常有发热和咳嗽、咳痰等。

### 三、诊断

怀疑胸腔积液 irAE 时，我们应首先进行血清学、胸腔积液微生物学检测、相关细胞学等检测手段进行评估。免疫治疗相关肺炎合并胸腔积液，经激素治疗后胸水吸收，有助于诊断免疫治疗相关性胸膜炎。必要时可行胸腔镜组织活检来确定病因。

### （一）明确有无胸腔积液

1. 胸部 X 片　50mL 胸腔积液在侧位胸片上就可显示肋膈角后部变钝，而后前位胸片上则需要 200mL 胸腔积液才能显示病变。另外，胸腔积液在仰卧位胸片上仅仅表现为单侧胸部阴影密度增加，仰卧位胸片上胸腔积液量通常会被低估，因此仰卧位胸片"正常"表现也不能完全除外胸腔积液。

2. 超声检查　超声对胸腔积液诊断有重要临床价值，与胸部 X 片比较有更高的敏感性和特异性，它可帮助定位、定量、指导穿刺引流，并且可对胸部 X 线密度增强阴影患者鉴别诊断胸膜增厚、肺实质性病灶、胸水或包裹性积液。少量胸水经 X 片难以诊断时，超声探测肋膈角内有液性暗区即可明确诊断。

3. 胸部 CT　普通 X 线检查仅能诊断积液的存在，不能明确壁层胸膜的变化特征和隐蔽于积液中的肺内病灶等，可能发生漏诊，胸部 CT 检查能弥补其不足，是一种安全有效的检查方法。

4. MRI　若患者对增强 CT 造影剂过敏，MRI 是一项可选的检查，但 MRI 并未常规应用于积液的诊断。

### （二）胸腔积液的检测

1. 胸腔穿刺术　除有明显心力衰竭的患者，对所有不明原因的胸腔积液患者都应进行诊断性胸腔穿刺。胸腔积液在超声下显示为透声良好的液性暗区，胸腔超声可用于穿刺定位。

2. 胸水常规及细胞学检查　大多数胸腔积液是浆液性的，或是血性的。血性胸腔积液最常见的原因是恶性胸腔积液，以淋巴细胞为主，细胞学检查可见肿瘤细胞，必要时也可考虑胸膜活检。假性进展的患者胸水中常无大量淋巴细胞浸润。胸腔积液 irAE 导致的胸水常规表现为淋巴细胞为主，伴嗜酸性粒细胞增多，胸膜活检病理为非特异性淋巴细胞聚集。胸腔积液外观及其常见可能病因见表 7-3。

表 7-3　胸腔积液外观与病因

| 外观 | 病因 |
| --- | --- |
| 浆液样 | 肿瘤、结核、肺炎旁胸腔积液 |
| 浑浊 | 肿瘤、结核、肺炎旁胸腔积液 |
| 脓性 | 脓胸 |
| 乳糜样 | 乳糜胸、假性乳糜胸 |
| 棕褐色 | 肺炎旁胸腔积液、其他良性疾病 |
| 血性 | 自发性气胸、肿瘤、肺炎旁胸腔积液、结核、血管破裂 |

3. 胸水生化

（1）pH 值：如果怀疑非化脓性胸腔积液有感染原因，应采用适当的方法检测其 pH 值。pH 值降低常见于并发胸膜感染、结核、RA 和恶性胸腔积液。在肺炎旁胸腔积液（parapneumonic effusion, PPE）中 pH 值<7.2 提示需要置管引流。

（2）乳酸脱氢酶（lactate dehydrogenase, LDH）及蛋白质：LDH 及蛋白质的测量对鉴别渗出液还是漏出液有着重要作用。胸腔积液 irAE 导致的胸水中，LDH 及蛋白质水平往往是升高的。

（3）葡萄糖、淀粉酶：胸腔积液中葡萄糖浓度通常与血液中的相同。低葡萄糖浓度的胸腔积液见于脓胸、肺结核、恶性肿瘤和 RA。急性胰腺炎并发胸腔积液的患者，胸水中淀粉酶浓度较高。

（4）腺苷脱氨酶（adenosine deaminase, ADA）：这是一种存在于多种细胞中的酶，对淋巴细胞的分化有着重要作用。胸腔积液 ADA>40U/L 提示结核性胸腔积液可能性大；胸腔积液 irAE 所致的胸水中，ADA 水平则在正常范围内。

4. 血清学及微生物学检查　胸腔积液 irAE 患者的血清自身免疫指标均在正常范围内，如抗核抗体、双链 DNA、抗环瓜氨酸肽抗体（anti-CCP antibody）、类风湿因子（RF）、免疫球蛋白 G4 等。胸腔积液微生物学检查，可排除细菌及真菌感染的可能。

### （三）鉴别漏出液或渗出液

Light 标准常被用于区分胸腔积液是漏出液还是渗出液，符合其中任何 1 项及以上即可诊断为渗出液，准确率可达 93%~96%，如表 7-4 所示。

表 7-4　Light 标准

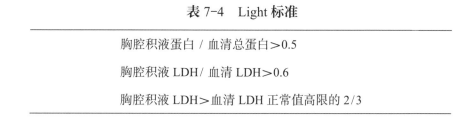

| |
| --- |
| 胸腔积液蛋白 / 血清总蛋白>0.5 |
| 胸腔积液 LDH/ 血清 LDH>0.6 |
| 胸腔积液 LDH>血清 LDH 正常值高限的 2/3 |

漏出液多为心力衰竭、肝硬化、肾病、低蛋白血症等引起；渗出液需注意感染、结核、肺栓塞、自身免疫病等。可根据患者临床表现、血清学、感染指标等进行诊断，这里不再赘述。

### （四）胸膜活检、胸腔镜及其他侵入性检查

针对胸腔积液样本检测未能明确病因的患者，应行胸膜活检，CT 或超声引导下胸膜活检准确性更高。当疑诊恶性胸膜疾病，但胸膜活检或胸腔积液细胞病理学未能确诊时，可考虑胸腔镜检查。对于影像学提示有肺不张伴或不伴肺部肿块、或有咯血史、异物吸入等情况的胸腔积液，建议酌情行支气管镜检查。

### （五）鉴别诊断

免疫治疗相关胸腔积液临床少见，诊断为排除性，需与下列情况相鉴别。

（1）培美曲塞等化疗药物可导致体液潴留，但多表现为外周或颜面水肿，严重者也可伴发胸腔积液。

（2）放疗性胸膜炎常伴有胸膜变色及增厚，常在正常和异常胸膜之间出现分界，与放疗野吻合。放化疗诱导的胸膜炎多在治疗后即刻发生，可通过治疗史和临床表现进行鉴别。

（3）假性进展多发生在免疫治疗早期、既往有胸膜累及史的患者，用药最初就出现复发性积液，并和其他病灶增大同步，常不伴有症状恶化。

（4）恶性胸腔积液是渗出性胸腔积液的常见原因，诊断通常依赖于胸腔积液细胞学检查。在高度怀疑恶性胸腔积液的情况下，若细胞学检查为阴性，则建议行胸腔镜活检。

（5）结核性胸腔积液常与原发性肺结核有关，常归因于对分枝杆菌蛋白的Ⅳ型变态反应，因此胸腔积液中分枝杆菌的菌量通常很少。胸腔镜下胸膜活检是最有可能获得分枝杆菌培养阳性结果（以及药敏）的检查，也可以通过检测胸腔积液结核标志物来进行诊断（ADA、γ干扰素）。

（6）PPE常继发于细菌性肺炎、肺脓肿或支气管扩张症合并感染。患者血象、降钙素原等感染指标升高，胸部X线先有肺实质浸润影或肺脓肿、支气管扩张等表现，胸水涂片、培养等有助于查见病原菌。

（7）肺栓塞患者的胸腔积液量一般较少，可在肺栓塞的同侧、对侧或双侧。有研究表明，肺栓塞相关的胸腔积液均为渗出液，但积液特点并不特异，因此尚需结合影像学来判断。

## 四、治疗

### （一）胸腔穿刺抽液和置管引流

胸腔穿刺抽液和置管引流的目的是快速缓解胸闷和毒性症状、减少胸膜增厚、预防复发。胸腔积液长期积聚，可导致大量纤维蛋白和细胞碎屑沉积于壁层胸膜，阻塞壁层胸膜淋巴管网微孔，损伤正常胸膜的淋巴回收系统，使胸腔积液难以吸收，胸膜增厚，故对渗出性胸腔积液者，尽早抽出。而对于漏出性胸腔积液，主要在于控制原发病，胸腔积液常在纠正病因后吸收，若无呼吸困难等症状，应尽量避免抽液。

### （二）病因治疗

（1）胸腔积液irAE随着免疫治疗的继续只会加重不会自发缓解，在终止免疫治疗后会改善。严重者往往需给予一定的全身免疫抑制药物治疗，临床上广泛使用糖皮质激素作为主要干预药物。据现有的病例报道，对怀疑为胸腔积液irAE的患者，建议口服泼尼松或静脉使用甲泼尼龙，并停用ICIs治疗。假性进展所致的胸水继续接受免疫治疗可自行缓解。

（2）恶性胸腔积液的患者可以往胸腔内注入抗肿瘤药物（如顺铂、博来霉素/抗血管生成药物等），也可以通过使用胸膜固定剂（滑石粉、博来霉素）诱发无菌性炎症，使胸膜粘连，闭锁胸膜腔，减少胸腔液体生成。通常采用局部治疗联合全身治疗来增加疗效。

### （三）营养支持及对症处理

胸腔积液者因反复胸穿抽液或胸腔闭式引流，往往会使大量蛋白质丢失，应予以补充，如使用静脉注射白蛋白等，并注意纠正电解质紊乱和补充维生素。对有呼吸困难或胸痛者应给予吸氧、止痛处理。

## 五、讨论

免疫治疗所致的胸腔积液是一种少见的irAE，是一种排除性诊断。患者在使用ICIs治疗后产生胸腔积液时，我们应想到是irAEs的可能，病理检查和动态关注临床过程有助于做出诊断。因暂无治疗胸腔积液irAE的相关指南，故在本文中只列出了病例报告中使用的药物和剂量。

（周冬梅　林　根　陈小波）

## 第三节　典型病例

**病例**　PD-1 单抗致呼吸系统不良事件（免疫相关性肺炎）

**病史摘要**：男，67 岁。

**主诉**：左肺恶性肿瘤 6 周期免疫联合化疗后 3 周，咳嗽、胸闷 2 天。

**现病史**：患者 1 年前因胸痛到院就诊，行胸部 CT 示：①左肺下叶肿块伴空洞及节段性肺不张，考虑肺癌可能；纵隔及左肺门区淋巴结肿大，考虑转移。②双肺多发实性结节。腹部 MRI 示：左肾上腺结节状增粗，转移不能除外。左肺穿刺活检示：癌，倾向低分化鳞状细胞癌。确诊为左肺下叶恶性肿瘤，鳞癌并纵隔、左侧肺门淋巴结、左侧肾上腺转移 T2bN2M1bⅣA 期，按周期行"信迪利单抗＋紫杉醇＋卡铂"方案治疗 6 周期，疗效评估为 PR，末次治疗 3 周后出现咳嗽、胸闷、活动后气喘，到院复查，双肺出现间质性肺炎改变及左侧胸腔积液（图 7-1）。

**既往史及个人史**：否认免疫相关性疾病史。冠心病病史 15 年，服用药物不详；2 型糖尿病（T2DM）病史 1 年，最高空腹血糖（FPG）7.1mmol/L，服用药物不详；曾患肺结核，已治愈；吸烟 50 年，每天约 20 支；饮酒 50 年，100g/d。

**入院查体**：体温 36.7℃，脉搏 81 次/min，呼吸 22 次/min，血压 112/67mmHg，指脉氧饱和度 92%，身高 167cm，体重 65kg，体表面积（BSA）1.731 1m²，卡诺夫斯凯计分（Kanofsky performance score, KPS）80 分。一般情况欠佳，神志清楚，对答切题，左下肺叩诊浊音，呼吸音减弱。双肺未闻及明显干、湿啰音。

**辅助检查**：

1. **胸部 CT**　①左肺下叶肿块伴节段性肺不张、炎变，较前病灶范围变化不明显，肺不张及渗出范围明显增大、增多，左侧胸腔积液较前新出现；纵隔及双肺门区多发淋巴结显示，大致同前。②双肺多发小、微小结节，部分较前新出现。双肺间质结构增多并条索、条片灶，较前增多、增大，考虑炎性病灶（图 7-1A）。

2. **B 超**　颈部血管、四肢血管彩色多普勒超声检查未见异常。

3. **感染指标**　血细胞分析：白细胞 4.99×10⁹/L（3.5～9.5×10⁹/L），中性粒细胞比率 51.5%（40%～75%），降钙素原 0.04ng/mL（<0.05ng/mL），C 反应蛋白 92.74mg/L（0～5.00mg/L）。

4. **血气分析（静脉血）**　酸碱度 7.341（7.35～7.45），二氧化碳分压 45.7mmHg（35～45mmHg），氧分压 34.9mmHg（80～100mmHg），实测氧饱和度 59.4%（95%～98%），氧合指数 166（400～600）。

5. **凝血、纤溶**　血浆纤维蛋白原 6.81g/L（2～4g/L），纤维蛋白（原）降解产物 35.76μg/mL（0～5μg/mL），血浆 D-二聚体测定 12.64μg/mL（0～0.55μg/mL）。

6. **痰培养**　痰培养未见异常。

7. **治疗后复查胸部 CT**　①左肺下叶肿块伴远端节段性肺不张、炎变，病灶范围变化不明显、肺稍复张、渗出实变较前稍吸收；左侧胸腔少量积液，大致同前；纵隔及双肺门区多发淋巴结显示，大致同前。②双肺多发小、微小结节，较前变化不明显；右肺中叶、左肺上叶多发斑片及条索影，较前稍吸收，考虑炎性病灶（图 7-1B）。

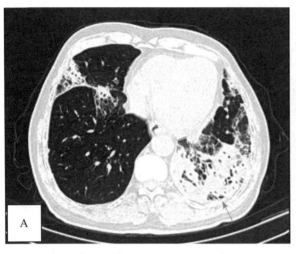 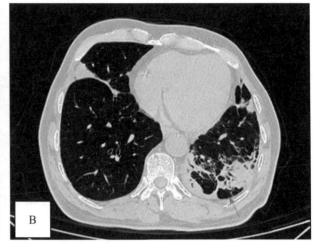

**图 7-1　治疗前后胸部 CT 对比**
A. 治疗前；B. 治疗后

8. 治疗后复查 CRP　CRP：4.62mg/L（0～5.00mg/L）。

诊断：①ICIP；②免疫相关性胸腔积液；③左肺下叶恶性肿瘤，鳞癌并纵隔、左侧肺门淋巴结、左侧肾上腺转移 T2bN2M1bⅣA 期；④T2DM；⑤冠状动脉粥样硬化性心脏病。

治疗：①暂停 ICIs 治疗；②甲泼尼龙琥珀酸钠静脉滴注 0.6mg/（kg·d）；③头孢哌酮钠/舒巴坦钠静脉滴注 1.5g/12h；④持续低流量吸氧。

分析与讨论：

ICIP 是最为常见的 ICIs 相关呼吸系统不良事件，具有以下特点：①ICIP 是使用 PD-1/PD-L1 单抗治疗中最常见的致死性 irAEs；②临床表现通常无特异性，多为排他性诊断；③胸部 CT 是诊治关键，影像可表现为 NSIP、机化性肺炎（OP）和磨玻璃影、结节或肿块影、实变。本例为 1 例信迪利单抗联合化疗的 NSCLC 患者。有临床研究表明，接受信迪利单抗治疗的患者发生 ICIP 时间为使用信迪利单抗后的 0.3～14.7 个月，中位发病时间为 2.2 个月。结合患者用药史，本次出现咳嗽、咳痰伴气短，C 反应蛋白水平升高，其余感染指标基本正常，微生物病原学培养结果呈阴性，故排除感染性肺炎，考虑为信迪利单抗引起的免疫相关性肺炎，肺炎分级为 G2 级。患者使用糖皮质激素后症状明显好转，C 反应蛋白（CRP）下降至正常范围，胸部 CT 显示炎性病灶及胸腔积液吸收（图 7-1），ICIP 及免疫相关性胸腔积液诊断明确。因该患者患有糖尿病，故糖皮质激素治疗剂量减量使用，治疗后复查显示病灶有所吸收，症状好转，证实有效，一周后规律减量，直至换算同等剂量醋酸泼尼松片口服。患者入院时有咳嗽、咳痰症状，胸部 CT 提示出现炎性病灶，故入院时经验性使用抗生素。该患者入院时血浆 D-二聚体明显升高，结合颈部血管、四肢血管彩色多普勒超声检查，可排除颈内静脉及四肢静脉血栓，患者无突发胸痛、呼吸困难、休克等症状及体征，结合患者胸部增强 CT，血管内未见栓子，暂不考虑肺栓塞。在临床诊治工作中，仍应充分完善超声内血管血栓检查以及复查胸部 CT、心电图（electrocardiogram, ECG）、心脏彩超、动脉血气分析及血浆 D-二聚体等相关检查以明确排除肺栓塞。

综上所述，ICIP 是常见的致命性 irAEs，应得到"医-护-患"高度关注，早诊早治是结局好坏的关键。诊断多为排他性诊断，医生应了解 ICIP 的发病机制、临床表现、影像学表现、高危因素及治疗原则，及时发现并给予适当的处理，避免病情加重甚至危及患者生命，毒性管理的思维及意识应贯穿治疗的各时期。绝大部分 ICIP 预后好，对激素治疗敏感，恢复良好。少数患者激素治疗不敏感，可联合其他免疫抑制剂或免疫调节剂，包括 IVIg、英夫利西单抗、环磷酰胺、他克莫司和吗替麦考酚酯。若出现 3～4 级 ICIP，应停止使用 ICIs。

（高德培　李俊杰）

# 第八章

# 心血管系统不良事件

## 第一节 心肌炎

免疫检查点抑制剂（ICIs）引起的免疫相关不良事件（irAEs）可以累及身体任何器官，其中心肌炎作为一种罕见且致命的并发症，其发病率约为 0.04%～1.14%，但其死亡率可高达 25%～50%，且发生机制尚未明确，需进行及时有效的干预治疗。本节旨在总结 ICIs 相关心肌炎的发病率、发生机制、临床表现、辅助检查、治疗等，以提高临床医生对该不良事件的认知。

### 一、发生率、危险因素及发病机制

#### （一）发生率

据报道 ICIs 相关心肌炎的发病率为 0.04%～1.14%，是一种不常见的不良事件，但其死亡率可高达 25%～50%。一项 meta 分析显示在 4 751 例患者中，1.3% 出现心脏 irAE，其中以心肌炎最常见（50.8%）；一项回顾性分析中显示 964 例使用 ICIs 的患者中心肌炎发病率为 1.14%；在世界卫生组织的全球个体病例安全报告数据库 VigiBase 中描述了 2008—2018 年报告的 122 例病例，结果显示单独使用程序性死亡受体 1/程序性死亡受体配体 1（PD-1/PD-L1）单抗或细胞毒性 T 淋巴细胞相关抗原 4（CTLA-4）单抗所致心肌炎发病率分别为 0.41% 及 0.07%，而二者联合使用时发病率为 1.33%；一项回顾性研究表明，不同类型不良事件死亡率中心肌炎的死亡风险最高，131 例患者中有 52 例（39.7%）死亡；另一项研究显示，ICIs 相关心肌炎的发病时间较早，62% 的患者可发生在 ICIs 治疗的第一个或第二个周期之后，中位发病时间为 30 天。其他心脏不良事件也有报道，包括心包疾病、心肌梗死和血管炎等。

#### （二）危险因素

通过寻找危险因素，可以对 ICIs 相关心肌炎进行早期预防和诊断。有研究报道以下潜在危险因素：

1. 既往心脏疾病史　一项 30 例 ICIs 相关心血管不良事件患者研究中显示半数患者既往有心脑血管疾病史，且既往患有急性冠脉综合征、脑卒中和高血压患者的心肌炎发病风险可能增高。另一项研究则表明糖尿病患者发生 ICIs 相关心肌炎的比例更大。

2. 联合免疫治疗　有研究表明 PD-1/PD-L1 单抗联合 CTLA-4 单抗所致心肌炎发病率较单独使用 PD-1/PD-L1 单抗或 CTLA-4 单抗所致心肌炎发病率高，因此 ICIs 联合治疗是 ICIs 介导的心肌炎的重要危险因素。

3. 既往自身免疫性疾病　有文献报道系统性红斑狼疮（SLE）、类风湿关节炎、结节病及心肌梗死后综合征等自身免疫性疾病史或可增加 ICIs 相关心肌炎的发病风险。

4. 性别　有研究显示 ICIs 相关心肌炎在男性中更为常见，但未有更多数据支持。

### （三）发病机制

目前 ICIs 相关心肌炎的发病机制尚未明确，主要有以下几种观点：

1. ICIs 破坏免疫耐受　PD-1/PD-L1 抑制 T 细胞过度活化而产生免疫耐受。CTLA-4 和 PD-1/PD-L1 被阻断后明显增强了免疫细胞（特别是 T 细胞）的增殖和杀伤能力，导致 T 细胞过度活化，从而造成心肌细胞损伤。在一项注射纳武利尤单抗（Nivolumab）加伊匹木单抗（Ipilimumab）诱导食蟹猴发生心肌炎的实验中，结果显示在食蟹猴的心肌中存在免疫细胞（主要是 T 细胞）浸润。

2. 心肌细胞和肿瘤细胞中抗原的交叉反应　据报道，在应用 Nivolumab 和 Ipilimumab 联合治疗后发生致死性免疫性心肌炎的转移性黑色素瘤患者尸检分析中，发现心肌和骨骼肌细胞中的 CD3（T 细胞标志物）呈阳性。并进一步进行 T 细胞受体测序，显示患者的骨骼肌、心肌和肿瘤中有高同源抗原。另有研究对接受 PD-1 单抗联合 CTLA-4 单抗治疗后出现免疫性心肌炎患者心肌组织进行分析，发现 PD-L1 在受损心肌细胞及浸润的 $CD8^+$ T 细胞中均高表达（约为受累骨骼肌的 5 倍）。说明在使用 ICIs 时不仅可以识别肿瘤细胞上的抗原而且可以识别心肌细胞上的抗原，导致心肌炎的发生。

3. PD-1 或 PD-L1 的心脏保护作用　在一项 PD-1 敲除后发生自身免疫性心肌炎的小鼠模型中，显示心肌组织中存在高滴度的抗心肌肌钙蛋白 I 自身抗体（cardiac troponin I autoantibodies, cTnIAAb），并伴有大量 T 细胞浸润。另一项细胞毒性 T 细胞介导的小鼠心肌损伤研究中，发现小鼠心肌 PD-L1 上调，阻断 PD-L1 后使小鼠更容易出现心肌损伤。并且，缺乏 CTLA-4 的小鼠和缺乏 PD-1 的 MRL 小鼠心肌组织中可见大量的 $CD4^+$、$CD8^+$ T 细胞浸润，从而表现为严重的心肌炎，综上所述，CTLA-4、PD-1/PD-L1 对小鼠心脏可能存在一定保护作用，使用 ICIs 后会抑制其心脏保护作用，从而导致心肌炎的发生。

4. 炎性因子作用　研究发现 ICIs 相关心肌炎患者血液中克隆性细胞毒性 Temra $CD8^+$ T 细胞显著扩增，且其独特转录机制可上调 $CCR2^+$ 巨噬细胞亚群，释放促炎趋化因子（CCL5/CCL4/CCL4L2 等）。在 ICIs 相关心肌炎中还可观察到其他促炎细胞因子的表达，例如肿瘤坏死因子-α（tumor necrosis factor-α, TNF-α）、γ 干扰素（interferon-γ, IFN-γ）、颗粒酶 B（granzyme B, Gzm B）以及粒细胞-巨噬细胞集落刺激因子（granulocytemacrophage colony-stimulating factor, GM-CSF）等。活化的 T 细胞产生 TNF-α 和 Gzm B，在 T 细胞过度活化时炎性因子过度表达，可能导致心肌损伤的发生。一项 CTLA4 融合蛋白（CTLA4-Ig）对柯萨奇病毒诱导心肌炎小鼠的研究中，结果表明 IFN-γ 水平与心肌炎发生率成正比，IFN-γ 水平降低时，心肌炎发生率也下降。在另一项 ICIs 相关心肌炎小鼠模型研究中观察到 ICIs 相关心肌炎的发生与 IFN-γ 诱导的特定炎性巨噬细胞群的扩增有关，并表明阻断 IFN-γ 可能减轻心肌炎。因此炎性因子对心肌炎的发生具有一定作用。

另外，也有研究显示调节性 T 细胞（Treg）减少参与了心肌炎的产生，但 ICIs 相关心肌炎具体发病机制有待进一步研究。

## 二、临床表现及分级

### （一）临床表现

ICIs 相关心肌炎可出现各种不同的症状，如胸痛、心悸、呼吸困难、恶心、体重增加（水肿）、发热或咳嗽，严重者可出现心源性休克、室性心律失常甚至猝死。约 37% 的患者会出现胸痛，且可能为非典型性，需除外其他导致胸痛或心肌标志物升高的原因，如急性冠脉综合征、肺栓塞等。许多 ICIs 相关心肌炎患者可合并其他 irAEs，其中肌炎较为常见，有研究表明 ICIs 相关严重致死不良事件中 6 例心肌炎患者有 3 例合并肌炎。呼吸困难等症状也可能在不同的 irAEs 中存在，因此心肌炎的诊断将依赖于进一步的相关检查。

### （二）分级

根据《免疫检查点抑制剂相关心肌炎监测与管理中国专家共识》（2020 版），将 ICIs 相关心肌炎分为四级（表 8-1）。

表 8-1   ICIs 相关心肌炎分级

| 分级 | 临床表现及检查 |
| --- | --- |
| G1 | 日常活动无症状（或其他原因可以解释的症状），仅有心脏损伤标志物异常或者心电图异常 |
| G2 | 日常活动可引起（无法用其他原因解释的）轻微症状，心脏损伤标志物异常或者心电图异常 |
| G3 | 日常活动可引起（无法用其他原因解释的）明显症状，心脏损伤标志物异常和 / 或心电图异常 / 或超声心动图异常 /CMR 显示心脏结构和功能异常 |
| G4 | 症状严重无法耐受日常活动，或休息时也有症状，甚至危及生命 |

### 三、辅助检查

#### （一）实验室检查（心脏生物标志物）

ICIs 相关心肌炎尚无统一的诊断标准，目前临床上主要检测以下指标：

1. 肌钙蛋白   研究显示有 94% 的患者心肌肌钙蛋白（cardiac troponin, cTn; cTnI 或 cTnT）升高，定期测量 cTn 是筛查心肌炎发展最简单的方法之一。然而，cTn 并不是反映心肌炎的特异性指标，需与其他导致心肌细胞损伤的疾病相鉴别。

2. 脑利尿钠肽   脑利尿钠肽（brain natriuretic peptide, BNP）是常用的心肌损伤检验指标，70% 的心肌炎患者出现利钠肽水平升高，因此 BNP 也可用于 ICIs 相关心肌炎的监测和诊断。

3. 其他   如肌酸激酶（creatine kinase, CK）及其同工酶（CK-MB）、肌红蛋白等，特别是合并肌炎时，均可不同程度升高。

#### （二）心电图

心电图（ECG）对于 ICIs 相关心肌炎的诊断缺乏特异性，其可表现为心室内传导延迟、PR 间期延长、完全性心脏传导阻滞和其他形式的心律失常，如心房颤动和室性心律失常等。ECG 联合 cTn 连续测定在 ICIs 治疗期间可作为动态监测心肌炎的有效指标，有助于早期识别 ICIs 相关心肌炎与其他心脏疾病。

#### （三）心脏磁共振成像

心脏磁共振成像（cardiovascular magnetic resonance, CMR）是一种非侵入性影像学检查，在心肌炎的早期发现、动态监测及预测心肌炎风险中发挥着重要作用。在弥漫性或轻度炎症的 ICIs 相关心肌炎中，20%～30%的患者CMR可能完全正常，但它可以识别功能性和结构性心肌异常，并间接表现出心肌潜在组织病理学变化。T1、T2加权成像及晚期钆增强序列（late gadolinium enhancement, LGE）可检测到心肌炎引起的急性炎症和细胞坏死的表现。

### （四）心内膜心肌活检

心内膜心肌活检（endomyocardial biopsy, EMB）被认为是诊断心肌炎和判断预后的金标准，所有怀疑患有ICIs相关心肌炎的患者都应考虑做EMB。有病理数据显示ICIs相关心肌炎患者的心肌组织中有T淋巴细胞（CD3$^+$T、CD8$^+$T）和巨噬细胞（CD68$^+$）的浸润，EMB可帮助识别存在的免疫浸润物的类型。但由于病变心肌常呈斑片状分布，EMB可能出现假阴性，且EMB不易被患者接受且仅有少数医疗中心有实验EMB的能力。

### （五）超声心动图

超声心动图在预测ICIs相关心肌炎患者预后方面的价值有限，仅少部分患者出现左室射血分数降低，主要发生于暴发性ICIs相关心肌炎患者中，这表明左室射血分数正常者并不能排除心肌炎的诊断。然而，ICIs相关心肌炎患者在超声心动图中无论左室射血分数的水平如何，其整体纵向应变值均明显降低，重症患者更甚，但目前整体纵向应变值能否作为ICIs相关心肌炎早期诊断指标有待商榷。

## 四、鉴别诊断

ICIs相关心肌炎在临床确诊过程中具有挑战性，部分原因是心肌炎的诊断本身是一种排他性诊断，需逐步评估诊断可疑的ICIs相关心肌炎。此外，ICIs与其他抗肿瘤治疗联合使用时，可引起多种心血管并发症。因此，在进行鉴别诊断时应综合考虑其他因素，包括心包炎、血管炎、心肌病、心内膜炎和急性冠脉综合征等心血管疾病及肺栓塞和肺炎等非心脏因素。例如，肾癌使用ICIs联合抗血管内皮生长因子治疗时可能诱发心肌病和/或血管事件。此外，同一患者可能同时存在多种心脏问题，例如ICIs相关心肌炎的患者可能伴有无症状冠心病。

## 五、治疗

### （一）一般措施

出现心肌炎相关临床表现时，应立即停用ICIs，均需卧床休息，必要时予心电、血压、血氧监测，并且密切关注是否存在其他器官的ICIs相关不良事件，必要时请多学科会诊。

### （二）糖皮质激素

糖皮质激素应作为ICIs相关心肌炎的首选治疗方案，其具体方案因个体化及病情而异。在一项回顾性研究中，在确诊ICIs相关心肌炎后及时应用糖皮质激素治疗可使患者获益更大，在入院24小时内接受高剂量糖皮质激素的患者可能比在入院24小时后接受中低剂量糖皮质激素的患者预后更好。目前美国临床肿瘤学会（ASCO）指南建议：对于亚临床稳定的患者建议继续监测，对不稳定的亚临床患者推荐口服泼尼松1～2mg/（kg·d），5～7天逐渐减量，减量过程不少于4周。对轻型患者推荐静脉应用甲泼尼龙1～2mg/（kg·d）（或等效糖皮质激素），并于心功能恢复至基线水平后4～6周内逐渐减量。有研究建议对重型或危重型心肌炎的患者应予静脉注射甲泼尼龙 1 000mg/d 冲击治疗 3~5 天，直到患者临床症状改善和指标稳定后，改为口服甲泼尼龙 1mg/（kg·d），4~6 周逐渐减量。

### （三）免疫治疗

1. 英夫利西单抗 英夫利西单抗被认为是治疗 ICIs 相关心肌炎的二线药物，临床治疗过程中，若糖皮质激素无效，应考虑使用英夫利西单抗。但应注意英夫利西单抗可能与心力衰竭恶化有关，对于中至重度心力衰竭（心功能 Ⅲ~Ⅳ 且左室射血分数≤35%）患者应慎用或减量使用。

2. 吗替麦考酚酯 不推荐单独使用吗替麦考酚酯，常与糖皮质激素联合使用，每次 0.5~1.5g，每天 2 次。

3. 他克莫司 他克莫司是一种新型强力免疫抑制剂，也常与糖皮质激素联合使用，近来研究表明对改善心脏免疫排斥反应起良好作用。

4. 其他 由于 ICIs 相关心肌炎和心脏移植排斥之间的组织学相似性，有报道应用抗免疫排斥药物（如抗胸腺细胞球蛋白）改善心脏功能；阿巴西普治疗 ICIs 相关心肌炎成功的案例，其可以快速抑制全身 T 淋巴细胞的活性，应用后出现 cTn 下降。此外，阿仑单抗（alemtuzumab）、IL-6 抑制剂如托珠单抗（tocilizumab）、JAK/STAT 信号通路抑制剂如托法替尼（Tofacitinib）、鲁索（利）替尼（Ruxolitinib）等药物也见于个案报道，还需进一步探讨。

### （四）免疫检查点抑制剂再挑战

亚临床心肌损伤患者 cTn 恢复至基线水平后，可以进行 ICIs 再挑战，并密切观察病情变化；明确诊断的未治愈心肌炎以及 G2 级以上心肌炎患者，不推荐再次使用 ICIs，若确需进行 ICIs 治疗应由多学科专家会诊讨论；再次出现 ICIs 相关心肌炎则必须永久停用 ICIs。

### （五）监测

重症型及危重型心肌炎中传导阻滞发生率高，应密切监测患者心电情况，临时起搏器备用，以及时处理危重的缓慢性心律失常。ICIs 相关心肌炎常伴有心脏生物标志物异常，有病例报道糖皮质激素治疗预后良好的标志是 cTn 水平下降，因此，在病程中应对相关指标进行动态监测。对所有生物标志物恢复和临床症状改善的患者，建议在 1 个月内进行心脏成像检查。

### 六、展望

ICIs 对多种类型恶性肿瘤有良好的临床疗效，但应注意 ICIs 治疗引起的心脏不良事件，由于 ICIs 相关心肌炎发生率低，但死亡率较高，需引起重视，及时发现和治疗可以减少心脏不良事件的死亡率。当前应从细胞和分子水平深入研究并阐述 ICIs 相关心肌炎的发病机制，更重要的是，寻找到能预测发生 ICIs 相关心肌炎的标志物，以筛选可耐受 ICIs 治疗的患者。ICIs 相关心肌炎患者的综合管理往往需要多学科合作，治疗患者肿瘤疾病的同时也注重优化心血管健康，以降低患者的死亡率。

（黄 菊 刘 林 苏惠敏）

## 第二节　心包炎及心包积液

在所有 irAEs 中，ICIs 的心脏毒性因其高死亡率而引起重视。患者可能会在开始使用 ICIs 的几周内出现心肌炎、心包炎、应激性心肌病、传导障碍等。其中心包炎及心包积液虽然发生率低，但是致死率高，故了解心包炎及心包积液发生率、临床表现、治疗及管理至关重要。

### 一、发生率、危险因素发病机制

#### （一）发生率

ICIs 相关的心包疾病包括心包炎、心包积液和心脏压塞。它可以孤立存在或与心肌炎、心脏节律异常等一起发生。其发病率尚不明确，不同研究报道其发病率约 0.1%~15%；虽然心包疾病罕见，但死亡率高达 13%~21.1%。一项 ICIs 相关心血管系统不良事件的药物警戒研究显示，肺癌患者心包疾病发生率可高达 56.3%（49/95）；美国得克萨斯州大学安德森癌症中心的一项研究显示，1 075 名患者接受 ICIs 治疗后 7.3%（78/1 075）患者出现心包积液，与未发生心包积液的患者相比，这些患者的死亡率更高，分别为 58%（45/78）和 35%（347/997）。ICIs 相关的心包疾病可发生于治疗的第 1 周内到 1 年后，通常发生在治疗开始后第 2 至 44 周，中位发病时间为 70 天。

#### （二）危险因素

近年来越来越多的研究报道 ICIs 相关性心包疾病，并猜想可能与心肌炎有关。目前可能增加 ICIs 相关心脏不良事件的危险因素如下：①患有自身免疫性疾病的患者发生 irAEs 风险增高；②既往心脏病史；③当 ICIs 联合使用或与化疗联合时，发生心脏毒性的风险升高，但也有研究表明，两者并无差异；④预先暴露于蒽环类抗生素或胸部放疗；⑤高龄。cTn 水平升高、血小板计数低和高脂血症是心包积液发生率显著升高的相关独立危险因素。另一项回顾性单中心研究发现，基线使用高剂量糖皮质激素（＞0.7mg/kg 泼尼松或等效糖皮质激素）与 ICIs 相关心包疾病的发展有关。尽管 PD-1 单抗和 PD-L1 单抗的心脏毒性风险总体上没有差异，但与其他药物相比，伊匹木单抗和帕博利珠单抗更易增加心脏毒性的风险。一项研究数据显示，相对于其他肿瘤，肺癌患者心包疾病的发生率更高，约为 56.3%。

#### （三）发病机制

文献报道，ICIs 相关心脏不良事件患者的心脏组织中可见大量浸润细胞，包括高活化的 CD4+/CD8+T 淋巴细胞和少量巨噬细胞（CD68+ 细胞），浸润的 T 淋巴细胞被认为是 ICIs 相关心脏不良事件的主要原因。炎症因子的产生促进 T 淋巴细胞的活性，心肌细胞和 T 淋巴细胞的 PD-L1 表达升高也参与 ICIs 相关的心脏不良事件。

### 二、临床症状（含分级）

根据《常见不良事件评价标准》（CTCAE）5.0 版（*CTCAE* V5.0），根据疾病的严重程度可把心包炎及心包积液进行如下分级（表 8-2）。

ICIs 相关心包炎的临床表现可能是隐匿且动态变化的，由于其罕见和非特异性的表现，可能被漏诊或误诊。心包疾病患者可表现为呼吸急促、胸痛、心力衰竭或心脏压塞。欧洲心脏病学会

**表 8-2 心包炎及心包积液分级**

| 分级 | 心包炎 | 心包积液 |
|---|---|---|
| 1级 | 无临床症状，心电图或体格检查异常 | |
| 2级 | 伴随临床症状（如胸痛、心悸） | 无临床症状，少至中量的心包积液 |
| 3级 | 伴心脏生理功能异常（如伴心包缩窄） | 伴随心脏生理功能异常 |
| 4级 | 危及生命，需要紧急治疗 | 危及生命，需要紧急治疗 |
| 5级 | 死亡 | 死亡 |

（European Society of Cardiology, ESC）心包疾病诊断和治疗指南指出：①不论是感染性还是免疫性心包积液，临床表现与积液产生的速度有关，典型表现为活动后呼吸困难，继而进展为端坐呼吸、胸痛等；②当局部压迫膈肌、食管、喉返神经、膈神经时可出现恶心、吞咽困难、声音嘶哑和呃逆等相应症状；③患者可出现发热、咳嗽、乏力、食欲缺乏、心悸、血压下降和继发性窦性心动过速等非特异性症状。多数患者由于心包积液量少而无临床表现，伴有大量积液者可以心包压迫症状为突出的临床表现。

### 三、辅助检查

#### （一）实验室检查（生物标志物）

心肌炎和心包炎常有共同病因，临床中可同时存在，有研究指出，约 94% 的患者 cTn（cTnI 或 cTnT）升高，其往往提示预后不佳。故 cTnI 或 cTnT 通常是用于协助心肌炎诊断的最敏感的标志物之一。BNP 在癌症患者以及心功能不全者中可升高，因此可作为监测指标。其他如 CK 及其同工酶、肌红蛋白等均可升高。此外，炎症生物标志物，如红细胞沉降率（ESR）和 C 反应蛋白（CRP）虽然特异性低，但可为指导抗感染治疗提供重要信息。

#### （二）心电图

ECG 是判断疑似心包炎的一线检查，ECG 改变如弥漫性 ST 段抬高、PR 间期缩短等是动态变化且易被遗漏。心包积液表现为典型的 QRS 低电位、弥漫性 ST 段抬高、心动过速等改变。

#### （三）超声心动图

美国超声心动图学会的专家共识声明推荐超声心动图作为首选评估心包状况的影像学检查，其无创操作且可帮助判断心包积液的存在及深度、心包厚度、心脏压塞时右心室舒张期塌陷和收缩的迹象（包括舒张期间隔反弹）、二尖瓣和三尖瓣的呼吸变异、呼吸相移位和运动受限。

#### （四）CT 检查

临床常见于患者行 CT 扫描判断肿瘤治疗效果时偶然发现心包积液。其有助于评估心包积液、心包钙化和心包增厚等。

#### （五）心脏磁共振成像

CMR 有助于心包炎的诊断，T1、T2 加权成像及 LGE 可检测到活动性的炎症。LGE 图像显示广泛心包增厚是心包炎的征兆。CMR 也有助于识别心脏生理功能异常，包括心室活动受限、锥形或管状心室畸形、间隔运动异常和呼吸相间隔移位。

### （六）细胞学检查

在 ICIs 相关心包疾病的患者中，纤维蛋白渗出物主要有淋巴细胞、浆细胞和巨噬细胞，进一步的免疫浸润特征显示 CD68$^+$ 细胞（包括巨噬细胞）增加，CD68$^+$ 细胞促进 PD-L1 表达。

## 四、诊断标准

在一项单中心回顾性研究中，ICIs 相关心包疾病被定义为：在 ICIs 治疗后出现新发或恶化的心包积液或心包炎且除外其他原因所致。心包炎定义为以下 4 个标准中的至少 2 个：①典型的胸痛；②ECG 呈现与普通心包炎改变一致；③查体有心包摩擦音/感；④新发或恶化的心包积液。

## 五、治疗

### （一）治疗原则

根据 ASCO 的指南，对于心血管不良事件，包括心包疾病、心肌炎、心律失常、心力衰竭、血管炎的心功能异常。建议以下处理：①G1：继续使用 ICIs，>G1：永久停用 ICIs；②应迅速给予大剂量皮质类固醇（1~2mg 泼尼松），根据症状选择口服或静脉注射；③请心内科会诊协助诊治；④根据美国心脏病学会（American College of Cardiology, ACC）/美国心脏协会（American Heart Association, AHA）的指南进行心脏管理；⑤对于心肌标志物升高或心电传导异常的患者，必要时转至冠心病监护病房；⑥对大剂量糖皮质激素治疗效果欠佳者，可加用吗替麦考酚酯、英夫利西单抗或抗胸腺细胞球蛋白（ATG），由于使用英夫利西单抗可能与心力衰竭恶化有关，对于中重度心力衰竭患者应慎用或减量使用。对于何时停止 ICIs 治疗，在 ESMO、美国国家综合癌症网络（NCCN）、SITC、ASCO 的指南中尚未统一建议。

### （二）分级处理

ICIs 相关心包积液建议行分级处理：①G1：继续 ICIs，并给予秋水仙碱 ± 非甾体抗炎药（NSAIDs）；②G2：少量心包积液，继续 ICIs，并给予秋水仙碱 ±NSAIDs；少 - 中量心包积液可进行保守监测，若需明确病因（恶性积液或与治疗相关的积液），则建议进行诊断性心包穿刺术；③G3/G4：中 - 大量积液，停用 ICIs，心包穿刺术或其他侵入性介入治疗心包积液，给予大剂量糖皮质激素［泼尼松 1mg/（kg·d）］。若大量心包积液导致心脏压塞，需紧急行心包穿刺引流术、心包开窗术和血流动力学支持。

### （三）免疫检查点抑制剂再挑战

对于心脏毒性恢复后能否继续行免疫治疗目前尚存在争议，尽管大剂量糖皮质激素治疗可以显著改善心功能障碍，但 PD-1/PD-L1 单抗再使用可能会加重免疫相关不良事件。因此，可进行多学科诊疗并根据患者的临床表现、病程及预后对其治疗方案进行谨慎考虑，以判断重新引入 ICIs 治疗的安全性。

### （四）其他

慢性或复发性心包炎一线治疗给予 NSAIDs、秋水仙碱联合应用并限制运动，效果欠佳则可予低至中等剂量糖皮质激素治疗，糖皮质激素依赖或不能耐受的患者可能需要免疫抑制药物（如硫唑嘌呤）或 IL-1 阻断剂（如阿那白滞素）治疗。对合并缩窄性心包炎的恶性肿瘤患者，利尿治疗效果欠佳或慢性心脏压塞时可考虑行外科心包切除术。

对于心包疾病患者的治疗，尚未有指南全面指导管理，文献回顾发现：①有使用英夫利西单抗成功治疗纳武利尤单抗引起的难治性缩窄性心包炎的病例报道；②部分心包疾病患者可在未使用糖皮质激素治疗下得到缓解，但可能更容易复发；③大剂量糖皮质激素治疗心包积液患者，小剂量维持可预防复发；④按照 ASCO/NCCN 指南中治疗心肌炎的建议治疗心包疾病患者，在有限研究中也被证实有效。

### 六、展望

由于多种原因，ICIs 治疗相关的心包疾病的诊断和治疗具有挑战性。第一是目前没有明确的指南指导 ICIs 相关心包疾病的综合管理；第二是 ICIs 相关的心包疾病临床表现不典型，且可发生在 ICIs 治疗后的早期、中期甚至治疗结束后，可能被漏诊或误诊。因此通过监测心脏损伤指标，早期发现心脏毒性是很有必要的。ICIs 相关心包疾病死亡率高，可组建由肿瘤专家、心脏专家、放射科专家、免疫学专家和病理学专家组成的多学科团队，以实现 ICIs 所致心包疾病的优化管理，降低其致死率。

（段林灿　李　庄　董付瑶）

## 第三节　血管炎

ICIs 通过激活免疫系统发挥抗肿瘤作用，但它们也可能导致 irAEs，本节旨在总结讨论 ICIs 所致血管炎，血管炎是指各种原因导致的炎症细胞浸润血管壁及血管周围，同时伴有血管损伤，包括纤维素沉积、胶原纤维变性、内皮细胞及肌细胞坏死的炎症。按照 2021 年修订的《教堂山会议共识》（Chapel Hill Consensus Conference, CHCC）命名法，根据受影响的血管类型将非感染性血管炎分为 7 类：①大血管炎：巨细胞动脉炎（giant cell arteritis, GCA）、大动脉炎等。②中血管炎：结节性多动脉炎、川崎病等。③小血管炎：a. 抗中性粒细胞胞质抗体（ANCA）相关性血管炎：显微镜下多血管炎、韦格纳肉芽肿、变应性肉芽肿性血管炎；b. 免疫复合物血管炎：抗肾小球基底膜病，IgA 血管炎（过敏性紫癜），冷球蛋白症血管炎，低补体血症性荨麻疹性血管炎（抗 C1q 血管炎、HUV）等。④变异性血管炎：戈登征、白塞综合征等。⑤单器官性血管炎：皮肤血管炎、原发性中枢神经血管炎等。⑥与系统疾病相关的血管炎：类风湿关节炎、SLE 等。⑦与可能病因相关的血管炎：乙肝病毒、丙肝病毒、药物、肿瘤等。

因血管炎分类较多，临床表现各有特点，本节只针对 ICIs 相关性血管炎发病率相对较高的 GCA、大动脉炎以及原发性中枢神经系统性血管炎进行阐述。皮肤血管炎如变应性皮肤血管炎、Sweet 综合征、冷球蛋白血管炎及荨麻疹性血管炎等，作为一类独立的疾病，因整体发病率不高，且临床中难以明确分型，故不在本文进行阐述。

### 一、发生率及发病机制

#### （一）发生率

免疫检查点抑制剂相关血管炎发病率极低，但越来越多的证据表明 ICIs 与血管炎之间存在关联，在大、中、小血管中均有相关报道，大多表现与风湿性疾病血管炎以及影响大脑和肾脏器官特异性血管炎相似，故这类 irAEs 也被定义为风湿性免疫相关不良事件（rheumatic immune-related adverse events, Rh-irAEs）。欧洲抗风湿病联盟年会（Annual European Congress of Rheumatology, EULAR）指出，在使用 ICIs 抗肿瘤治疗时，应考虑 Rh-irAEs 的诊断和处理。一项研究对 20 例确诊的 ICIs 相关血管炎病例进行了系统回顾，除 2 例小血管炎伴皮肤和手指受累外，大多数病例为大血管炎和神经系统血管炎，如肉芽肿性多血管炎（granulomatosis with polyangiitis, GPA）、淋巴细胞性血管炎和 GCA；一般症状出现的中位潜伏期为 3 个月，治疗周期不等，为 1 到 15 周。世界卫生组织全球药物安全性个案报告数据库系统 VigiBase 统计分析结果表明，使用 ICIs 后血管炎的发生率为 0.26%（82/31 321），主要表现为 GCA，尤其是在使用 CTLA-4 单抗后，GCA 发病的中位时间是在 ICIs 使用后 55 天（21~98 天），ICIs 诱发的血管炎死亡率为 6%（5/82）。

#### （二）发病机制

推测 ICIs 诱导的血管炎发病机制可能与免疫系统功能紊乱有一定的相关性。ICIs 诱导的 GCA 患者颞动脉活检的转录组分析显示，血管壁树突状细胞（DC）中 PD-L1 水平较低，而 T 淋巴细胞上 PD-1 水平相对较高。当受到 PD-1 单抗的攻击时，T 淋巴细胞无法对抗性激活，继而诱发血管炎，促进细胞因子释放。

ICIs 使用后，CTLA-4 和 PD-1 通路被阻断，导致 Th17 细胞反应增强，Treg 细胞存活率和功能受损，继而发生血管炎症反应。此外，PD-1 阻断使 Th1 细胞反应增强，细胞因子如 IL-6 和 IL-17 的产生增加，亦可诱导血管炎发生。

ICIs 阻断 PD-1/PD-L1 通路，可产生 IFN-γ$^+$、IL-17$^+$ 和 IL-21$^+$ 的 T 淋巴细胞，这些细胞与维持内膜增生、血管重塑及诱导微血管新生等功能有关，上述这种 T 淋巴细胞功能反应性改变可能是诱导 irAEs 的主要机制。

### 二、临床表现

因发病罕见且临床表现各异，本部分只针对发病率相对较高的血管炎类型进行描述。

#### （一）巨细胞动脉炎

GCA 的典型临床表现为颞部疼痛、间歇性下颌运动障碍、视力障碍以及其他脏器受累症状，也可根据受累血管的不同而表现出复杂的临床症状和体征，病情可轻可重。

1. 全身症状　起病多缓慢，有时突然发病，可有乏力、食欲减退、发热、关节和肌肉疼痛、体重减轻等。

2. 头部症状　大多数患者表现为特异性头痛，一侧或双侧颞部疼痛、头皮触痛，局部可有红斑，颞浅动脉增粗变硬呈结节状且有压痛，偶有枕后、颜面及耳后动脉受累症状。

3. 眼部症状　部分患者可因血管受累导致头颈动脉缺血出现视力障碍、复视、眼肌麻痹。

4. 间歇性运动障碍 部分患者因面动脉炎局部血供不良，导致下颌肌痉挛，出现间歇性咀嚼疼痛、停顿和下颌偏斜等；有时因舌肌运动障碍出现吞咽困难、味觉迟钝、吐字不清等。

5. 神经系统表现 约30%患者可出现神经系统症状，如由于颈动脉或椎动脉病变而出现发作性脑缺血、脑卒中、偏瘫或脑血栓等，这也是GCA主要死因之一。继发性神经病变表现也多种多样，如单神经炎、周围多神经炎、上肢和下肢末梢神经炎等，偶尔表现出运动失调、谵妄、听力丧失等。

6. 心血管系统表现 GCA可累及10%～15%的躯体大血管，如锁骨下动脉、腋动脉、肱动脉、冠状动脉、胸主动脉、腹主动脉、股动脉等。因而可导致相应部位血管杂音、动脉搏动减弱或无脉症、假性动脉瘤、上下肢间歇性运动障碍等。冠状动脉病变可导致心肌梗死、心力衰竭、心肌炎和心包炎等。

7. 呼吸系统表现 GCA很少累及到呼吸系统，表现为持续性干咳、咽痛、声音嘶哑等，可能是受累组织缺血或应激所致。

8. 其他伴随症状 部分患者可有精神症状，表现为抑郁或意识模糊。

### （二）大动脉炎

大动脉炎一般表现为发热、全身不适、疲乏、食欲下降、恶心、心悸、夜间盗汗、关节疼痛及关节红斑等一些非特异性症状。体格检查：双上肢血压不等（包括单侧或双侧血压测不出）、无脉或脉搏减弱、高血压，听诊受累动脉可闻及杂音。根据血管受累的部位不同，可分为如下四类，且症状各有不同。

1. 头臂型 病变位于左锁骨下动脉、左颈总动脉和无名动脉起始部及分叉部，可累及一支或者多支动脉。①脑部缺血：可出现一过性黑矇、头晕，严重时可出现失语、抽搐甚至偏瘫。②眼部缺血：视物不清、偏盲。③椎-基底动脉缺血：眩晕、耳鸣、吞咽困难、共济失调，或昏睡、意识障碍等。④上肢缺血：患肢无力、麻木，严重长期缺血也可导致肌肉萎缩；颈动脉、桡动脉和肱动脉搏动减弱或消失（无脉征）等。

2. 胸-腹主动脉型 病变在左锁骨下动脉远端的降主动脉及腹主动脉，呈长段或局限性狭窄或闭塞，以躯干上半身和下半身动脉血压分离为主要特点。在上半身出现高血压，因而有头晕、头痛和心悸等症状；下半身则因缺血出现下肢发凉、无力、间歇性跛行。病变累及内脏动脉时，相应脏器出现缺血症状，当肾动脉受累时，以持续性高血压为主要临床症状。

3. 混合型 兼有头臂型与胸-腹主动脉型的动脉病变，并出现相应的临床症状。

4. 肺动脉型 上述三种类型中任何一型同时伴肺动脉受累。大多隐匿进展，常在出现肺动脉高压时发现肺血管受累，患者可出现咳嗽、咳血、气短、心悸或心力衰竭等症状。

### （三）中枢神经系统肉芽肿性血管炎

中枢神经系统肉芽肿性血管炎（granulomatous angiitis of the central nervous system）又称为原发性中枢神经系统血管炎（primary angiitis of the central nervous system），或孤立性中枢神经系统血管炎（isolated angiitis of the central nervous system），是一种局限在脑和脊髓的罕见而且严重的疾病，以侵犯脑、脊髓和脑膜上的中、小血管而导致的炎症性病理状态为特征。中枢神经系统肉芽肿性血管炎起病隐匿，临床表现多种多样，无特异性，可出现头痛、轻偏瘫、认知障碍、永久性神经功能缺损等卒中样症状；还可有轻截瘫、轻四肢瘫、失语、共济失调、痫样发作、头晕及眩晕、视觉障碍及视野缺损、偏身麻木、构音障碍等症状。

## 三、检验与检查

### （一）巨细胞动脉炎

1. 实验室检查　血常规可见白细胞轻度升高；ESR 可增快、CRP 增高；生化提示碱性磷酸酶（ALP）和天冬氨酸转氨酶（AST）轻度升高。

2. 血清免疫检查　血清 α2 或丙种球蛋白增高，但这类患者通常血清自身抗体阴性，包括类风湿因子（RF）、抗环瓜氨酸肽抗体（anti-CCP antibody）、抗核抗体（ANA）、冷球蛋白和 ANCA。

3. 彩色多普勒超声　彩色多普勒超声在 GCA 中的诊断意义较大，敏感性及特异性较高。可了解颞动脉血管壁有无增厚，血管管腔有无狭窄，部分患者颞动脉管腔呈低回声晕轮征，经激素治疗后低回声可以消失。

4. 病理检查　颞动脉活检为诊断 GCA 的"金标准"。对于高度怀疑 GCA 者，若无禁忌证均应行颞动脉活检。活检取材应在症状最为突出位置，且取材长度应大于 2cm。若单侧活检为阴性又高度怀疑 GCA，可在对侧再次取材进行活检以提高诊断的敏感性。

5. 其他检查　CT 血管造影（computed tomography angiography, CTA）、MRI 和磁共振血管成像（magnetic resonance angiography, MRA）、数字减影血管造影（digital subtraction angiography, DSA）等影像学检查，也可以协助明确诊断。

### （二）大动脉炎

1. 实验室检查　ESR 和 CRP 是临床上判断大动脉炎是否活动的主要血清学指标，抗内皮细胞抗体（anti-endothelial cell antibodies, AECA）、抗主动脉抗体阳性对诊断有一定帮助。

2. 彩色多普勒超声　彩色多普勒超声可对狭窄的部位、范围和程度进行准确判断，同时还可观察是否继发血栓、合并动脉瘤，其横断面上特征性改变还可与动脉粥样硬化斑块相鉴别。

3. CT 血管造影　CTA 不但可以观察大动脉炎患者早期动脉壁的增厚情况，还可动态观察病变的性质及范围，判断疾病是否处于活动状态。

4. 磁共振成像和磁共振血管成像　MRI 具有良好的软组织分辨力，能准确地显示受累动脉的部位、范围、程度以及是否有动脉瘤的形成。对大动脉炎的早期发现及活动性的判断有很大帮助。MRA 为无创、无辐射的检查，可用于大动脉炎的早期诊断及治疗后的随访。但其缺点是扫描时间长、对较小血管的显示比较困难，心脏起搏器植入者以及手术后留有金属夹及金属支架者为 MRA 禁忌。

5. 数字减影血管造影　DSA 目前仍为临床诊断大动脉炎的"金指标"，其图像清晰，对细小血管分辨较 MRA 有优势；尤其是可显示大动脉炎患者的血管全貌，对手术和介入治疗前的评估非常重要；缺点是无法早期诊断、检查时间长、花费大、X 线辐射以及造影剂过敏，而且由于 DSA 是一种创伤性血管检查，术后有并发症，其适应证应严格掌握。

### （三）原发性中枢神经系统血管炎

对于获得性或无法解释的神经或精神症状，需要谨慎考虑是否为原发性中枢神经系统血管炎。完善相关实验室检查主要为排除系统性疾病或 CNS 病毒、细菌或其他感染；脑脊液（cerebrospinal fluid, CSF）检查 80% 异常，多为蛋白升高、轻度淋巴细胞升高；CT、MRI、MRA 和 DSA 是重要的检查手段。然而脑实质或软膜强化、脑梗死、颅内出血和 MRI 的液体抑制反转恢复序列（fluid attenuated inversion recovery sequence, FLAIR sequence）高信号均不具有特异性。MRA 和 DSA 可见累及双侧半球的多发性血管狭窄，尤其是中、小血管；高分辨率 3TMRI 可见血管壁强化和增厚；脑组织活检（尤其是包含脑白质、脑灰质、软脑膜和皮质血管的楔形组织）目前仍是确诊 PACNS 的金标准，其病理改变为：CNS 皮质、软脑膜的小血管炎，累及小动脉和小静脉，表现为淋巴细胞、浆细胞、多核巨细胞浸润以及肉芽肿改变。

### 四、治疗

目前关于血管炎的报道较少，关于治疗的经验也相对不足，暂无统一的治疗标准，血管炎病例通常在停止 ICIs 治疗后即可得到解决，这也表明血管炎与 ICIs 有关。单纯停止 ICIs 治疗后缓解不明显可考虑联合使用糖皮质激素进行治疗。针对严重的 GCA 患者，有报道指出需要暂停 ICIs 使用的同时并给予大剂量糖皮质激素或抗 TNF-α 药物（如英夫利西单抗等）治疗。

### 五、讨论

尽管人们对 ICIs 所致的常见 irAEs 的认识有所提高，但在评估治疗获益和免疫毒性风险时，应考虑罕见但后果严重的 irAEs，如血管炎（某中心曾出现 1 例使用 ICIs 后双目失明，高度怀疑血管炎所致，因患者无法配合进行相关检查，诊断困难，诊断性治疗不够及时，致使失明不可逆转，严重影响患者生活质量）。鉴于血管炎不良事件发生率较低，且症状缺乏特异性，容易被误诊、漏诊。大部分患者可通过停止使用 ICIs 得到缓解，一旦出现致命性的血管炎不良事件，仍需要通过多学科会诊形式，迅速做出诊断并及时制定治疗方案。这需要肿瘤科医师提高警惕，以实现早期识别及干预，防止不良事件进一步恶化。

（方　勇　杨　芳　魏向群）

### 第四节　血栓栓塞

血栓栓塞是癌症患者常见并发症，抗肿瘤治疗是癌症相关血栓形成的危险因素。近年来随着 ICIs 的应用越来越广泛，ICIs 相关血栓逐渐得到重视，越来越多的研究报道静脉血栓栓塞（venous thromboembolism, VTE）是与 irAEs。血栓栓塞包括静脉血栓栓塞（VTE）及动脉血栓栓塞（arterial thromboembolism, ATE），其中静脉血栓栓塞又分为深静脉血栓（deep vein thrombosis, DVT）、肺栓塞（pulmonary embolism, PE）等。ICIs 相关血栓栓塞问题值得进一步研究，包括血栓形成的风险、相关危险因素、机制以及最佳治疗和预防策略等。

#### 一、发生率及危险因素

##### （一）发生率

与普通人群相比，恶性肿瘤患者发生 VTE 的风险增加了 12 倍。一项研究（$n$=20 273）显示，在接受 ICIs 治疗的患者中，VTE 和 ATE 的发生率分别为 2.7% 和 1.1%，与单独化疗相比，导致血栓栓塞事件的发生率没有差异。在美国食品药品监督管理局不良事件报告系统（FAERS）数据中，2004—2019 年期间一共报告了 1 855 例 ICIs 相关的血栓栓塞事件，与整个数据库血栓栓塞事件（包括化疗和蛋白激酶抑制剂）相比，ICIs 增加了 VTE 和 ATE 风险（分别为 2.81% 和 1.44%）。一项研究显示，与单纯化疗相比，ICIs 与血栓形成有更高相关性（研究中使用 ICIs 发生血栓的患者占 10.2%，使用单纯化疗发生血栓的患者占 7.6%）。在一项对 NSCLC 的研究（$n$=345）中，化疗组 6 个月的 VTE 累计发生率为 7.1%，而 ICIs 组为 4.5%。最新研究（$n$=137）表明 ICIs 治疗开始后 VTE 的总发生率为17.2%，4.6% 的患者除了恶性肿瘤和抗肿瘤治疗外没有其他危险因素。有学者对 ICIs 治疗的患者发生血栓栓塞的特点及结果进行分析，显示 6 个月时 VTE 的累计发生率约为 5%~8%，12 个月时超过10%；一些回顾性研究报告发现 12 个月 ATE 的发生率从 1%~5% 不等。总结来说，关于 ICIs 是否比传统化疗具有更高的血栓形成风险，多项研究报道的数据存在冲突。但这些研究显示，ICIs 相关静脉血栓栓塞风险较 ICIs 临床试验报道更高。

## （二）危险因素

1. 静脉血栓　多种因素导致恶性肿瘤患者发生 VTE，可分为患者相关、肿瘤相关、治疗相关危险因素。

（1）患者相关的危险因素：年龄 >65 岁、吸烟、卧床、体重指数 $\geqslant$35kg/m$^2$、合并感染、肾脏疾病、肺部疾病、充血性心力衰竭（congestive heart failure, CHF）、动脉血栓栓塞等；既往有 DVT 病史、体能状态差、家族性和/或获得性高凝状态（包括妊娠、肿瘤）等。这些危险因素可能同时发生或在时间上很接近。

（2）肿瘤相关危险因素：存在恶性肿瘤、肿瘤相关血管压迫、肿瘤远处转移等。一些研究评价了不同类型肿瘤与发生 VTE 风险之间的相关性，如胰腺癌、脑癌、胃癌、肾癌、子宫癌、肺癌、淋巴瘤、急性白血病和多发性骨髓瘤等与 VTE 高风险相关；腺癌的风险似乎高于鳞状细胞癌。

（3）治疗相关的危险因素：包括细胞毒性化疗药物（顺铂、吉西他滨等）、雌激素化合物激素治疗（他莫昔芬、雷洛昔芬等）、抗血管生成药物、多靶点酪氨酸激酶抑制剂（TKI）、ICIs、支持治疗（输注红细胞、使用促红细胞生成素等）、静脉导管相关、手术、放疗等。

2. 动脉血栓　患者动脉血栓形成的风险包括个体危险因素、恶性肿瘤相关的高凝状态、抗肿瘤药物治疗和放疗、内皮功能障碍等。

## 二、发病机制

ICIs 导致血栓栓塞机制尚不清楚，研究发现活化的 T 淋巴细胞可诱导单核细胞和巨噬细胞合成组织因子，可能是促进高凝的机制之一。研究发现使用 ICIs 治疗患者中，有些发生 VTE，有些则不发生，发生 VTE 的患者在使用 ICIs 之前血液中髓样源性抑制细胞数量显著增加，炎症生物标志物（趋化因子配体、可溶性血管细胞黏附分子 1）水平升高，其他炎症细胞因子聚集（白细胞介素 1-β、IL-6、肿瘤坏死因子）。髓源性抑制细胞还可以释放趋化因子配体，诱导中性粒细胞胞外诱捕网（neutrophil extracellular traps, NETs），从而增加血栓形成的风险。这些细胞因子升高可引起内皮和血小板的活化，激活免疫血栓形成的病理过程。这些生物标志物可能识别 ICIs 治疗中静脉血栓栓塞高风险患者。

小鼠模型显示 PD-1 在下调促动脉粥样硬化 T 淋巴细胞中起着至关重要的作用，阻断 PD-1 可加速动脉粥样硬化的发生，增加巨噬细胞和促炎症 T 淋巴细胞在动脉粥样硬化斑块中的浸润，增强血管炎症和动脉粥样硬化。动物模型证实了 ICIs 对动脉粥样硬化斑块的促进作用，并可能导致动脉血栓事件增加。

### 三、临床表现

根据栓子部位不同可出现以下不同临床表现。

#### （一）深静脉血栓

根据发病时间，DVT 分为急性期（＜14 天）、亚急性期（15～30 天）和慢性期（＞30 天）。早期 DVT 包括急性期和亚急性期，其主要表现为患肢的突然肿胀、疼痛等，查体可见患肢呈凹陷性水肿、软组织张力增高、皮肤温度增高。严重的 DVT 表现为肢体极度肿胀、剧痛、皮肤发亮呈青紫色、皮温低伴有水疱、远端动脉搏动消失、全身反应强烈、体温升高。静脉血栓一旦脱落，可随血流堵塞肺动脉主干或分支，根据肺循环障碍的程度引起相应 PE 的临床表现。慢性期 DVT 可发展为血栓形成后综合征（post-thrombotic syndrome, PTS），临床表现包括患肢沉重、胀痛、静脉曲张、皮肤瘙痒、色素沉着、湿疹等，严重者出现肢体的高度肿胀、脂性硬皮病、经久不愈的溃疡。

#### （二）肺栓塞

PE 临床症状以起病突然、脑缺氧等一系列表现为主，根据栓子的大小与阻塞的部位表现不尽相同，晕厥可能是急性 PE 唯一或首发症状。患者可突然发生不明原因的呼吸困难、胸痛、乏力、面色苍白、出汗、咳嗽等症状，甚至会出现晕厥、咯血等。脑缺氧表现为：患者极度焦虑不安、恐惧、恶心、抽搐、昏迷。部分患者可出现急性疼痛，如胸痛、肩痛、颈部痛、心前区及上腹痛。大的动脉栓塞可出现急性右心衰竭的症状，可表现为心动过速、舒张期奔马律、肺动脉第二心音亢进、主动脉瓣及肺动脉瓣第二心音分裂、发绀、颈静脉怒张、肝大等体征，甚至出现休克、猝死。

#### （三）动脉血栓

ATE 可发生在肢体、心肌、脑等任何血管，导致缺血或梗死，并伴有与受累器官相关的症状。ATE 临床表现可为急性或亚急性，典型症状为突发疼痛、感觉异常、皮肤苍白、皮温下降、远端动脉搏动微弱或无搏动。

### 四、诊断

并非所有 DVT 病例均存在典型的临床症状。当患者存在血栓形成相关危险因素，出现血栓相关临床症状或体征，无论临床表现典型与否，均应完善血管超声等相关检查，明确是否血栓栓塞，结合患者治疗及用药情况，判断是否为 ICIs 相关血栓栓塞。

### 五、检验及检查

血栓栓塞确诊需进一步完善实验室和影像学检查明确诊断，以免漏诊和误诊，及时处理及治疗。实验室检查包括全血细胞计数（CBC）及血小板计数和分类计数、凝血酶原时间（prothrombin time, PT）、活化部分凝血活酶时间（activated partial thromboplastin time, APTT）、肝肾功能、CRP 等检查。以下介绍确诊血栓栓塞特异性较高的相关检查。

## （一）检验

D-二聚体是纤维蛋白复合物溶解时产生的降解产物。发生静脉血栓时血液中D-二聚体的浓度升高，其对诊断急性 PE 敏感性在 90% 以上，其阴性预测值可达 100%，但创伤、妊娠、危重及恶性肿瘤时，D-二聚体也会升高。因此，D-二聚体检查的敏感性较高、特异性差，可用于急性 VTE 的筛查、特殊情况下 DVT 的诊断、疗效评估和 VTE 复发的危险程度评估，亦可作为溶栓药物治疗剂量的监控和疗效观察的指标。有研究显示在不同癌种中 D-二聚体诊断 VTE 正确性有明显差异，例如在淋巴瘤、白血病患者中即使 D-二聚体为阴性，仍不能排除 VTE。与患者其他相关 DVT 可能性的评估相结合可进一步提高诊断的特异性。临床判断患者 PE 为低或中度可能性时，D-二聚体有助于排除静脉血栓，而高度可能性时需做进一步影像学检查。

## （二）检查

1. 彩色多普勒超声检查　临床应用广泛，彩色多普勒超声检查是 DVT 首选的诊断方法，适用于筛查和监测。该检查对股、腘静脉血栓诊断的准确率高（＞90%），对周围型小腿静脉丛血栓和中央型髂静脉血栓诊断的准确率较低。如连续 2 次超声检查均为阴性，对于低度可能的患者可以排除 VTE 的诊断，而对于中、高度可能的患者，建议行血管造影等影像学检查。

2. CT 静脉成像　CT 静脉成像（computed tomography venography, CTV）主要用于下肢股、腘静脉或下腔静脉（inferior vena cava, IVC）血栓的诊断，准确性高，联合应用 CTV 及 CT 肺动脉造影检查可增加 VTE/ATE 的确诊率。

3. 磁共振成像　MRI 能准确显示肺动脉及髂、股、腘静脉血栓，但不能很好地显示小腿静脉血栓。尤其适用于孕妇，而且无需使用造影剂，但有固定金属植入物及心脏起搏器植入者，不可实施此项检查。

4. 静脉造影　静脉造影准确率高，是诊断 VTE 的"金标准"，可以有效判断有无血栓、血栓部位、范围、形成时间和侧支循环情况。缺点是有创、造影剂致敏、肾毒性以及造影剂本身对血管壁的损伤等。目前，临床上已逐步用超声检查来部分代替静脉造影。

5. CT 肺动脉造影　CT 肺动脉造影（CTPA）是诊断 PE 的"金标准"，但鉴于其有创性，临床应用受到一定限制，并不适用于所有 PE 患者，目前仅用于其他无创检查不能确诊者。

6. 超声心动图　可提供急性 PE 的直接征象与间接征象，是发现右心负荷过重的最常用检查手段，对于高危和中危的患者，超声心动图有重要的诊断和鉴别诊断意义。特别是在急诊、危重症患者和心肺复苏过程中具有重要的应用价值。

7. 放射性核素肺通气/血流灌注（V/Q）显像　放射性核素肺通气/血流灌注（V/Q）显像是诊断 PE 的重要方法，典型征象呈现肺血流灌注缺损且与通气显像不匹配。其准确性、敏感性高，尤其对远端 PE 诊断更有意义，可用于肾损伤、碘造影剂过敏者。

## 六、治疗

ICIs 相关性血栓与其他因素所致血栓的治疗相似，相关的指南和综述文章中均有建议。

### （一）深静脉血栓

1. 抗凝治疗　抗凝药物包括普通肝素、低分子量肝素（如达肝素、依诺肝素）、维生素 K 拮抗剂（如双香豆素、华法林等）和新型口服抗凝剂（direct oral anticoagulants, DOACs），后者包括直接凝血酶抑制剂（如达比加群酯、比伐芦定以及阿加曲班等）和 Xa 因子抑制剂（如磺达肝癸钠、艾多沙班、利伐沙班和阿哌沙班等）等，它们具有抗凝效果稳定、药效不受食物影响、药物之间相互作用很小、半衰期较短、用药剂量固定、服药期间无需定期监测凝血功能等特点。在诊断 VTE 后，若无抗凝禁忌证，建议立即开始使用普通肝素（负荷量 333U/kg 皮下注射，此后 250U/kg 皮下注射，每 12 小时 1 次）、低分子量肝素（依诺肝素 1mg/kg 皮下注射，每 12 小时 1 次）或磺达肝癸钠（7.5mg 皮下注射，1 次/d）进行治疗，治疗持续时间至少为 5~7 天，注意根据患者体重及肾功能调整剂量。

若患者血栓风险持续存在，建议进行长期抗凝治疗，如果使用华法林进行长期治疗，则应设置至少 5 天过渡期，在此期间将急性胃肠外抗凝药物（普通肝素、低分子量肝素或磺达肝癸钠）与华法林（5mg，1 次/d）重叠，直至国际标准化比值（international normalized ratio, INR）达到 2 或以上，患者合并肝病或与相互作用药物联合使用时，注意减少华法林剂量。发生下肢静脉血栓栓塞或 PE 的癌症患者应接受低分子量肝素或华法林治疗至少 3 个月，注意监测 INR 调整剂量。

一项 meta 分析显示，Xa 因子抑制剂可降低 6 个月 VTE 复发的风险，且不会显著增加大出血的发生率，这些药物可能是低分子量肝素治疗肿瘤相关静脉血栓的有效替代品。直接使用肝素和新型 DOACs 是目前癌症相关血栓形成的主要治疗方案，具体使用剂量请参照相关指南及专家共识。抗凝药物的选择将取决于肿瘤类型（出血风险）、其他合并的风险因素（如血小板减少症、颅内肿瘤的存在等）、潜在的药物相互作用以及患者意愿。

2．溶栓治疗　尿激酶溶栓治疗是目前最常用的溶栓药物，对急性期的治疗具有起效快、疗效好、过敏反应少的特点，常见的不良反应是出血。重组链激酶溶栓效果较好，但过敏反应多，出血发生率高。重组组织型纤溶酶原激活剂溶栓效果好，出血发生率低，可重复使用。新型溶栓药物包括瑞替普酶、替奈普酶等，溶栓效果好，单次给药有效，使用方便，无需调整剂量，且半衰期长。降纤药物常用巴曲酶，是单一成分的降纤制剂，通过降低血中纤维蛋白原的水平、抑制血栓的形成，从而提高 VTE 治疗的安全性。

3．下腔静脉滤器　IVC 滤器适用于有抗凝绝对禁忌证或合并症而无法进行抗凝治疗的 PE 患者预防治疗。当 DVT 形成时，为预防 PE，可行 IVC 滤器植入术。但是，置入 IVC 滤器不能预防 DVT 形成，并且与 DVT 复发性风险升高相关。

### （二）肺栓塞

PE 是影响患者生存的危险因素，需采取有效措施降低 PE 的发生和进展。对有下肢静脉曲张的患者更应预防血栓的形成；对于术后患者鼓励尽早下床活动，对于不能下床活动者可适当抬高下肢，促进血液回流；对于已有血栓形成者嘱其患肢制动，避免挤压及按摩患肢。PE 发病急，需进行急救处理：①绝对卧床休息，高浓度吸氧；②放置中心静脉压导管，监测中心静脉压，控制输液入量及速度；③镇痛，有严重胸痛时可予吗啡皮下注射，休克者避免使用；④抗休克治疗；⑤解痉，出现循环障碍及右心负荷较重者应尽早考虑进行肺栓塞取除术。PE 诊断明确后需立刻评估患者病情，建议所有无抗凝治疗禁忌证的急性 PE 患者进行抗凝治疗。在禁忌使用抗凝治疗的患者中，如果 PE 是由于下肢、盆腔或腹腔 DVT 形成所导致的，则建议使用 IVC 滤器，并对患者进行密切随访，及时了解病情变化，条件允许后及时开始抗凝治疗。肿瘤患者发生 PE，病情危重，医生应评估患者疾病的严重程度及其出血风险后，谨慎选择使用溶栓治疗和/或 PE 取除术。PE 患者血流动力学稳定但存在右心功能不全表现提示病情危重，应快速有效减轻血栓负荷，及早恢复肺动脉血流灌注，降低右心室后负荷。静脉溶栓是高危 PE 首选治疗方法，可降低住院期间病死率，但由于出血风险高，仅 30% 不稳定 PE 患者接受静脉溶栓。相比静脉溶栓，介入溶栓可机械疏通血管，恢复部分血流，较快改善患者临床症状，具有较好的血栓清除率，溶栓效果好。血流动力学不稳定、循环中有血栓（如右心房血栓）、药物治疗失败（如溶栓失败或导管定向治疗失败）、有溶栓或介入治疗禁忌、严重右心功能不全有病情加重风险、严重右心功能不全合并近期手术、高危血栓（如合并卵圆孔未闭时），多学科会诊后可选择外科手术治疗。

### （三）动脉血栓

因为 ICIs 相关性动脉血栓相关数据缺乏，最佳治疗方式尚不明确，常予药物治疗为主，包括使用抗血小板药物（联合或不联合抗凝药物）、改变心血管危险因素（如控制血压、血糖、戒烟）等，必要时进行血运重建。部分研究者建议将血栓栓塞取出术或者血管重建术作为姑息治疗手段，但也有研究表明这两种方式成功率低且预后不良。链激酶联合尿激酶经导管注射溶栓被证明比单药应用更有效。临床医生需根据动脉血栓导致缺血的严重程度选择最佳治疗方式。

### （四）血栓预防治疗

Khorana 风险评分（KRS）是目前最有效的肿瘤患者 VTE 风险评估模型，研究表明非卧床癌症患者 KRS 评分≥2 时，DOACs 可作为血栓栓塞的一级预防。目前尚不清楚 KRS 是否适用于接受 ICIs 治疗的患者，有研究使用 KRS 评分预测 ICIs 相关血栓栓塞，但发现并无预测价值。

尽管使用 VTE 预防治疗（如抗凝剂等）可降低血栓栓塞发生率，但也会带来挑战，如与化疗药物的相互作用、出血和血小板减少。VTE、癌症和癌症免疫治疗的复杂性尚未了解，进一步研究对未来管理 ICIs 相关血栓栓塞非常重要。有学者认为血栓预防治疗可预防血栓栓塞事件，接受 ICIs 治疗患者应考虑有效的预防策略。我们遵循相关临床指南进行血栓预防治疗，当临床医生判断肿瘤患者存在血栓高风险时，可予预防用药以降低血栓栓塞发生率。当血小板$>50 \times 10^9$/L 时，给予全剂量抗凝药物预防血栓安全性较高；而血小板$<50 \times 10^9$/L 时，出血风险可能增加。NCCN 的指南也指出，当血小板$<50 \times 10^9$/L 是 VTE 预防用药的相对禁忌证，临床上应评估患者栓塞与出血风险。对于恶性肿瘤相关的血小板减少症（cancer associated thrombocytopenia, CAT）且血栓高风险的患者，部分研究建议使用低剂量低分子量肝素（血小板$<50 \times 10^9$/L），也有部分研究建议输注血小板联合全剂量低分子量肝素抗凝（血小板$>50 \times 10^9$/L）预防 VTE。两种策略并未分出优劣，研究并未报告低分子量肝素的使用疗程。目前使用新型 DOACs 物对 CAT 患者进行预防的相关循证证据不足，总结来说 CAT 患者的预防性抗凝治疗目前仍然存在争议。

以非癌症人群的标准，对动脉血栓进行一级预防，可能有益，包括评估心血管风险因素，如吸烟、肥胖、高血压、高脂血症、糖尿病等；通过改变生活方式或药物（如他汀类药物）改善这些危险因素。有研究发现类固醇或他汀类药物可能会改变动脉粥样硬化斑块，对于 ICIs 相关动脉血栓预防治疗需要更多的研究探索。

### 七、讨论

ICIs 已成为恶性肿瘤的有效治疗手段，其可延长患者生存期，随着适应证不断扩大，使用 ICIs 患者将越来越多。研究发现合并血栓栓塞的患者接受 ICIs 治疗会降低生存期，关于 ICIs 治疗相关血栓栓塞识别问题日益突出。目前关于 ICIs 相关血栓栓塞分级，是否需停用 ICIs，停用后是否可再挑战尚无文献报道，治疗同其他因素所致血栓栓塞。对临床医生来说，要意识到潜在的血栓栓塞风险，教授患者识别血栓相关体征和症状，做到及时就诊，从而避免发生严重的并发症。未来需要进行前瞻性研究来评价 ICIs 治疗与 VTE 发生的关系，以及其他 irAE 对 VTE 结局的影响；明确血栓形成的危险因素；发现可预测 ICIs 相关血栓栓塞的生物标志物；完善评估模型等，这将有助于进行风险分层，发现可从预防治疗中获益患者，指导血栓预防性治疗。

（赵洪云　雷　巧　鲍明亮）

## 第五节　典型病例

### 病例1　激素抵抗型免疫检查点抑制剂相关心肌炎

病史摘要：女，73 岁。

主诉：确诊胃食管结合部癌 4 月余，气短伴乏力 1 周。

现病史：患者 4 月余前因进食哽噎感就诊于胃肠外科，行胃镜示食管下段黏膜略僵硬，贲门及胃体上部后壁见溃疡浸润型病变、表面坏死、糜烂，局部取病理质韧，易出血；胃角、胃窦黏膜粗糙，黏膜下血管网可见，未见肿物与溃疡；胃（体）黏膜活检组织示腺癌。腹部 CT 示胃贲门、胃底、胃体上部胃癌征象，伴胃周多发淋巴结转移，升结肠旁小结节，考虑网膜转移，胃窦部结节灶，恶性不除外；左侧附件软组织结节，考虑恶性，累及左侧输尿管盆段，左侧肾盂、输尿管积水扩张，腹腔小肠多发气液平面，肝右叶异常灌注，诊断为胃底贲门腺癌Ⅳ期，腹膜转移，盆腔转移，不全肠梗阻，输尿管梗阻，因肿瘤分期较晚，于肿瘤内科治疗，行"奥沙利铂＋替吉奥"治疗 3 周期。复查腹部 CT 示胃贲门、胃底、胃体上部占位较前减小，胃周多发淋巴结转移，升结肠旁小结节、胃窦部结节均较前减小；左侧附件软组织结节较前减小；累及左侧输尿管盆段，左侧肾盂和输尿管积水较前减轻；肝右后叶上段占位，较前新发，考虑转移。肿瘤疗效评估为疾病进展，故调整治疗方案为"卡瑞利珠单抗 200mg ＋紫杉醇（白蛋白结合型）300mg ＋卡培他滨 1 000mg 2 次/d"。2 周后患者出现胸闷、气短、乏力，伴四肢肌痛，逐渐出现左侧上睑下垂，于门诊查肌酸激酶同工酶（creatine kinase isoenzymes, CK-MB）123.94μg/L（<5μg/L）、超敏肌钙蛋白 I（hs-cTnI）15.987μg/L（参考值范围 0～0.1μg/L）、肌红蛋白（MYO）4 689.64ng/mL（<110ng/mL），为进一步诊治收住入院。

既往史及个人史：脑梗死病史 20 余年，慢性阻塞性肺疾病 10 余年，高血压病史 2 年余。

体格检查：体温 36.2℃，心率 90 次/min，呼吸 20 次/min，血压 153/89mmHg，神清，问答合理，精神略萎靡，左侧上睑下垂，心律不齐，各瓣膜听诊区未闻及杂音，双肺呼吸音清，未闻及干湿啰音，腹软，无压痛，双下肢轻度凹陷性水肿，四肢肌肉轻压痛。

辅助检查：①氨基末端利钠肽原（NT-proBNP）526.3ng/L。②心肌标志物：MYO 2 585.19ng/mL，CK 5 460U/L（30～150U/L），hs-TnI 9.017μg/L，CK-MB 62.49μg/L。③肝功能：ALT 106U/L↑（0～40U/L），AST 371U/L↑（15～46U/L），ALP 72U/L，血清 γ-谷氨酰基转移酶 89U/L↑（7～45U/L）。④白蛋白 39.5g/L，总胆红素 10.1μmol/L。⑤D-二聚体 1.78ng/L↑（<0.55ng/L）。⑥ECG：窦性心律，房性期前收缩部分连发，胸导联低电压，完全性右束支传导阻滞，T 波改变（图 8-1）。⑦动态 ECG：频发房性期前收缩（11 269 个），部分连发，部分二、三联律；短阵房性心动过速 311 阵，

最长由12个房性期前收缩组成，心率122次/min；偶发室性期前收缩（145个），部分成对；短阵室速（1阵），由3个室性期前收缩组成，心率88次/min。⑧超声心动图：左室射血分数（LVEF）58%，左心房增大（左心房四腔心内径42mm×52mm），室间隔基底部增厚（室间隔厚度9~12mm），主动脉瓣增厚，回声增强，开放略受限，跨瓣血流速度加快，峰值压差19mmHg，少量心包积液。⑨冠状动脉CTA：左冠状动脉主干未见异常，左前降支粥样硬化（包括斑点样钙化）伴轻度狭窄，左回旋支和右冠状动脉轻微粥样硬化，心包少许积液，胸主动脉粥样硬化，肺动脉未见栓塞。⑩CMR：左心房增大，左心室中间部室间隔稍厚。

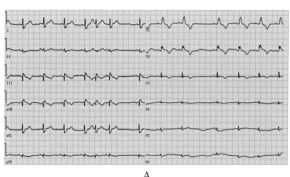

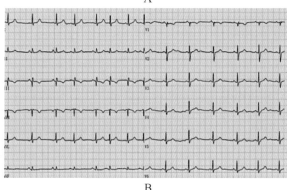

**图8-1　治疗前后心电图**

A. 入院心电图示窦性心律，房性期前收缩部分连发，胸导联低电压，完全性右束支传导阻滞，T波改变；B. 出院前心电图：经糖皮质激素及免疫抑制治疗后，恢复正常

诊断：①ICIs相关心肌炎（重症型），ICIs相关肌炎；②胃底贲门腺癌Ⅳ期，腹膜转移，肝转移，盆腔转移，不全肠梗阻，输尿管梗阻；③高血压3级，很高危；④慢性阻塞性肺疾病；⑤冠状动脉粥样硬化。

治疗：患者入院后暂停肿瘤治疗，立即给予甲泼尼龙500mg/d静脉冲击治疗，同时给予呋塞米利尿减轻心脏负荷，沙库巴曲缬沙坦（25mg，2次/d）、琥珀酸美托洛尔缓释片（23.75mg，1次/d）改善心肌重构，兰索拉唑抑酸护胃，头孢呋辛预防感染等对症支持治疗。

上述治疗3天后复查hs-cTnI 9.858μg/L，降低幅度小于峰值的50%，诊断为激素抵抗型ICIs相关心肌炎，加用免疫球蛋白10g/d及枸橼酸托法替布（5mg，2次/d）强化免疫抑制治疗（IST）。后监测hs-cTnI、CK、CK-MB、MYO逐渐下降，肌无力症状明显缓解，甲泼尼龙（500mg，1次/d）冲击治疗1周后，剂量每3天减半，减量至120mg/d后每3天减量25%~30%（图8-2）。出院前复查超声心动图，LVEF 58%，GLS-1 9.7%；动态ECG提示频发房性期前收缩（7 723个，较入院时明显减少），部分连发，部分二、三联律，部分伴室内差异性传导，短阵房性心动过速20阵，最长由12个房性期前收缩组成，心率122次/min；NT-proBNP 168.4ng/mL，hs-cTnI 0.041μg/L，CK 35U/L，CK-MB 4.93μg/L，MYO 79.75ng/mL，继续枸橼酸托法替布（5mg，2次/d）口服，甲泼尼龙减量至40mg/d，过渡为等效醋酸泼尼松（25mg，2次/d）口服。出院后每周监测心肌标志物，1个月后心肌标志物仍正常，停用托法替布。醋酸泼尼松每5天减量5mg，直至停药。

分析与讨论：卡瑞利珠单抗是一种针对PD-1的抗体，是ICIs之一。ICIs治疗可导致轻重程度不一的irAEs，其中ICIs相关心肌炎的发生率为0.06%~3.80%，虽然发病率不高，但死亡率则高达9.7%~66.0%。因此，临床治疗中需要密切关注这一少见但严重的不良事件，并提升对ICIs相关心肌炎的识别和处理能力。

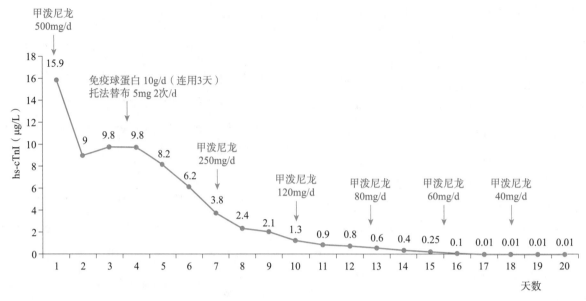

**图 8-2 免疫检查点抑制剂相关心肌炎治疗过程**

注：hs-cTnI，超敏肌钙蛋白 I。

心内膜心肌活检是 ICIs 相关心肌炎诊断的金标准，活检组织病理可见大量 T 淋巴细胞浸润，存在一定程度纤维化，传导系统也可受累。然而由于心肌活检为有创性、侵入性检查，目前我国多在诊断有疑问或对初始治疗没有反应的患者中考虑进行心肌内膜活检。临床中可依据患者病史、临床症状、心肌损伤标志物、ECG、超声心动图、CMR 等诊断。虽然本例患者未行心肌活检，CMR 未提示心肌水肿、纤维化等心肌炎表现，但患者在应用卡瑞利珠单抗 2 周后出现胸闷、气短症状，同时伴有四肢肌痛、乏力、眼睑下垂，实验室检查发现 hs-cTnI、CK、CK-MB、MYO 显著升高，ECG 出现新发完全性右束支传导阻滞，依据 ESC 2022 年发布的《2022 欧洲心脏病学会肿瘤心脏病学指南》中 ICIs 相关心肌炎诊断标准，该患者 hs-cTnI 显著升高，同时满足 3 条次要标准，故 ICIs 相关心肌炎诊断成立；CMR 未提示心肌炎表现可能与患者早期启用糖皮质激素及免疫抑制剂治疗相关。根据 2023 年发布的免疫检查点抑制剂相关心肌炎临床诊疗实施建议中提出的临床分型标准，ICIs 相关心肌炎被分为亚临床心肌损伤、轻症型免疫检查点抑制剂相关心肌炎、重症型免疫检查点抑制剂相关心肌炎和危重型免疫检查点抑制剂相关心肌炎 4 个等级。该患者日常活动即可出现乏力、肌肉酸痛，心肌损伤标志物和利钠肽明显升高，ECG 见频发房性期前收缩、胸导联低电压、完全性右束支传导阻滞及 T 波改变，尚无血流动力学改变，故临床评估为重症型。此外，该患者同时有乏力、上睑下垂、肌痛症状，CK、肌红蛋白显著升高，考虑合并肌炎，虽未行肌肉活检，但结合患者临床症状于应用卡瑞丽珠单抗后出现，应用糖皮质激素及免疫抑制剂后症状明显缓解，该临床过程支持 ICIs 相关肌炎诊断。

对于确诊为 ICIs 相关心肌炎的患者，目前建议首选糖皮质激素治疗，并根据临床分型制定糖皮质激素初始治疗剂量及后续剂量调整方案。重症型患者推荐给予 500～1 000mg/d 甲泼尼龙（或其他等效药物）和 0.4g/(kg·d) 丙种球蛋白（有条件时）进行治疗。根据患者症状是否缓解、hs-cTnI 变化幅度及心律失常是否改善，分为激素敏感型和激素抵抗型。《2022 欧洲心脏病学会肿瘤心脏病学指南》对激素抵抗型免疫检查点抑制剂相关心肌炎进行了定义，即接受至少 3 天糖皮质激素和其他心脏相关治疗后，发生下列任一情况：①hs-cTnI 无显著降低（降低幅度小于峰值的50%）；②房室传导阻滞、室性心律失常或左心室功能不全仍持续存在。该患者用药72小时后首次随访hs-cTnI下降小于峰值的50%，评估为激素抵抗型免疫检查点抑制剂相关心肌炎，积极加用强化IST。激素抵抗型免疫检查点抑制剂相关心肌炎治疗选择包括：①化学药物（吗替麦考酚酯和他克莫司）、小分子靶向药物（托法替布）、生物制剂（英夫利西单抗、托珠单抗、阿仑单抗、抗胸腺细胞球蛋白和阿巴西普）和免疫球蛋白等药物治疗方案；②生命支持治疗，有条件时可行血浆置换（PE）和淋巴细胞清除等非药物治疗方案。目前尚无证据表明何种方案最佳，需根据临床实际情况和用药经验来选择合适的治疗方案。该患者高龄，患有消化系统肿瘤，应用过大剂量糖皮质激素冲击治疗，感染、出血、血栓等风险均较高，故予甲泼尼龙500mg/d冲击治疗，及时评估治疗反应，激素治疗不敏感时早期加用托法替布及免疫球蛋白联合治疗，后监测患者心肌损伤标志物逐渐下降，肌无力症状明显缓解，依据ICIs相关心肌炎临床诊疗实施建议进行甲泼尼龙减量，每3~5天激素用量减半，减量至2mg/（kg·d）后则每3~5天减量25%~40%，减至40mg/d及以下时调整为口服等效泼尼松龙，而后逐渐减量，未发现Tn反弹升高。

ICIs相关心肌炎为高致死性irAEs，在启动ICIs治疗前及治疗中进行密切监测能够早期识别轻症患者，改善重症患者不良预后。此外，建立多学科联合机制，严格规范的诊疗流程及监测方案亦有助于实现对ICIs相关心肌炎患者的早诊断、早治疗。

（刘 莹 丁子捷 张艳丽）

## 病例2 双特异性抗体卡度尼利单抗致心脏不良事件（心肌炎）

**病史摘要：**女，58岁。

**主诉：**确诊阴道恶性肿瘤1年余，四肢酸痛伴无力16天。

**现病史：**患者1年前确诊阴道后壁恶性肿瘤，鳞状细胞癌Ⅲ期，1月后行盆腔调强适形放射治疗：PTV 45Gy/25F，DT 180cGy/F；PGTV nd60Gy/25F；DT 240cGy/F。根据实体瘤疗效评价标准（response evaluation criteria in solid tumours, RECIST）1.1版，放疗结束后靶病灶疗效评估为PR，半年后复查发现宫颈宫体新发病灶，门诊多学科会诊后评估患者有免疫联合化疗指征，行TP方案化疗，具体剂量为紫杉醇（白蛋白结合型）400mg（第1天）+顺铂40mg（第1~2天）、30mg（第3天）+卡度尼利单抗，免疫治疗当天出现皮疹，予抗过敏治疗后好转，16天后出现四肢酸痛伴无力，呈进行性加重。

**既往史及个人史：**否认免疫相关性疾病；否认心脏病史；否认肝炎史；否认结核史；否认高血压史；否认吸烟史；否认饮酒史；否认家族遗传病、感染病、其他肿瘤病史。

**体格检查：**痛苦面容，颈部以下肢体因疼痛活动受限，双上肢肌力2~3级，双下肢1~2级，呼吸急促、双肺呼吸音稍粗，未闻及明显干湿啰音，心率：105次/min，心律齐，腹平，全腹压痛，无反跳痛及肌紧张，双下肢无水肿。妇科检查：外阴（－），阴道口封闭，无法进入小指。肛查：直肠前壁距肛门4cm处可触及2.5cm结节凸向直肠前壁，质硬，直肠黏膜光滑。

**辅助检查：**①心肌标志物：超敏肌钙蛋白T（hs-cTnT）492.30ng/L（<14ng/L）（治疗期间变化如图8-3所示），肌红蛋白1 222ng/mL（25~72ng/mL），CK 11 232U/L（24~195U/L），CK-MB 355.80U/L（<25U/L），乳酸脱氢酶（LDH）1 461U/L（109~245U/L），氨基末端-B型利钠肽（BNP）261.70pg/mL（0~125pg/mL）；②感染指标：C反应蛋白（CRP）5.69ng/L

（0～5ng/L），降钙素原 0.62ng/mL（<0.06ng/mL）；③生化指标：AST 616U/L（13～35U/L），
α-羟丁酸脱氢酶（HBDH）1 326U/L（72～182U/L），丙氨酸转氨酶（ALT）266U/L（7～40U/L）；
④ECG：示窦性心动过速（120 次/min），左胸导联低电压；⑤超声心动图：2023-03-22 示左室
舒张功能减低（EF 59%），2023-03-30 示左室舒张功能减低（EF 67%）、少量心包积液，2023-
04-06 示左室舒张功能减低（EF 63%）。

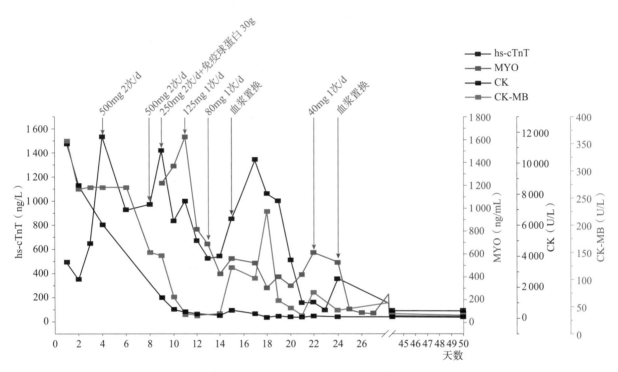

**图 8-3　住院期间主要心肌标志物变化趋势及治疗**
注：红色箭头为甲泼尼龙剂量或免疫球蛋白，紫色箭头为血浆置换。

　　诊断：①免疫相关性重症心肌炎；②免疫相关性重症肌炎；③呼吸衰竭；④阴道恶性肿瘤鳞
癌Ⅲ期放疗后宫体宫颈转移；⑤子宫体、子宫颈继发性恶性肿瘤。

　　治疗：①停止 ICIs 治疗；②甲泼尼龙琥珀酸钠冲击治疗；③免疫球蛋白治疗；④PE。

　　分析与讨论：PD-1 主要表达于活化的 T 淋巴细胞表面，与 PD-L1 和 PD-L2 结合可以抑制
T 淋巴细胞增殖和细胞因子生成。部分肿瘤细胞的 PD-1 配体上调，从而抑制激活的 T 淋巴细胞
对肿瘤的免疫监视。CTLA-4 是一种共抑制分子，表达在受刺激的 $CD4^+$/$CD8^+$ T 淋巴细胞上，与
CD28 竞争性结合抗原提呈细胞（APC）表面的 B7（CD80/CD86）分子，传递抑制信号。CTLA-4
参与减弱 T 淋巴细胞激活，直接促进 Treg 细胞的抑制功能，是 T 淋巴细胞活性的负调节因子。卡
度尼利单抗是一种靶向人源化 PD-1 和 CTLA-4 的双特异性抗体，可阻断 PD-1 和 CTLA-4 与其
配体 PD-L1/PD-L2 和 B7.1/B7.2 的相互作用，从而阻断 PD-1 和 CTLA-4 信号通路的免疫抑制
反应，促进肿瘤特异性的 T 淋巴细胞免疫活化，增强宿主对肿瘤细胞的免疫应答。卡度尼利单
抗于 2022 年 6 月在中国获得批准，用于含铂化疗后进展的复发或转移性宫颈癌（r/mCC）患者。

　　免疫治疗相关的心脏不良事件中，最常见的临床表现是心肌炎，其预后不良，死亡率高达
27%～46%。联合 ICIs 治疗的患者预后更差（病死率高达 76%），且发病率和死亡率增加近两

倍。ICIs 相关心肌炎的病理机制暂不明确，可能主要是：①趋化因子如肿瘤坏死因子-α（tumor necrosis factor-α, TNF-α）、颗粒酶 B 和 γ 干扰素（IFN-γ）等过表达；②共同抗原交叉反应；③免疫耐受降低等。

此患者使用 1 周期卡度尼利单抗后出现皮疹、四肢肌肉酸痛伴无力，考虑患者使用 ICIs 后出现骨骼肌炎，往往与心肌炎伴发，且 ECG 提示：①窦性心动过速（120 次/min）；②左胸导联低电压。心肌标志物（hs-cTnT、CK、CK-MB、AST、LDH）升高 10 倍以上（图 8-3），结合患者症状、辅助检查及用药史，考虑免疫相关性肌炎合并心肌炎，但患者未进行心肌活检、心脏 MRI、肌炎相关抗体检测及肌电图（electromyography, EMG）检查，免疫相关不良事件未及时得到识别，辅助检查不充分，延误了不良事件的诊疗，这是临床与诊疗规范的差距，也是此病例的不足之处。根据《免疫检查点抑制剂相关心肌炎监测与管理中国专家共识》（2020 版），该患者为 G3 级。免疫相关性心肌炎的主要治疗策略是抑制过度激活的 T 淋巴细胞反应，根据 ASCO、ESMO、中国临床肿瘤学会（CSCO）指南、SITC 专家共识及《免疫检查点抑制剂相关心肌炎监测与管理中国专家共识》（2020 版），使用泼尼松 1~2mg/（kg·d）（或同等剂量的甲泼尼龙）或 1 000mg/d 甲泼尼龙，口服或静脉滴注视患者情况而定；病情改善后，类固醇逐渐减量。对急性或严重疾病患者可考虑加用免疫球蛋白及 PE 术。此外，研究表明迅速开始使用高剂量皮质类固醇有助于左室收缩功能的恢复，并减轻主要不良心脏事件的负担，有助于改善预后。此患者予注射用甲泼尼龙琥珀酸钠（50mg，1 次/d）静脉滴注后，患者心肌指标未见好转。随后患者转至综合医院心内科治疗，冠脉造影：①左冠状动脉大致正常，左前降支中段 20%~30% 狭窄，TIMI3 级血流；②左回旋支未见明显狭窄，TIMI3 级血流；③右冠状动脉未见明显狭窄，TIMI3 级血流。排除冠状动脉粥样硬化性心脏病，但患者症状无缓解，hs-cTnT、CK、CK-MB 仍然升高，予甲泼尼龙琥珀酸钠（500mg，2 次/d）静脉滴注冲击治疗后，心肌指标改善（图 8-3），但四肢酸痛伴无力加重，后患者出现呼吸困难、恶心、咳嗽咳痰无力，超敏肌钙蛋白 T（hs-cTnT）1 413ng/L，ECG 示窦性心动过速（109 次/min）。根据免疫检查点抑制剂相关心肌炎监测与管理中国专家共识（2020 版），患者现为 G4 级免疫相关性心肌炎，予注射用甲泼尼龙琥珀酸钠（500mg，2 次/d）静脉滴注（2023-03-21 至 2023-03-22），24 小时内患者无缓解迹象，加用 IVIg 20g（2023-03-22 至 2023-04-14）治疗；注射用甲泼尼龙琥珀酸钠（250mg，1 次/d）静脉滴注（2023-03-24 至 2023-03-25），注射用甲泼尼龙琥珀酸钠（125mg，1 次/d）静脉滴注（2023-03-25 至 2023-03-26），注射用甲泼尼龙琥珀酸钠（80mg，1 次/d）静脉滴注（2023-03-26 至 2023-04-03），注射用甲泼尼龙琥珀酸钠（40mg，1 次/d）静脉滴注（2023-04-04 至 2023-04-20），期间 2023 年 3 月 28 日、2023 年 4 月 6 日行 PE，肌炎及心肌炎的症状逐渐改善，hs-cTnT 明显下降，逐渐恢复至正常（图 8-3）。此患者症状同时也提示重症肌无力（MG），但医师未予患者进行新斯的明试验、EMG-重复神经电刺激或 MG 抗体检测，诊断依据不充分，在今后的临床工作中，应重视对 MG 的相关检测。

针对卡度尼利单抗引起的心肌炎，应根据患者个体情况及相关指南推荐，制定个体化方案，该患者行甲泼尼龙琥珀酸钠冲击治疗，未见明显好转后，予以免疫球蛋白及 PE 术，患者症状改善，心肌损伤标志物逐渐恢复至正常，对于该患者的 ICIs 再挑战，根据相关指南推荐，永久停用 ICIs 治疗。

（杨　芳　付朝江　瞿素苏）

# 第九章

# 血液系统不良事件

有关肿瘤免疫治疗的探索已经进行了几十年，尤其是过去十年间我们对肿瘤和免疫系统相互作用的认识更加深入。但随着免疫检查点抑制剂（ICIs）的广泛应用，免疫治疗所致免疫耐受失衡导致免疫相关不良事件（irAEs）得到关注及重视，内分泌、免疫系统、皮肤、肺、胃肠道相关不良事件较为常见，而血液系统不良事件病例报告相对较少。对 9 324 例使用 ICIs 的患者进行 meta 分析显示，贫血、中性粒细胞减少和血小板减少的发生率分别为 9.8%、0.94% 和 2.8%。本章节对于 ICIs 所致血液系统中常见的不良事件进行系统性综述。

## 第一节　自身免疫性溶血性贫血

自身免疫性溶血性贫血（AIHA）是指由于机体免疫功能调节紊乱，从而产生自身抗体和（或）补体吸附于红细胞表面，通过抗原抗体反应加速红细胞破坏而引起的一种溶血性贫血，是 ICIs 所致血液系统中最常报道的不良事件。AIHA 可能导致严重的不良后果，临床医师需予以重视并尽早干预、治疗。

### 一、流行病学及危险因素

AIHA 是最常被报道的免疫治疗所致的血液系统不良事件，在一项纳入 68 例 AIHA 患者的研究中显示（表 9-1）男女比例相当，发病年龄的范围为 32～87 岁，中位年龄为 66 岁，其中黑色素瘤占 41%、非小细胞肺癌（NSCLC）占 26%，其他还包括肾癌、霍奇金淋巴瘤等。60% 的患者为单独使用程序性死亡受体 1（PD-1）单抗，而且绝大部分是纳武单抗，19% 是因为使用 CTLA-4 单抗，16% 为二者合用。其中发病时间的范围为 3～405 天，中位发病时间为 50 天。发病后 40% 患者能够恢复，20% 不能恢复，40% 不可知。少数患者合并其他不良事件，如并发内分泌不良事件患者有 4 例，并发胃肠不良事件的患者有 3 例，并发皮肤不良事件患者有 2 例，并发眼毒性、肺毒性有 2 例患者。此次报道中因免疫治疗所致 AIHA/溶血性贫血患者中，最终死亡的病例有 10 例，约占总病例人数的 15%。且研究表明，以细胞毒性 T 淋巴细胞相关抗原 4（CTLA-4）单抗为基础的治疗［无论是单药治疗还是联合程序性死亡受体 1/程序性死亡受体配体 1（PD-1/PD-L1）单抗治疗］发生血液学不良事件的时间均早于使用 PD-1/PD-L1 单抗的患者。

### 二、发病机制及病理生理

AIHA 的发病机制尚未阐明，AIHA 根据抗体作用于红细胞膜所需的最适温度，可分为温抗体型

表 9-1　免疫治疗后溶血性贫血患者的特点

| | 溶血性贫血（$n$=68） |
| --- | --- |
| 性别，$n$（%） | |
| 　女性 | 31（46） |
| 　男性 | 30（44） |
| 　不明 | 7（10） |
| 年龄的中位数（范围） | 66（32~87） |
| 癌种，$n$（%） | |
| 　黑色素瘤 | 28（41） |
| 　非小细胞肺癌 | 18（26） |
| 　肾细胞癌 | 2（4） |
| 　其他／未知 | 20（29） |
| 地理位置，$n$（%） | |
| 　北美洲 | 33（49） |
| 　欧洲 | 23（34） |
| 　亚洲 | 7（10） |
| 　澳大利亚 | 5（7） |
| 免疫治疗的机制，$n$（%） | |
| 　CTLA-4 单抗 | 13（19） |
| 　CTLA-4 单抗 + PD-1 单抗 | 11（16） |
| 　PD-1 单抗 | 41（60） |
| 　PD-L1 单抗 | 3（4） |
| 以天为单位的发病时间的中位数（范围） | 50（3~405） |
| 是否能够恢复，$n$（%） | |
| 　是 | 27（40） |
| 　否 | 14（20） |
| 　未知 | 27（40） |
| 并发其余毒副反应 | |
| 　脑不良事件 | 0 |
| 　皮疹 | 2 |
| 　内分泌疾病 | 4 |
| 　胃肠不良事件 | 3 |
| 　血液相关其余疾病 | 4 |
| 　其他 | 2 |
| 死亡例数，$n$（%） | 10（15） |

和冷抗体型。有研究表明病毒、恶性血液病、自身免疫病、使用 ICIs 等所致的继发性 AIHA 或原发性 AIHA 可能通过遗传基因突变和（或）免疫功能紊乱、红细胞膜抗原改变等方式刺激机体产生相应抗红细胞的自身抗体，导致红细胞寿命缩短，发生溶血。而使用 ICIs 等所致的继发性 AIHA 多为温抗体型。

　　AIHA 患者体内红细胞抗体分为：IgG、IgM 和 IgA 型。IgG 抗体分为四个亚型：IgG1、IgG2、IgG3、IgG4。脾单核巨噬细胞上的 FcR 也可分为 FcRⅠ、FcRⅡ、FcRⅢ，这些受体只能与 IgG1 和 IgG3 结合。脾脏巨噬细胞无 IgM 型而有 IgA 型 FcR，故吸附有 IgA、IgG1 和 IgG3 型抗体的红细胞可在脾脏破坏，而吸附有 IgM 型抗体的红细胞均在肝脏破坏。

### 三、临床表现

使用 ICIs 后发生溶血性贫血不良事件的时间范围为 3 ~ 405 天，中位时间为 50 天。使用 ICIs 后发生溶血性贫血与其余贫血相同，最常见的全身症状为乏力，临床表现与多因素相关，如贫血的病因（如肿瘤原发病、使用 ICIs）、血容量下降的程度、发生贫血的速度和血液、循环、呼吸等系统对贫血的代偿和耐受能力。贫血的主要临床表现如下：

1. 神经系统 头痛、头晕、倦怠、眼花、记忆力减退、注意力不集中是贫血常见的症状。

2. 皮肤黏膜 贫血患者由于有效血容量重新分布可出现皮肤黏膜苍白。

3. 呼吸系统 轻度贫血时由于机体自身代偿和适应能力，可无明显呼吸系统症状；重度贫血时，平静状态下也可能有气短甚至端坐呼吸。

4. 循环系统 ICIs 所致 AIHA 对循环系统的主要影响是心脏对组织缺氧的反应。轻度贫血时，安静状态下可无明显表现；中、重度贫血时，安静状态下仍可出现心悸和心率加快，且贫血愈重、活动量愈大，心脏负荷愈重、症状愈明显。

5. 消化系统 贫血可能导致消化系统功能甚至结构改变，可表现为消化功能减退、消化不良、腹胀、食欲减低、大便规律和性状的改变等，长期慢性溶血可合并胆道结石和（或）炎症。

### 四、诊断、鉴别诊断以及分级

1. 诊断 ICIs 所致 AIHA 目前尚无统一的诊断标准，需要临床医生根据患者病史及用药史、临床表现及实验室检验进行综合判断。当患者既往无相关贫血病史，在使用 ICIs 后出现贫血，我们须首先考虑患者是否出现 ICIs 所致 AIHA。建议行血常规、网织红细胞计数、大小便常规、外周血涂片、LDH、直接和间接胆红素、库姆斯（Coombs）直接/间接试验等。骨髓检查并非必备，可用于排查其他原因导致的贫血，例如骨髓异常增生综合征、肿瘤骨髓侵犯或合并罕见的纯红细胞再生障碍性贫血（pure red cell aplasia, PRCA）等。

2. 鉴别诊断 由于抗肿瘤治疗过程中肿瘤进展或其他因素也可导致贫血发生，因此需要鉴别其他原因所致贫血，如行血清铁和铁蛋白、血清叶酸、维生素 $B_{12}$、阵发性夜间血红蛋白尿筛查，并排除其余药物、昆虫、蛇咬伤、细菌、病毒感染等导致的溶血性贫血。

3. 分级 ①G1 级：血红蛋白正常下限 ~ 100g/L；②G2 级：血红蛋白 80 ~ 100g/L；③G3 级：血红蛋白<80g/L，考虑输血；④G4 级：危及生命，需要紧急治疗。

### 五、治疗措施

1. G1 级 继续给予 ICIs，同时密切随访，如出现乏力、注意力不集中、皮肤黏膜苍白等常见症状，需注意观察患者症状是否好转，每周需复查实验室检查至少 1 次。

2. G2 级 建议暂停或者永久停用 ICIs，使用 0.5 ~ 1mg/(kg·d) 泼尼松。

3. G3 级 Ⅰ级推荐，永久停用 ICIs，并使用泼尼松 1 ~ 2mg/(kg·d)；Ⅱ级推荐，输注红细胞纠正贫血，使非心脏病患者血红蛋白达到 70 ~ 80g/L，根据患者情况确定是否请血液科会诊；Ⅲ级推荐，口服叶酸，1mg/d。

4. G4级　Ⅰ级推荐，永久停用ICIs，请血液科会诊，使用泼尼松1~2mg/(kg·d)，如果无效或恶化，给予免疫抑制剂，如利妥昔单抗、免疫球蛋白、环孢素和吗替麦考酚酯等；Ⅱ级推荐，可根据指南输注红细胞纠正贫血。

（蔡丽娟　张万琳　吴苏日娜）

## 第二节　再生障碍性贫血

ICIs极大地改变了各种恶性肿瘤患者的治疗模式和结果，但会引发irAEs，这源于T淋巴细胞对自身抗原的异常激活。血液学毒性的描述甚少，部分原因是其不常见的性质，但也可能是由于缺乏认识。ICIs引起的血液不良事件可以单独表现为一系减少，如骨髓造血障碍也可以表现为两系或全血细胞减少，例如再生障碍性贫血（AA）和纯红细胞再生障碍性贫血（PRCA）等。ICIs引起的血液不良事件具体机制尚无研究，主要考虑为异常表达的T淋巴细胞受体分子，包括免疫检查点CTLA-4和PD-1下调，引起过度的免疫应答，CD4$^+$/CD8$^+$T淋巴细胞比例倒置提示抑制性T淋巴细胞致敏。这与普通AA或PRCA有相似之处。

### 一、发生率

目前对于ICIs所致AA和（或）PRCA的发病率及危险因素报告较少。一项meta分析报道ICIs所致AA中位年龄为59岁，PRCA中位年龄为65岁，病种主要为黑色素瘤。另有一项研究表明ICIs所致PRCA发病年龄的范围为40~84岁，中位年龄为65岁，基础疾病主要是黑色素瘤和非小细胞肺癌（NSCLC）。男女发病比例相当，发病时间范围为38~140天，中位发病时间为89天。不同ICIs间AA和（或）PRCA发生率也不尽相同，该研究结果显示发生ICIs所致AA和（或）PRCA的患者中，单独使用PD-1单抗的人数较单独使用PD-L1单抗、CTLA-4单抗或PD-L1单抗联合CTLA-4单抗多。

### 二、发病机制

既往研究认为，在一定遗传背景下，AA作为一组T淋巴细胞介导的以造血系统为靶器官的自身免疫性疾病，可能通过三种机制发病：原、继发性造血干/祖细胞缺陷、造血微环境及免疫异常。而ICIs所致AA考虑为T淋巴细胞功能异常，细胞毒性T淋巴细胞直接杀伤和淋巴因子介导造血干细胞过度凋亡，从而出现骨髓抑制。目前还未找到确切致病的自身抗原。尽管如此，仍有研究发现部分重型再生障碍性贫血（severe aplastic anemia, SAA）患者血清中可以检测到多种自身抗体，包括抗膜突蛋白（moesin）抗体、DRS-1抗体（diaze-pam-binding inhibitor-related sequence-1）和驱动蛋白结合蛋白（kinectin）抗体等。驱动蛋白结合蛋白是一种在所有造血细胞系中广泛表达的抗原，许多AA患者中可检测到驱动蛋白结合蛋白抗体，而在正常人或其他自身免疫患者中则无法检测到。针对驱动蛋白结合蛋白抗原肽的CD8$^+$T淋巴细胞体外可抑制粒-巨细胞集落形成单位的形成，但在患者中无法检测到抗驱动蛋白结合蛋白的T淋巴细胞。抗膜突蛋白抗体体外可刺激外周血单个核细胞分泌TNF-α和IFNγ，但AA患者血清中TNF-α水平不受抗膜突蛋白抗体的影响。因而这些抗体的临床意义尚不明确，需要进一步研究阐明其在体内的作用及与再障发生的相关性。

### 三、临床表现

与其他免疫治疗所致血液不良事件一样，AA 及 PRCA 通常发生在使用免疫治疗 10 周左右，可以表现为单系或多系减少，贫血 2~4 级较常见，中性粒细胞减少可以达到 3~4 级，少数患者可并发胃肠道、血液相关疾病等。根据起病严重程度可分为：

1. 重型再生障碍性贫血　SAA 起病急，进展迅速，常以出血和感染发热为首发及主要表现。病初贫血常不明显，但病情呈进行性进展，严重贫血可导致心脏等重要器官供血不足。重度血小板减少可能造成严重出血，60% 以上可有深部脏器出血，主要表现为消化道出血、泌尿系出血、眼底出血（常伴有视力障碍）和颅内出血。皮肤、黏膜出血广泛而严重，且不易控制。病程中几乎均有发热，粒细胞严重下降可导致感染相关风险增加，以呼吸道感染常见，另可在口咽部和肛周发生坏死性溃疡，从而导致败血症。感染和出血互为因果进而加重病情。

2. 非重型再生障碍性贫血　非重型再生障碍性贫血（non-severe aplastic anemia, NSAA）起病缓慢，以贫血为首发和主要表现，可伴轻至中度皮肤黏膜出血，也可并发感染，常以呼吸道为主。若治疗得当，多数患者可获得长期缓解乃至痊愈，但也有部分患者因疾病迁延不愈，病程可达数年至数十年，少数患者后期可进展为 SAA。

### 四、实验室检查

1. 血常规　SAA 为重度正细胞正色素性贫血，网织红细胞百分数一般在 0.5% 以下，且绝对值 $<15 \times 10^9/L$；白细胞计数 $<2 \times 10^9/L$，中性粒细胞计数 $<0.5 \times 10^9/L$，淋巴细胞比例明显增高；血小板计数 $<20 \times 10^9/L$。NSAA 也可呈全血细胞减少，但达不到 SAA 的程度。

2. 骨髓学检查　SAA 为多部位骨髓增生重度减低，粒、红系及巨核细胞明显减少且形态大致正常，淋巴细胞及非造血细胞比例明显增高，骨髓小粒均空虚。NSAA 多部位骨髓增生减低，可见较多脂肪滴，粒、红系及巨核细胞减少，淋巴细胞及网状细胞、浆细胞比例增高，多数骨髓小粒空虚。骨髓活检显示全切片增生减低，造血组织减少，脂肪组织和（或）非造血细胞增多，无异常细胞。

3. 其他相关检查　$CD4^+$ 细胞与 $CD8^+$ 细胞比值减低，Th1 与 Th2 型细胞比值增高，血清 IL-2、TNF 等水平增高；骨髓细胞染色体核型正常，骨髓铁染色示贮铁增多，中性粒细胞碱性磷酸酶染色强阳性；溶血检查均阴性。

### 五、诊断及分级

既往使用过 ICIs 药物，并出现以下情况可诊断为 AA：①全血细胞减少，网织红细胞百分数 $<1\%$，淋巴细胞比例增高；②一般无肝脾大；③骨髓多部位增生减低（<正常 50%）或重度减低（<正常 25%），造血细胞减少，非造血细胞比例增高，骨髓小粒空虚（骨髓活检可见造血组织均匀减少）；④除外引起全血细胞减少的其他疾病，如阵发性睡眠性血红蛋白尿症、Fanconi 贫血、Evans 综合征、肿瘤疾病所致全血细胞减少等。ICIs 所致 AA 按《常见不良事件评价标准》（CTCAE）5.0 版（*CTCAE V5.0*）进行分级（表 9-2）。

### 六、鉴别诊断

ICIs 以外的药物（利福平、环磷酰胺、氨甲蝶呤、吉西他滨、顺铂、卡铂等）、化学毒物（苯及

表 9-2　再生障碍性贫血分级

| 等级 | 判断标准 |
| --- | --- |
| G1 | 骨髓增生程度<正常 25%，中性粒细胞计数>$0.5 \times 10^9$/L，外周血小板计数>$20 \times 10^9$/L，网织红细胞计数>$20 \times 10^9$/L |
| G2 | 骨髓增生程度<正常 25%，中性粒细胞计数<$0.5 \times 10^9$/L，外周血小板计数<$20 \times 10^9$/L，网织红细胞计数<$20 \times 10^9$/L |
| G3 ~ G4 | 骨髓增生程度<正常 25%，中性粒细胞计数<$0.2 \times 10^9$/L，外周血小板计数<$20 \times 10^9$/L，网织红细胞计数<$20 \times 10^9$/L |

其衍化物）、电离辐射（X 线、γ 射线或中子）、病毒感染（如病毒性肝炎）、遗传因素（Fanconi 贫血、先天性角化不良、Schwachman-Diamond 综合征）、阵发性睡眠性血红蛋白尿（PNH）等都可能导致 AA 及 PRCA，须进行鉴别诊断。AA 可继发于胸腺瘤、系统性红斑狼疮（SLE）和类风湿性关节炎（RA）等，患者血清中可见抑制造血干细胞相关抗体。如出现发热，可完善病原体相关检查，尤其是考虑 PRCA 时需完善细小病毒 B19 抗体或核酸检测。考虑 ICIs 所致 AA 及 PRCA 患者建议进一步完善骨髓细胞学及活检，既能了解骨髓增生情况，又能排除肿瘤浸润等其他病因。

### 七、治疗措施

1. G1 级　暂停 ICIs，密切临床随访，预防出血、感染、贫血情况。予患者造血因子治疗，常用粒-单系集落刺激因子或粒系集落刺激因子，剂量为 5μg/(kg·d)；红细胞生成素（EPO），50 ~ 100U/(kg·d)；重组人血小板生成素已有单中心研究显示其对 AA 的疗效；抗胸腺细胞球蛋白每周 3 次，每次 15 000U，可提高患者的血液学缓解率及促进骨髓恢复造血；并进行输血。

2. G2 级　I 级推荐：暂停使用 ICIs，密切临床随访及实验室检查，仍可予患者造血因子治疗，予抗胸腺细胞球蛋白+环孢素治疗组成强化免疫抑制方案：抗胸腺细胞球蛋白主要用于 SAA，3 ~ 5mg/(kg·d) 静脉滴注 12 ~ 16 小时，连用 5 天，用药前需做过敏试验，且用糖皮质激素防治过敏反应；予患者环孢素 3 ~ 5mg/(kg·d)，疗程一般长于 1 年。使用时应个体化，参照患者造血功能和 T 淋巴细胞免疫恢复情况、药物不良反应（如肝、肾功能损害，牙龈增生及消化道反应）、血药浓度等调整用药剂量和疗程，必要时予患者输血等支持治疗。II 级推荐：HLA 分型和骨髓移植评估，接受该治疗的患者需满足 40 岁以下、无感染及其他并发症、有合适供体等条件。

3. G3 ~ G4 级　I 级推荐：暂停使用 ICIs，密切临床随访及血液科会诊；造血因子治疗及抗胸腺细胞球蛋白+环孢素治疗仍有效；或予患者环磷酰胺进行治疗；此时输血等对症支持治疗仍是必要的。II 级推荐：对难治性患者予血小板受体激动剂海曲泊帕 50mg，每日 1 次口服以及对症支持治疗。

（罗志国　张万琳　董　岩）

## 第三节　免疫性血小板减少症

通过调节免疫系统来对抗肿瘤，为肿瘤患者提供了新的治疗方案，特别是作用于调节性 T 细胞抗原呈递细胞以及肿瘤细胞之间作用的 ICIs 的广泛使用，极大改善了患者的预后，但 irAEs 的发生也越来越多。血液系统免疫相关不良事件（hematological immune-related adverse events, hem irAEs）发生率极低，可表现为免疫性血小板减少症（immune thrombocytopenic purpura, ITP）、免疫性白细胞减少症及免疫性贫血等。有研究数据显示 hem irAEs 发生率约为 0.4%~3.6%，可发生于 ICIs 开始后的 1~128 周内，中位发生时间为 6 周，死亡率为 14% 左右。当 CTLA-4 单抗与 PD-1/PD-L1 单抗联合使用相较于单药使用时，hem irAEs 发生时间提前及持续时间延长。在 hem irAEs 中，ITP 为常见表现，发生率约为 0.4%~1.2%，约占主要 hem irAEs 的 11.58%。临床症状为皮肤、黏膜瘀点、瘀斑及出血，具有潜在的致命风险，需要临床医生在使用 ICIs 治疗过程中，了解 IPT 发生机制、疾病诊断、鉴别及治疗等原则，从而有效管理患者。

## 一、发生率及危险因素

### （一）发生率

目前对于 ICIs 所致 ITP 的发生率，不同研究结果存在差异，有研究报道，ICIs 所致全级别 ITP 发生率约为 2.84%，3 级及以上 ITP 发生率为 1.84%；也有研究结果显示 ICIs 所致 ITP 发生率可高达 12.5%，死亡率为 11%，但多数研究认为 ICIs 所致 ITP 发生率小于 1%，死亡率为 0.45% 左右。ICIs 所致 ITP 一般见于用药后的 12~173 天内，大多发生于治疗开始的 12 周内，中位发病时间为 41 天，也有报道发生于停药后数月甚至数年。

### （二）危险因素

有关危险因素报道如下：①不同 ICIs 间 ITP 发生率不同，大多数研究结果显示，单独使用 PD-1 单抗较 PD-L1 单抗、CTLA-4 单抗或 PD-L1 单抗联合 CTLA-4 单抗少见，且接受联合治疗较单药治疗发生更早，血小板计数减低更加严重；②不同瘤种间 ITP 发生率不同，相同 ICIs 治疗中，黑色素瘤及 NSCLC 较其他瘤种似乎更为多见；③有研究显示 ICIs 所致 ITP 在不同性别人群中发生率无统计学差异，但也有研究显示男性较女性比例更高；④对存在自身免疫性疾病及影响免疫系统相关药物是否导致患者在 ICIs 使用时出现 ITP，目前尚无定论，有相关研究表明 ICIs 治疗期间发生血细胞减少常见于先前诊断为白癜风、银屑病、桥本甲状腺炎或库姆斯试验阳性的人群，某些药物如水杨酸盐类、奎宁及秋水仙碱也可能增加 irAEs 的发生。

## 二、发病机制

ICIs 所致 ITP 机制目前尚不清楚，多数学者认为与原发性血小板减少症机制相仿，主要是由于外周免疫失耐受，免疫系统被异常激活后，机体免疫因子数量异常引起血小板破坏增多。目前可能机制为：①ICIs 通过阻断 CTLA-4 重新激活中央淋巴组织 T 淋巴细胞的免疫反应，抑制 Treg 细胞的功能，而 Treg 数量减少、活性抑制和功能缺陷均可能导致 ITP 的发生；②ITP 患者外周血中存在自然杀伤（NK）细胞数量减少、成熟障碍、功能缺陷等问题，而 NK 细胞表面表达的 PD-1 及 FcγR 参与 ICIs 介导的抗肿瘤过程，其可能与 ICIs 所致 ITP 有关；③PD-1 表达于 T 淋巴细胞上，可促进抗原特异性 T 淋巴细胞凋亡及减少 Treg 的凋亡来防御自身免疫，而 ICIs 可抑制相关通路，促进机体免疫启动与激活，加强细胞毒性 T 淋巴细胞（CTL）杀伤能力，通过 CTL 分泌穿孔素、颗粒酶等直接破坏机体外周血中的血小板，使巨核细胞丧失活性，从而使血小板及巨核细胞的结构被破坏，甚至凋亡，可能也是 ICIs 所致 ITP 的原因之一；④调节性 B 细胞（regulatory B cell, Breg）是一种能够分泌白细胞介素-10（interleukin-10, IL-10），并且表达 PD-1 的负向 Breg 亚群，已有研究证实其对 PD-L1 存在应答，且同时表达 PD-1/PD-L1 的 Breg 能抑制 CD8$^+$ 和 CD4$^+$T 淋巴细胞的增殖并降低它们在 CD3/CD28 刺激下的活力，此外，Breg 分泌的 IL-10 可介导 Treg 的生成、分化和维持，有研究表明，相较于健康人群，ITP 患者外周血中 Breg 数量及细胞表达率减低，这可能也是 ICIs 所致 ITP 的原因之一；⑤其他的可能机制为 ICIs 导致机体免疫系统失平衡，机体产生识别、结合血小板的特殊抗体，如 αⅡb/β3、GP1b 抗体等，其通过激活人体内的单核巨噬细胞系统破坏外周血中的血小板。

### 三、临床表现

ITP 患者临床表现不尽相同，可无明显症状，部分重度血小板减低的患者可能会导致自发性出血，大部分患者为轻至中度，一般可表现为皮肤黏膜出血，如瘀点、瘀斑、牙龈或鼻出血；少数患者可出现消化道出血、血尿及月经过多；部分患者可因外伤后出血不易自行停止而在随后的实验室检查中发现血小板减低；中枢神经系统（CNS）出血则较为罕见，但致死率高。

### 四、实验室及其他检查

#### （一）血常规

血小板计数小于 $100 \times 10^9$/L，其余细胞计数及比例一般正常，若存在出血情况可伴有红细胞及血红蛋白下降、网织红细胞计数升高，必要时可进行外周血涂片观察血小板形态并计数以鉴别多种原因所致的血小板减少。

#### （二）凝血功能

ITP 患者主要为血小板数量减少，而血小板及凝血的功能一般较少受到影响，部分患者因血小板严重下降，可导致出血时间延长，束臂试验可阳性。凝血功能的检测［如血浆凝血酶原时间（PT）、凝血酶时间、纤维蛋白原、纤维蛋白原降解产物、活化部分凝血活酶时间（APTT）、D-二聚体等］，有助于排除 DIC 等凝血功能异常疾病导致的血小板减低。

#### （三）血清学检查

大多数患者血清中可存在针对血小板的自身抗体，如 PAIgG、PAIgM 等，但其特异性不高，在免疫及非免疫血小板减低患者中均可出现，联合检测在血小板表面的糖蛋白（如抗 GPⅡb/Ⅲa 及 GPⅠb/Ⅸ自身抗体）有助于提高临床诊断的敏感性及特异性。虽然血小板自身抗体的存在有助于对 ITP 的诊断，但自身抗体检验费用昂贵、费时，一般并不建议常规检测。

#### （四）骨髓检测

骨髓细胞学检查及活检在诊断 ITP 上具有参考及鉴别价值，主要用于评估其他细胞系情况，鉴别肿瘤骨髓浸润、各种恶性血液病及 AA 等影响血小板生成的疾病。大多数 ITP 患者骨髓穿刺活检特征为骨髓巨核细胞计数正常或增加，主要以未成熟巨核细胞，即颗粒巨核细胞为主。

#### （五）其他

其他疾病亦可导致血小板减少，完善下面相关检查进行鉴别。①完善抗核抗体谱、抗磷脂抗体、甲状腺抗体及库姆斯试验等排除自身结缔组织疾病；②完善幽门螺杆菌检查，排除幽门螺杆菌所致血小板减少；③完善 EBV、细小病毒、巨细胞病毒（CMV）、乙肝病毒核酸定量检测排除感染相关性疾病。

## 五、诊断及分级（2023 版）

ITP 的诊断是基于临床排除法，美国临床肿瘤学会（ASCO）针对 ITP 诊断提出相关建议：使用 ICIs 治疗的患者，血小板计数<$100 \times 10^9$/L 或相较于基线值下降超过 50%，排除其他原因导致的血小板减少，即可诊断为 ITP。

参考 CTCAE V5.0，《中国临床肿瘤学会（CSCO）免疫检查点抑制剂相关的毒性管理指南》（2023 年）中根据血小板下降严重程度把 ITP 分为 4 个等级（表 9-3）。

表 9-3　免疫性血小板减少症等级划分标准

| 等级 | 判断标准 |
| --- | --- |
| 轻度（1 级） | 血小板计数低于正常值下限 ~ $75 \times 10^9$/L |
| 中度（2 级） | 血小板计数 $75 \times 10^9$/L ~ $50 \times 10^9$/L |
| 重度（3 级） | 血小板计数 $50 \times 10^9$/L ~ $25 \times 10^9$/L |
| 危及生命（4 级） | 血小板计数<$25 \times 10^9$/L |

## 六、鉴别诊断

### （一）骨髓功能缺损

骨髓功能缺损可由多种原因引起，在肿瘤患者中最常见的有放化疗毒性、血液恶性肿瘤及实体肿瘤侵犯骨髓。其中引起血小板减少的化疗药物常见于卡铂、丝裂霉素、吉西他滨等，如白血病、多发性骨髓瘤等血液恶性肿瘤、骨髓受侵、广泛骨转移或胸骨和骨盆接受了放疗之后的实体肿瘤，实验室检查可表现为外周血三系减少、骨髓增生抑制或某一系细胞异常增生活跃，在部分患者中可因血小板减低，继发引起血清血小板生成素的升高。而免疫相关性血小板减少症骨髓检查可表现为骨髓涂片下骨髓巨核细胞增多，或者基本正常，且以未成熟巨核细胞为主，即颗粒巨核细胞、血小板自身抗体检测阳性。

### （二）假性血小板减少症

0.7% ~ 1% 的患者在使用含有 EDTA 抗凝剂试管进行血常规测定时，由于在 EDTA 抗凝剂诱导下发生血小板凝集，从而使血小板计数减低，称为假性血小板减少症。患者一般无明显出血症状，而实验室检查血小板计数严重减低，且在一定时间内，随着时间延长，血小板计数进行性下降，显微镜下查看外周血涂片可见血小板异常凝集，换用肝素或枸橼酸抗凝剂试管后检测血小板计数正常。

### （三）感染性血小板减少症

某些细菌、原虫、病毒，如肺炎克雷伯菌、大肠埃希菌、新型冠状病毒、EBV、人类免疫缺陷病毒（HIV）、细小病毒等在感染机体后可导致机体免疫系统发生紊乱，大量炎症因子释放入血，引起血小板活化、血管壁损伤、脾功能亢进及巨核细胞成熟障碍等，使血小板消耗、破坏增加，合成、释放减少，从而使外周血小板计数减低，一般根据患者病史、临床表现及对相关病原体核酸定量及抗体滴度检测有助于其鉴别诊断。

### （四）肝素诱发的血小板减少症

肝素诱导的血小板减少症（heparin-induced thrombocytopenia, HIT）可发生于 5% 接受牛肝素、1% 接受猪肝素治疗的患者中，相对于普通肝素，低分子量 HIT 发生率更低，有研究表明其发生率约为 0.5%；一般在肝素使用后 5~8 天内出现，具体发病机制不明，可能是机体在接触肝素后产生肝素与血小板因子 4 免疫复合物的特异性抗体，介导血小板聚集、黏附于血管内皮上，患者常可合并静脉血栓，对血小板因子 4-肝素抗体及血小板活化检测有助于诊断。肝素诱导的血小板聚集试验是通过将供体富含血小板的血浆（提供血小板）与患者血浆（提供抗体）混合来进行的。血小板聚集试验是确认 HIT 的一项有价值的试验，但在临床实践中不能用于排除 HIT。

## 七、治疗

ICIs 所致 ITP 在治疗上参考经典 ITP 的管理，ITP 所有治疗策略的目的是使血小板计数达到足够止血的水平，而非使血小板计数恢复正常，一般认为外周血血小板计数不小于 $30 \times 10^9/L$，机体便可充分止血。对于 ICIs 所致 ITP，治疗策略如下：

### （一）分级处理

1. 轻度（1级）　继续使用 ICIs，密切临床随访，注意观察患者全身皮肤、黏膜或腔道出血情况，实验室检查每周至少 2 次，根据患者实际情况，可适当增加复查频次。

2. 中度（2级）　暂停使用 ICIs，密切临床随访及实验室检查。给予泼尼松 0.5~2mg/（kg·d）口服，持续 2~4 周，4~6 周内逐渐减量。虽然皮质类固醇对 ITP 疗效确切且并不降低抗肿瘤治疗作用，但在高龄、青光眼、糖尿病、高血压等患者中应当慎用，对于接受皮质类固醇治疗的患者有骨质疏松症及胃肠道溃疡的风险，应接受胃肠道黏膜保护剂、维生素 D 和钙补充治疗；在某些情况下，如既往有乙型肝炎、带状疱疹、结核等传染病病史的，还应根据患者实际情况判断是否接受预防性治疗，以避免再次激活及继发感染；在治疗过程中，如果需要迅速升高血小板，可同时给予静脉注射免疫球蛋白（IVIg），若患者恢复到 1 级可继续使用 ICIs 治疗。

3. 重度及危及生命（3~4级）　暂停使用 ICIs，密切临床随访及实验室检查，请血液科会诊协助治疗；给予泼尼松 1~2mg/（kg·d）口服，若患者恢复到 1 级则可继续使用 ICIs 治疗；如果无缓解或是继续恶化，则永久停用 ICIs，继续口服泼尼松，并同时给予 IVIg 1g/kg 治疗，根据患者实际情况可重复使用，在多次使用免疫球蛋白时需注意不良反应，有个案报道，在使用免疫球蛋白后出现脑栓塞的情况，考虑与免疫球蛋白使用后血液高凝有关。有数据显示 22% 患者对皮质醇和/或免疫球蛋白治疗不敏感，可给予利妥昔单抗、血小板生成素及细胞毒性药物如环孢素 A、硫唑嘌呤等。

### （二）难治性治疗

1. 利妥昔单抗　是一种与 $CD_{20}$ 蛋白结合的嵌合单克隆抗体，在经典 ITP 患者中有效率 50% 左右，长期反应率为 20%~25%。既往已有在 ICIs 所致 ITP 中治疗成功的报道，有 2 种常用给药方案：①标准剂量方案：375mg/m² 静脉滴注，每周 1 次，共 4 次，通常在首次用药后 4~8 周内起效。②小剂量方案：100mg 静脉滴注，每周 1 次，共 4 次，或 375mg/m² 静脉滴注 1 次，起效时间略长，一般采用小剂量方案。利妥昔单抗原则上禁用于活动性乙型肝炎患者。

2. 血小板生成素　包括重组人血小板生成素、血小板生成素受体激动剂等。此类药物于 1 ~ 2 周起效，在经典 ITP 患者中有效率可达 60% 以上，既往已有在 ICIs 所致 ITP 中治疗成功的报道，停药后多不能维持疗效，需进行个体化维持治疗。给药方案：①重组人血小板生成素：300U/（kg·d），连续 14 天，皮下注射，有效患者行个体化维持。治疗 14 天仍未起效的患者应停药。②血小板生成素受体激动剂，海曲泊帕：25mg/d 空腹顿服，治疗 2 周无效者加量至 50mg/d（最大剂量 75mg/d），进行个体化药物调整，维持血小板计数 ≥50 × 10⁹/L。最大剂量应用 2 ~ 4 周无效者停药。对于 1 种促血小板生成药物无效或不耐受患者，更换其他促血小板生成药物或采用序贯疗法可能使患者获益。

3. 其他　硫唑嘌呤、环孢素 A、达那唑、长春碱类等免疫抑制药物缺乏足够的循证医学证据，可根据临床医师经验及患者情况进行个体化选择。中医中药，如升血小板胶囊、中药饮片等也有一定疗效。

### （三）紧急治疗

ITP 患者发生危及生命的出血（如颅内出血、消化道出血或泌尿生殖道大出血等）或需要急诊手术时，应迅速提升血小板计数至安全水平。血小板输注在短期内能迅速提升血小板计数，但维持时间短，可单用或联合给予 IVIg 1g/（kg·d）1 ~ 2 天、静脉甲泼尼龙 1 000mg/d 连续 3 天和重组人血小板生成素 300U/（kg·d）皮下注射治疗。必要时在确保安全的前提下可安排行内窥镜、血管介入或手术止血治疗。其他紧急治疗措施包括长春碱类药物、抗纤溶药物、控制高血压、停用抗血小板药物等。

## 八、讨论

血液系统不良事件是 ICIs 治疗过程中较为少见的 irAEs，而 ITP 是主要表现形式，虽然 ITP 发生率低，但是研究结果显示，发生 3、4 级血小板减少可占全级别的 78%，虽然 1 ~ 2 级患者可以通过停药自行恢复，但多数患者需要皮质类固醇治疗。约 60% ~ 80% 患者对皮质类固醇有效，但对存在 *HLA-DRB1\*0410* 及 *HLA-DRB1\*0405* 等位基因的 ITP 患者对类固醇治疗表现出极端耐药性，需要联合免疫球蛋白、TPO 及利妥昔单抗等治疗。ICIs 所致的 ITP 整体预后较好，但仍有死亡病例报告。对于 ITP 患者，越早对其进行干涉，其预后情况越好，这就需要肿瘤医生在管理此类患者时应当做到尽早识别、及时干预、严密随防，通过中西医结合的治疗途径，让更多患者在保障 ICIs 的治疗效益的情况下获得更长、更安全的生存期。

（罗治彬　王　娴　方凤山）

## 第四节　获得性血友病

获得性血友病是肿瘤患者应用 ICIs 后可出现的一种自身免疫性疾病，即患者体内产生了针对自身凝血因子Ⅷ（coagulation factor Ⅷ，FⅧ）和/或凝血因子Ⅸ（coagulation factor Ⅸ，FⅨ）的抗体，致使 FⅧ活性（FⅧ：C）降低从而表现出的一种潜在的、罕见的、突发的自发性出血性疾病。其中，以 FⅧ自身抗体引起的获得性血友病 A（acquired hemophilia A，AHA）最为常见。AHA 的主要特点是既往无出血史和无阳性家族史的患者出现自发性出血，或在手术、外伤、侵入性检查时发生异常出血，凝血筛查示 APTT 延长。早期由于急性出血的治疗措施有限，AHA 患者（不包括 ICIs 引起的

AHA）的死亡率高达 42%。近年来，随着治疗水平的提升，患者死亡的概率已降低至 12%，中国获得性血友病登记（CARE）研究中报道的死亡率为 6.7%。AHA 患者的死亡原因主要包括出血、基础疾病以及继发于免疫抑制治疗（IST）引发的严重感染等。AHA 在临床诊治工作中面临着诸多挑战，如诊断延迟、治疗不充分、病情不易控制以及药物治疗带来并发症等，加之该病具有疾病罕见、出血突发、出血异质性、患者首诊并非为血液科等特点，使得患者不能得到及时有效的诊疗。因此，应呼吁临床医师们提高对该疾病的认识，为 AHA 患者提供更及时、准确的诊断以及有效的治疗。

## 一、获得性血友病的发生率和危险因素

### （一）发生率

AHA 是临床上恶性肿瘤患者在应用 ICIs 时可出现的一种罕见的、自身免疫相关的血液系统不良事件。相较于其他部位产生的不良事件如皮肤、胃肠道、肺、内分泌腺等，血液系统不良事件相对罕见。其中，血液系统常见不良事件主要为为贫血、中性粒细胞减少症、ITP 等，AHA 则罕有发生，这使得临床上很容易忽视，临床医生应当有足够的认识，避免漏诊。

### （二）危险因素

ICIs 的临床应用导致患者发生 AHA 的主要原因在于：①免疫药物主要是用于恶性肿瘤的治疗，而恶性肿瘤本身便是诱发 AHA 的重要因素；②免疫药物的作用原理主要是基于对宿主免疫功能的调节，失衡的免疫功能进一步促使了 AHA 的发生；③携带特定的人白细胞抗原（HLA）Ⅱ类分子（*DRB1*16* 和 *DQB1*0502*）人群具有更高罹患 AHA 的风险。

## 二、发病机制

ICIs 所致 AHA 的具体机制尚不明确，可能是免疫功能失衡所致，其间涉及了环境、遗传等诸多因素。AHA 是患者体内产生了针对其内源性 FⅧ的自身抗体，致使凝血因子功能缺陷引起的一种出血性疾病。自身抗体可部分或完全阻断 FⅧ的活化或功能，亦或加速其清除。AHA 患者体内的自身抗体通常只能单独地与 FⅧ重链的 A2 或 C2 结构域结合，当与 C2 结构域的氨基酸序列进行结合后，通过阻断 FⅧ的活性区域进而阻断 FⅧ与磷脂反应的结合区域，干扰 FⅧ与血管性假血友病因子（von Willebrand factor, vWF）的结合，抑制 FⅧ与活化凝血因子Ⅸ（activated factor Ⅸ, FⅨa）和凝血因子Ⅹ（coagulation factor Ⅹ, FⅩ）FⅩ的结合，干扰 FⅧ的水解以影响其清除，最终影响患者的凝血功能。

健康人群中，约有 19% 的人群可产生针对 FⅧ的自身抗体（主要为较低滴度的 IgG1 与 IgG3），这些抗体只会与非功能区发生结合，并不能引起 FⅧ的功能缺陷。AHA 患者占主导的自身抗体多为 IgG1 和 IgG4 的混合物（以 IgG4 为主），该抗体混合物滴度高，且会引起 FⅧ功能缺陷或加速其清除，故临床上即使给患者增加外源性的 FⅧ，也难以纠正患者出血情况。

## 三、临床表现与诊断

### （一）临床表现

除原发病的表现外，AHA 最突出的症状就是出血，常表现为既往无出血病史的患者出现自发性出血，或轻微损伤后突发性出血。AHA 患者的出血具有明显的异质性，可表现为轻度、中度乃至危及生命的严重出血，且患者就诊时的临床特征无法预测病程中的不良出血事件。AHA 患者的出血可

发生于机体的多个部位，如广泛皮下瘀斑、软组织血肿、消化及泌尿系统出血、脑出血等。其中，最为常见的是自发性皮下血肿和广泛的皮肤瘀斑，即弥漫性出血。与经典血友病不同，AHA 无反复自发出血和家族出血史，也很少有关节畸形等表现。由于 IgG4 抗体不会形成免疫沉积物或补体复合物，因此不会产生类似于抗 FIX 抗体的器官损害。

### （二）诊断与鉴别诊断

1. 获得性血友病 A 的诊断　CARE 研究显示，AHA 患者首次出血至确诊所需的中位时间为 30天，且就诊时伴有严重出血的患者占 60.9%。因此，早期正确的诊断能够及时地为患者选择恰当的止血方案、预防严重出血并及时清除自身抗体，加快 FⅧ活性的恢复。

对于正在或（和）曾使用 ICIs 且既往无出血史的非血友病患者出现自发出血或是经历外伤或有创操作后发生与预期不符的过度出血，伴随无法解释的 APTT 延长的患者均应考虑 AHA 可能。此外，在检测凝血项目时发现不能解释的孤立性 APTT 延长，亦应当警惕患者可能罹患 AHA。APTT延长的定义为超出本院医学检验科 APTT 的正常参考上限为准，或是超过当天实验室正常对照值的10 秒以上。尤其是针对 AHA 的高发人群：恶性肿瘤、围产期及老年患者。

对于怀疑患有 AHA 的患者：①可采用 APTT 混合血浆纠正试验对凝血因子抑制物进行筛查，对FⅧ活性进行测定，同时对 FⅧ自身抗体的滴度进行定量以确诊 AHA。②如果凝血试验中伴随凝血酶原时间（PT）延长，则需要对狼疮抗凝物（lupus anticoagulant, LA）、服用抗凝药物等因素进行排查。

血浆纠正试验主要用于区分凝血因子缺乏或抑制物的存在。其中，APTT 血浆纠正的定义是指超过正常混合血浆 5 秒以内，或是在实验室正常参考范围；APTT 不能纠正是指超过正常混合血浆 5秒以上（或延长＞15%）或高于实验室正常参考范围。需注意，由于 FⅧ抗体具有时间及温度依赖的特点，大多数抗体（尤其是较弱抗体）可以即刻完全或部分纠正，孵育 2 小时后不能纠正，高滴度抗体可表现为即刻不能纠正。单一的 FⅧ活性降低提示可能为 AHA，进一步确诊仍需排除遗传性血友病 A、血管性血友病（von Willebrand disease, vWD）和获得性血管性假血友病综合征（acquired vascular pseudohemophilia syndrome, AVWS）的可能。若患者多个凝血因子的活性均降低，则需考虑是否由于 FⅧ抗体消耗了血浆中 FⅧ后造成的假象，可通过稀释血浆后再依次检测不同的凝血因子进行鉴别，此时除了 FⅧ之外的凝血因子的活性会随着稀释比例的增加而逐渐升高。

由于 AHA 患者自身抗体的抗原抗体动力学呈现为非线性的 Ⅱ型动力学特征，抗体的滴度与临床出血症状并不呈正相关。因此，采用抗体滴度来预测患者的出血风险以及监测治疗效果是不可取的。

2. 鉴别诊断

（1）遗传性血友病 A 伴抑制物：遗传性血友病 A 伴抑制物即血友病 A 患者在接受 FⅧ制剂治疗后产生了同种抗体的一种 X 染色体连锁的隐性遗传性疾病。遗传性血友病 A 患者多有自幼反复发病、关节与肌肉出血、关节畸形等特征。对于初次拟诊为血友病 A 的患者，应检测 FⅧ自身抗体，以排除 AHA。AHA 与遗传性血友病 A 伴同种抑制物的对比如下表所示（表 9-4）。

（2）狼疮抗凝物：LA 具有抑制磷脂的功能，因此 LA 阳性的患者也可表现为 APTT 与 PT 延长，且不能被血浆纠正。对此，可通过外源性补充磷脂以纠正 APTT，并进一步采用依赖磷脂的试验，如稀释的蝰蛇毒试验（diluted Russell viper venom time, dRVVT）等对 LA 加以验证。临床上可能会有患者同时携带 FⅧ自身抗体以及 LA，此时可结合临床表现对二者加以区分，即：AHA 患者以多部位不同程度的突发性出血为特征，而 LA 阳性者在凝血因子和（或）血小板功能、数量正常的情况下以出

**表 9-4 获得性血友病 A 与遗传性血友病 A 伴抑制物的异同点**

| 特征 | 获得性血友病 A | 遗传性血友病 A 伴同种异体抗体 |
|---|---|---|
| 出血类型 | 皮肤瘀斑、软组织出血、肌肉出血、消化及泌尿系统出血 | 关节积血、肌肉出血 |
| 出血特点 | 多部位出血 | "靶关节"反复出血 |
| 发生率 | 1.48/100 万 | 20%~30% |
| 抗体类型 | 自身抗体 | 同种异体抗体（外源性） |
| 剩余 FVIII 活性 | +/- | - |
| 年龄分布 | 呈双峰分布：①妊娠、产后的育龄女性；②老年人 | 儿童、成年男性多见 |
| 免疫反应动力学 | II 型 | I 型 |
| 病因 | ICIs 使用史、自身免疫性疾病和遗传因素等 | 遗传和非遗传因素，具体原因不明 |

现血栓为主，很少发生出血。

（3）弥散性血管内凝血：由于 AHA 患者的出血特点呈自发性皮下血肿和广泛的皮肤瘀斑，因此 AHA 尤其需要与弥散性血管内凝血（disseminated intravascular coagulation, DIC）鉴别诊断。当患者存在易引起 DIC 的疾病，不易用原发病解释的微循环衰竭或休克，多发性微血管栓塞的症状时，应考虑 DIC 可能。

（4）其他获得性凝血因子缺乏症：内源途径的因子（FIX、FXI、FXII）缺陷及 vWF 缺乏时，同样可表现出孤立性 APTT 延长，可通过相应的凝血因子及其抑制物进行检测，加以鉴别。

## 四、治疗措施

AHA 最主要的临床表现就是出血，积极治疗原发病、控制急性出血和自身抗体的清除是临床治疗的三大原则。

### （一）原发病的治疗

恶性肿瘤本身是诱发 AHA 的重要因素。据研究报道，在给予积极抗肿瘤治疗控制原发病后，约有 25% 的患者 FVIII 自身抗体可自行消失，因此，消除原发疾病是 AHA 的基础治疗。另有研究显示，ICIs 所致 AHA 患者在停用 ICIs 或积极抗肿瘤治疗后，部分患者病情呈可逆性，因此由 ICIs 所致 AHA 应评估风险，积极治疗原发病，必要时停用 ICIs 治疗。

### （二）控制急性出血

突发的严重出血是 AHA 患者最典型、最危险的临床表现。AHA 患者的早期（<1 周）死亡主要是由于消化道出血和呼吸道出血，晚期死亡的主要原因是颅内出血和腹膜后出血。AHA 治疗的关键在于及时诊断、尽早给予有效的治疗。

止血药物治疗以控制患者急性出血为首要目标，其间需注意血栓形成的风险，尤其是老年患者或具有血栓发生史、持续制动、长期卧床的患者。在 AHA 患者发生突发性急性出血或是在手术/侵入性检查前，可给予 FVIII 的旁路途径药物治疗，首选重组活化人凝血因子 VIIa，剂量为 90μg/kg，2~3 小时 1 次。疗效不佳或者不适合该方案者可选用凝血酶原复合物（prothrombin complex concentrate, PCC），剂量可为 150IU/（kg·d）。高抗体滴度（>5BU/mL）且合并严重出血的 AHA 患者，国内外治疗指南推荐采用不涉及 FⅧ的旁路途径药物来治疗，可采用 50~100IU/kg 的 FⅧ进行给药，并根据回收率和止血效果对治疗方案进行调整。

　　并非所有的 AHA 患者都会发生出血，因此对于低抗体滴度（≤5BU/mL）、无出血或仅为皮下出血的患者可以采取保守处理，临床上给予密切监测，不必采取止血治疗。此外，患者的早期临床表现以及自身抗体的滴度并不能预测出血的严重程度，因此，止血治疗的策略应当基于出血的严重程度，而非抗体的滴度或残留 FⅧ活性。

### （三）FⅧ制剂

　　FⅧ浓缩剂止血效果均低于旁路途径药物，FⅧ制剂单药止血有效率约为 34.4%，中位止血时间为250 小时，欧洲获得性血友病（European acquired hemophilia, EACH）及 CARE 建议仅在无法获得旁路途径药物或其疗效不佳且患者为低滴度自身抗体时采用高剂量 FⅧ进行止血。首次给予高剂量 FⅧ（50~100IU/kg），在输注后检测 FⅧ增量回收率，并结合临床疗效调整用药剂量及间隔，以达到预期止血疗效。如疗效不佳，应及时更换其他止血药物。

### （四）凝血旁路途径

　　旁路途径的药物主要有重组活化人凝血因子Ⅶ（rFⅦa）、活化凝血酶原复合物（activated prothrombin complex concentrate, aPCC），后者国内采用的主要为 PCC。

　　rFⅦa 通常能够及时、有效的控制 AHA 患者的出血，止血效果优于 PCC 和 FⅧ制剂：止血中位时间为 5 小时，止血率约 90%，同时能够较好地控制血栓的形成（血栓发生率 0~2.9%）。rFⅦa 常用的单次计量为 90μg/kg。临床上无法使用 rFⅦa 时，可选用 PCC 进行止血治疗，推荐计量不超过150IU/（kg·d）。世界血友病联盟提出，遗传性血友病 A 伴抑制物患者在出血时应用单一旁路途径药物效果不佳时，可以序贯使用 rFⅦa 及 aPCC，即 rFⅦa 90μg/kg 及 aPCC 50IU/kg，间隔 3 小时1 次（rFⅦa 及 aPCC 每日 4 次）交替。然而，该方案在 AHA 中仍旧缺乏相关报道，加之联合 rFⅦa及 aPCC 治疗出血可加大患者发生血栓栓塞的风险，临床上需谨慎权衡。

### （五）清除抗体

　　患者一旦被确诊为 AHA 后应立即对其采取 IST 以清除 FⅧ抑制物，尽快恢复 FⅧ活性。自身抗体清除的相关治疗主要包括免疫抑制药物、免疫吸附及免疫耐受治疗。其中免疫吸附疗法报道较少，多需要联用免疫抑制剂发挥作用，主要用于严重出血患者急性出血期。免疫耐受疗法多用于重型血友病 A 合并抑制物的治疗，对于 AHA 患者多作为 IST 6 个月无效后的二线方案选用。

　　免疫抑制剂目前是 AHA 患者的核心治疗方案，CARE 推荐的治疗获得性血友病的一线方案主要有：糖皮质激素单药、糖皮质激素联合环磷酰胺以及糖皮质激素联合利妥昔单抗。①糖皮质激素单药：推荐剂量为泼尼松 1mg/（kg·d），可口服或静脉给药，疗程≤6 周，停用时应逐渐减量，应密切监测有无高血压、继发感染、骨质疏松、股骨头坏死和精神症状等不良事件的发生；对于预后不良的患者，单独采用糖皮质激素在 3 周内的疗效并不佳。②糖皮质激素联合环磷酰胺：目前，该治疗方案在血友病临床治疗最为常用，泼尼松剂量推荐为 1mg/（kg·d），环磷酰胺为 1.5~2mg/（kg·d），可口服或静脉给药，疗程≤6 周，较糖皮质激素单药治疗起效更快，缓解率更高，通常临床上应密切监测患者发生骨髓抑制、继发感染等不良事件。③糖皮质激素联合利妥昔单抗（CD20⁺抗体）：利妥昔单抗即 CD20⁺B 淋巴细胞单克隆抗体，作为一种经典的抗 CD20⁺B 淋巴细胞淋巴瘤药物，近年来广泛用于 AHA 等多种免疫性疾病；该治疗方案中推荐泼尼松剂量为 1mg/（kg·d），利妥昔单抗为 375mg/m²，每周 1 次静脉给药，给药最多 4 次，根据患者的缓解程度决定是否需继续使用利妥昔单抗或是激素等进行维持治疗；该方案禁用于活动性乙型肝炎患者。

若患者在接受了一线治疗 3~5 周后自身抗体的滴度无明显下降，或 FⅧ活性无明显恢复时可考虑采用二线治疗。糖皮质激素单药的患者，二线治疗中可联合环磷酰胺或者利妥昔单抗（剂量同上）。糖皮质激素联合环磷酰胺或者利妥昔单抗治疗的患者，二线治疗可联合未使用过的药物。对于一线和二线治疗均无效或复发的患者，可尝试其他的免疫抑制剂，即硫唑嘌呤、长春新碱、环孢素 A、吗替麦考酚酯、他克莫司等。对于使用 1 个月后仍存在自身抗体或是使用后抗体清除较差的患者多推荐加用其他免疫抑制剂。

在 IST 期间，建议每周至少对患者的出血的控制情况、FⅧ活性、自身抗体滴度以及血常规等至少进行 1 次检测，以便对疗效进行评估的同时密切监测可能发生的不良事件。AHA 自身抗体清除疗效的判断可参考下表（表 9-5）。

**表 9-5　获得性血友病 A 自身抗体清除疗效的判断**

| 分级 | 判断标准 |
| --- | --- |
| CR | FⅧ：C≥50%、自身抗体滴度<0.6BU/mL、FⅧ回收率正常（≥66%） |
| PR | FⅧ：C≥50%、自身抗体滴度≥0.6BU/mL、止血治疗结束后 24 小时无新发出血 |
| 无效 | FⅧ：C<50%，自身抗体滴度≥0.6BU/mL，伴或不伴活动性出血 |
| 复发 | CR 或 PR 患者随访中发生 FⅧ：C<50% 且自身抗体滴度≥0.6BU/mL |

注：CR：完全缓解；PR：部分缓解。

## 五、小结

肿瘤免疫疗法为一些难以控制的疾病提供了新的治疗方法，同时也引发了一系列药物相关的不良事件。ICIs 所致 AHA 在临床上虽较为少见，但具有较高的风险及致死性。因此，提高医师对 AHA 的认识，对疑似或具有高危因素的患者应提高警觉，早期诊断并及时有效治疗是改善患者预后的关键。

（弓　勋　方凤山　高春林）

## 第五节　典型病例

**病例** PD-1 单抗致血液系统不良事件（纯红细胞再生障碍性贫血）

病史摘要：男，61 岁。

主诉：右肺恶性肿瘤 2 年，末次治疗后 1 周。

现病史：患者于 2021 年 8 月 9 日诊断为右肺上叶恶性肿瘤，鳞状细胞癌并双侧锁骨上、纵隔及右肺门多发淋巴结转移 cT1cN3M0ⅢB 期（EGFR L858R 突变），于 2021 年 8 月 13 日开始口服埃克替尼治疗，服药 1 个月后复查，根据 RECIST1.1 版，总体疗效评价为 PD，考虑患者符合化疗指征，于 2021 年 9 月 14 日行"吉西他滨＋顺铂方案"化疗。2021 年 8 月 16 日患者免疫组化检测示：PD-L1 高表达，肿瘤比例分数（TPS）为 90%，在原基础方案上加用信迪利单抗，于 2021 年 10 月 11 日、2021 年 11 月 4 日、2021 年 11 月 29 日、2021 年 12 月 23 日、2022 年 1 月 14 日行"信迪利单抗＋吉西他滨＋顺铂方案治疗"，第 6 周期治疗后，患者突发乏力、气短，体位改变时出现黑矇并晕厥。

既往史及个人史：否认既往高血压、糖尿病等基础疾病史，无精神疾病史。诊断冠状动脉粥样硬化性心脏病 2 年，并行"左前降支经皮腔内冠状动脉成形术（percutaneous transluminal coronary angioplasty, PTCA）＋冠脉支架植入术"，长期口服"阿司匹林、氯吡格雷"治疗，否认家族遗传病史，否认食物、药物过敏史。

体格检查：体温 36.5℃，心率 79 次/min，呼吸 20 次/min，血压 119/65mmHg。慢性病容，面色苍白，口唇无发绀，双侧颈部及锁骨上淋巴结肿大，质韧，部分融合固定，无压痛，表面无红肿及渗液，右肺呼吸音稍低。

辅助检查：

1. 实验室检查　①血常规（2022 年 1 月 20 日）：血红蛋白 45g/L（130～175g/L），红细胞 $1.45×10^{12}$g/L（$4.3×10^{12}$～$5.8×10^{12}$g/L），红细胞压积 14.2%（40%～50%），红细胞平均体积 88.1fL（82～100fL），网织红细胞百分比 0.18%（0.67%～1.92%），网织红细胞绝对值 $3.60×10^{9}$/L（$4.3×10^{9}$～$5.8×10^{9}$/L），血小板 $167×10^{9}$/L（$125×10^{9}$～$350×10^{9}$/L）；②叶酸及维生素 $B_{12}$ 检测，叶酸 9.2ng/mL（187～883ng/mL），维生素 $B_{12}$ 136pg/mL（3.1～20.5pg/mL）；③贫血相关检测：血清铁 13.6μmol/L（11.0～30.0μmol/L），非铁结合力 20.6μmol/L（30～45μmol/L），总铁结合力 34.2μmol/L（50～77μmol/L），铁蛋白 1 267.7μg/L（20～299μg/L），转铁蛋白 1.89g/L（2～3.6g/L）；④抗磷脂抗体（－），抗核抗体（－），ANCN 检测（－），抗人球蛋白试验（－）。

2. 骨髓检测　骨髓穿刺细胞学（2022 年 1 月 21 日）结果示：粒、巨核两系增生，红系增生减低，考虑排外 PRCA（图 9-1）。

3. 影像学检查　头颈胸腹部 CT（2021 年 12 月 20 日）示：①右肺上叶支气管开口处肿块（大小 8.7cm×4.3cm），较前缩小，阻塞性肺不张伴炎症，范围较前缩小；②双侧锁骨上、纵隔及右肺门多发肿大淋巴结，考虑转移瘤，较前缩小；③双肺上叶肺气肿并多发肺大疱（图 9-2）。

诊断：①PRCA；②右肺上叶鳞状细胞癌并双侧锁骨上、纵隔及右肺门多发淋巴结转移 cT1cN3M0ⅢB 期（EGFR L858R 突变），PD-L1 高表达，TPS 为 90%；③冠状动脉粥样硬化性心脏病。

治疗：①停止 ICI 治疗；②甲泼尼龙 0.5mg/（kg·d），静脉滴注；③输注悬浮红细胞。

分析与讨论：信迪利单抗是一种靶向 PD-1 的全人源化 IgG 4 单克隆抗体。通过与 PD-1 结合，阻断其与 PD-L1 和 PD-L2 的相互作用，从而阻断导致肿瘤免疫耐受的 PD-1/PD-L1 通路，重新激活淋巴细胞的抗肿瘤活性。ICIs 所致血液系统不良事件相对少见，总体发生率低于 1%，但潜在危害及致死率高。其中就包括 PRCA，PRCA 是一种以正细胞正色素贫血、网织红细胞减低和骨髓幼红细胞显著减少或缺如为特征的综合征，包括先天性 PRCA（Diamond-Blackfan 贫

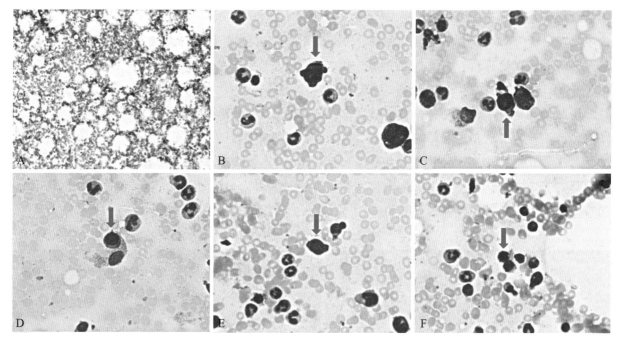

**图 9-1 骨髓细胞学**

A.骨髓涂片，显示骨髓有核细胞增生活跃（×100）；B~F.可见少量骨髓红系前体细胞（×1 000）（B.原红细胞；C.原红细胞；D.早幼红细胞；E.早幼红细胞；F.中幼红细胞）

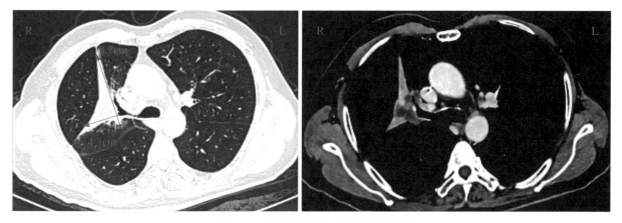

**图 9-2 不良事件发生前胸部增强 CT**

血）和获得性 PRCA。获得性 PRCA 是一组多病因的异质性疾病，病因复杂且不明确。

该患者第 6 周期免疫联合化疗后第 6 日（2022 年 1 月 20 日），凌晨突发乏力、气短，体位改变时出现黑矇并晕厥，急查血常规发现患者出现重度贫血，血红蛋白 45g/L（最低），红细胞 $1.45×10^{12}$/L，红细胞压积 14.2%，红细胞平均体积 88.1fL，网织红细胞百分比 0.18%，网织红细胞绝对值 $3.60×10^9$/L，血小板 $167×10^9$/L。患者呈正细胞正色素性贫血，完善胃肠镜检查排外活动性出血疾病及慢性失血原因；完善溶血相关检查抗人球蛋白试验及自身免疫性抗体（ANCA 检测、抗核抗体检测、抗磷脂谱、类风湿相关抗体）排除溶血相关贫血、SLE、类风湿关节炎等自身免疫性疾病。2022 年 1 月 21 日骨髓穿刺细胞学结果示：粒、巨核两系增生，红系增生减低（G/E=40.75/1），考虑排外纯 PRCA（图 9-1）。结合患者症状、辅助检查，排除鉴别诊断后考虑 ICIs 相关 PRCA。共输注 8U 悬浮红细胞治疗后，复查血常规（2022 年 1 月 27 日）

示：血红蛋白 75g/L，红细胞 $2.59 \times 10^{12}$g/L，红细胞压积 23.0%，血小板 $39 \times 10^9$/L。贫血改善仍不乐观，予甲泼尼龙 40mg 静脉滴注，1 次/d（2022 年 1 月 30 日至 2022 年 2 月 2 日），甲泼尼龙 30mg 静脉滴注，1 次/d（2022 年 2 月 2 日至 2022 年 2 月 6 日）。治疗后，血常规（2022 年 2 月 4 日）示：血红蛋白 129g/L，红细胞 $4.45 \times 10^{12}$g/L，红细胞压积 14.2%，根据《获得性纯红细胞再生障碍诊断与治疗中国专家共识》（2020 年版），疗效评价为缓解。此患者未再进行任何抗肿瘤治疗（包括免疫维持治疗），最后 1 次复查胸部增强 CT（2023 年 6 月 19 日）：右肺上叶支气管开口处见分叶状肿块（大小 4.7cm×4.6cm），致右肺上叶各段支气管狭窄、闭塞，远端肺组织实变不张；双锁骨上、纵隔及右肺门多发肿大淋巴结，考虑转移瘤，较前变化不明显；双肺上叶肺气肿并多发肺大疱（图 9-3）。

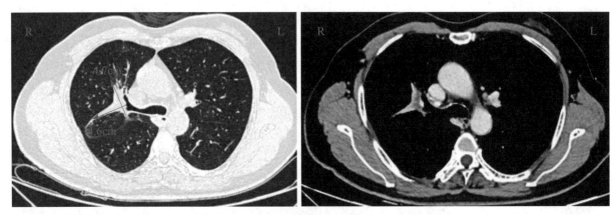

**图 9-3　不良事件发生后最后 1 次复查胸部增强 CT**

有研究表明，irAEs 的发生与预后相关，且使用 ICIs 超 6 个月发生 irAEs（晚发型 irAEs）患者无进展生存期（PFS）、总生存期（OS）更长。irAEs 的发生可能是 ICIs 反应的一种潜在的临床生物标志物。使用 PD-1 单抗和 PD-L 单抗治疗的患者发生 irAEs，通过客观缓解率（ORR）、PFS 和 OS 来衡量，患者的预后得到改善。患者最近 1 次复查（2023 年 6 月）PRCA 未见再发迹象，肿瘤未见进展。根据 RECIST1.1 版，患者肿瘤疗效评估为 PR，考虑该患者血液系统不良事件已恢复，但介于其达 G3 级，不再考虑 ICIs 再挑战，定期随访。

（罗　慧　瞿素苏）

# 第十章

# 泌尿系统不良事件

自 2014 年美国食品药品监督管理局（FDA）首次批准帕博利珠单抗和纳武利尤单抗以来，免疫检查点抑制剂（ICIs）已经彻底改变了许多实体瘤的治疗，显著改善了患者预后。但 T 淋巴细胞过度活化带来的免疫相关不良事件（irAEs）须引起警惕，这些不良事件几乎可以影响任何器官，包括肾脏。肾活检中发现了四种不同的病理，其中 80% ~ 90% 的患者为急性肾小管间质性肾炎（acute tubulointerstitial nephritis, ATIN），然而它经常与其他肾小球病变同时发生。通常对早期开始使用类固醇皮质激素表现出良好的反应，大多数患者可获得完全或部分缓解（PR）。

## 第一节 肾炎

ATIN 是 ICIs 诱导的急性肾损伤（AKI）患者最常见的病理类型，发生机制尚不完全明确，考虑与药物特异性效应 T 淋巴细胞的再激活、对自身抗原的耐受性丧失以及肾脏特异性自身抗体的产生相关。

### 一、发生率及危险因素

在所有接受 ICIs 治疗的患者中，与 ICIs 治疗直接相关的 AKI 的发病率约 2% ~ 5%，但其中越来越多的证据提示，多达 29% 的患者发生了轻度肾损伤。细胞毒性 T 淋巴细胞相关抗原 4（CTLA-4）单抗治疗的发病时间通常为 2 ~ 3 个月，程序性死亡受体 1/程序性死亡受体配体 1（PD-1/PD-L1）单抗治疗的发病时间通常为 3 ~ 10 个月。伊匹木单抗治疗中肾脏不良事件发生率约 2.0%，纳武利尤单抗约 1.9%，帕博利珠单抗约 1.4%，而伊匹木单抗和纳武利尤单抗的序贯疗法使发生率增加到 5.1%，帕博利珠单抗联合化疗也可能引起发生率的增加。

一项针对 276 例患者使用 ICIs 的研究表明：低基础肾小球滤过率、同时使用质子泵抑制剂（proton pump inhibitors, PPI）和非甾体抗炎药（NSAIDs）、联合 ICIs 治疗是发生 ATIN 独立危险因素。

### 二、临床表现及分级

#### （一）临床表现

ICIs 治疗后 ATIN 是最常见的肾脏不良事件。主要表现为肾功能下降，约 50% 的病例表现为血清肌酐升高、轻度蛋白尿和无菌性脓尿；其他症状有血尿、血嗜酸性粒细胞增多、继发高血压、尿白细胞升高、低钠、低钾、低钙以及尿量减少。目前免疫相关的 ATIN 缺乏特异性临床表现，故需排除继发于低血容量、药物、梗阻和静脉造影的 AKI。

### （二）临床分级

根据《中国临床肿瘤学会（CSCO）免疫检查点抑制剂相关的毒性管理指南》（2023 版），将肾脏不良事件分为 4 级（表 10-1）。

表 10-1　ICIs 相关肾炎分级

| 分级 | 描述 |
| --- | --- |
| G1 | 无症状或轻度症状<br>仅有临床观察或诊断所见<br>肌酐水平增长>0.3mg/dL<br>肌酐 1.5~2 倍 |
| G2 | 中度症状<br>影响工具性日常生活活动<br>肌酐 2~3 倍 ULN |
| G3 | 重症或临床症状明显<br>不会立即危及生命、致残影响个人日常生活活动<br>肌酐>3 倍 ULN 或>4.0mg/dL |
| G4 | 危及生命<br>肌酐>6 倍 ULN |

注：ULN：正常值上限。

### 三、检验检查

1. 尿常规及沉渣　需要注意的是，正常的尿液分析并不排除 ATIN。

2. 肌酐　当血肌酐异常升高时，需及时区分肾前性、肾性及肾后性因素，包括 PPI 和 NSAIDs 等肾毒性药物的药物审查，并考虑梗阻、心肌病/心力衰竭、肺动脉高压、利尿剂、主要胃肠道原因引起的低血容量、结石和感染。同时应注意患者肌酐的基线水平，而不是只关注其 ULN 的异常结果。

3. 24 小时尿蛋白　对于蛋白尿>3g/24h 和/或肉眼或显微镜下血尿，检查抗核抗体（ANA）、RF、抗中性粒细胞胞质抗体（ANCA）、抗 dsDNA 和血清 C3、C4、乙型肝炎和丙型肝炎等。

4. 肾活检　尿蛋白>3.5g/24h 或反复尿蛋白 1~3.5g/24h 作为肾活检的指征，如出现病情明显变化或影响重要药物使用的决策，肾活检是确诊肾脏损伤的金标准。在病情发展的初期，即使肾功能损伤不严重，也应积极考虑肾活检以合理决定此后治疗方案。

### 四、治疗

在每次使用 ICIs 之前，都应该检测血清电解质和血尿素氮，并且通过停用肾脏毒性药物、排除感染和尿路梗阻以及纠正低血容量来达到早期控制肾功能不全的目的。对于疑似免疫相关的 ATIN 患者，应排除导致 ATIN 的其他原因，同时停止使用其他具有肾毒性的药物，再根据肾功能损伤的严重程度进行处理。结合各大指南推荐，建议如下：

G1 级：考虑暂停 ICIs；排除原因；每 3~7 天复查肌酐和尿蛋白；检查并停用肾毒性相关药物；可以暂不药物干预。

G2 级：暂停 ICIs；每 3 ~ 7 天复查肌酐和尿蛋白；请肾内科会诊，考虑肾活检；排除其他原因所致肾衰，给予泼尼松 0.5 ~ 1mg/（kg·d）且最大剂量<60 ~ 80mg/d，如果降至 G1，泼尼松在 4 周后逐渐减量，当减量至≤10mg/d，可考虑恢复 ICIs；如果 1 周后病情恶化或无改善，则增加至 1 ~ 2mg/（kg·d）泼尼松，并永久停用 ICIs。

G3 ~ G4 级：永久停用 ICIs；需要住院治疗或延长住院时间（G3 级）/紧急干预（G4 级）；每 24 小时监测肌酐和尿蛋白；请肾内科会诊，考虑肾活检；泼尼松/甲泼尼龙 1 ~ 2mg/（kg·d）；如果降至 G1，在 4 周后逐渐减量；若使用糖皮质激素 3 ~ 5 天（G3 级）/2 ~ 3 天（G4 级）后仍>G2，可考虑加用硫唑嘌呤/环磷酰胺/环孢霉素/英夫利西单抗/吗替麦考酚酯。

## 五、讨论

随着 ICIs 在肿瘤治疗的应用愈来愈广泛，其导致的 ATIN 需警惕。早期发现和识别肾脏不良事件、暂停 ICI 药物、避免加重肾功能损伤药物以及尽早使用类固醇皮质激素治疗至关重要。根据具体情况决定个体化诊疗，往往需要肿瘤科、肾脏内科甚至泌尿外科等多个专科的共同协作。

（曾佳佳　梁　赟　赵先国）

## 第二节　肾病综合征

ICIs 可导致多种免疫治疗相关不良事件发生，其中免疫相关肾脏不良事件相对少见，ICIs 治疗相关肾病综合征（nephrotic syndrome, NS）更为罕见。患者在接受 CTLA-4 单抗、PD-1/PD-L1 单抗治疗后均有 ICIs 相关 NS 的个案报道，但免疫治疗相关 NS 严重影响患者的治疗，危及生命。临床医生需注意对 ICIs 相关 NS 的早期识别、鉴别及诊断，及时给予处理，进而对免疫治疗患者更好的管理。

### 一、发生率

目前 ICIs 相关 NS 的准确发病率尚不明确。基于接受 ICIs 治疗患者肾穿刺活检的数据有限，患者接受 ICIs 治疗后出现 ICIs 相关 NS 仅见于个案报道。在一项回顾性分析中，共纳入 63 名接受肾活检患者，组织病理学提示 5 例存在肾小球病变受累，1 例为 ICIs 相关 NS。根据现有研究，患者在接受 CTLA-4 单抗伊匹木单抗，PD-1/PD-L1 单抗纳武利尤单抗、帕博利珠单抗、替雷利珠单抗治疗后均有 ICIs 相关 NS 的报道，并且可发生于治疗过程的任意时间。

### 二、临床表现

ICIs 相关 NS 存在多种多样的临床表现。免疫相关肾脏不良事件多数病例可无任何症状，仅为血清肌酐升高，但 ICIs 相关 NS 可存在明显的临床症状，可表现为低白蛋白血症（<30g/L）、大量蛋白尿（>3.5g/d）、高血压、高脂血症、不同程度水肿及多数患者伴有肾功能损害等。由于 ICIs 相关 NS 发生多种病理类型改变，可表现出高度重叠的临床症状。

### 三、辅助检查

1. 一般检验

（1）血清肌酐：对免疫治疗相关肾脏不良事件，目前相关指南根据《常见不良事件评价标准》

（CTCAE）5.0 版（*CTCAE V5.0*）中的血清肌酐水平进行分级处理。当监测患者出现血清肌酐异常时，应开始肾功能异常的鉴别诊断，以区分引起血清肌酐升高的肾前性、肾性及肾后性等因素。临床上由于恶性肿瘤本身、肾脏毒性药物、尿路感染、尿路梗阻、使用静脉造影剂或低血容量等多种因素都可引起血清肌酐升高，因此明确引起肾毒性的病因很困难。

（2）尿液分析：早期发现和诊断肾脏疾病的重要线索，明确是否存在血尿、脓尿、蛋白尿等情况，辅助鉴别肾炎、尿路感染等疾病。24 小时尿蛋白定量：24 小时尿蛋白定量 > 150mg 可诊断为蛋白尿，> 3.5g 为大量蛋白尿。

（3）综合代谢组套（CMP）：明确患者是否存在低蛋白血症及高脂血症。

（4）自身免疫性疾病抗体谱：完善 ANA、抗 dsDNA 抗体、血清补体 C3、血清补体 C4、类风湿因子（RF）、感染免疫等检查排外系统性红斑狼疮性肾炎、乙型肝炎病毒（HBV）相关性肾炎等病因。

2．检查　泌尿系统超声：完善泌尿系统超声检查排外尿路梗阻、结石等病因。

3．肾脏病理学　ICIs 相关 NS 最常见的病理类型改变是微小病变型肾病，也可见局灶节段性肾小球硬化、膜性肾病，同时可伴有肾小管的损伤。研究报道过在 676 例接受帕博利珠单抗治疗的患者中，共 12 例患者进行了肾活检，其中 2 例患者临床表现为 NS，活检显示 1 例为微小病变型肾病，1 例为微小病变型肾病同时合并急性肾小管性损伤。目前相关指南尚未明确 ICIs 治疗后出现 NS 肾穿刺活检指征。与其他原因引起的肾小球疾病类似，建议 24 小时尿蛋白定量 > 3.5g 可作为肾活检的绝对指征，重复测量 24 小时尿蛋白定量在 1 ~ 3.5g 范围内可作为肾活检的相对指征。

### 四、诊断

ICIs 相关 NS 目前尚无明确的诊断标准，依赖于排除性诊断，需临床医生根据患者病史及用药史，排外其他病因所致的 NS 进行综合判断。NS 的诊断标准是：①尿蛋白大于 3.5g/d；②血浆白蛋白低于 30g/L；③水肿；④高脂血症（其中①、②项必须满足）。在临床工作中高度怀疑患者发生 ICIs 相关 NS 时，首先需明确是否为 NS，诊断检查需完善尿液分析、24 小时尿蛋白定量、CMP、泌尿系统超声等。其次，对导致发生 NS 的其他病因进行鉴别，如系统性红斑狼疮性肾炎、HBV 相关性肾炎、糖尿病肾病、骨髓瘤性肾病、过敏性紫癜肾炎等，必要时考虑肾穿刺活检。当患者出现 ≥2 级肾毒性应复查血清肌酐和尿蛋白，对血清肌酐持续升高至 2 ~ 3 级患者应请肾内科会诊，排外尿路感染、梗阻、低血容量等原因，考虑行肾穿刺活检，特别是尿液分析提示肾小球疾病病变时，行肾穿刺活检明确具体的病理类型改变至关重要。

### 五、治疗

由于发生率低、研究证据有限，目前 ICIs 相关毒性管理指南尚未明确指出 ICIs 相关 NS 治疗标准，ICIs 相关 NS 治疗上尚缺乏系统性的管理经验。

1．皮质类固醇　据现有病例报道，推荐患者诊断为 ICIs 相关 NS 后，应停用 ICIs，进行皮质类固醇治疗，可口服泼尼松 1 ~ 2mg/（kg·d），治疗病情好转后逐渐减量，多数患者对皮质类固醇治疗反应显著，尿蛋白减少，症状缓解，肾功能改善。

2．吗替麦考酚酯　病例报告显示患者经皮质类固醇治疗后效果不佳，再加用吗替麦考酚酯治疗后 NS 缓解，肾功能好转。

3．其他　血管紧张素转换酶抑制剂（ACEI）可通过降低肾小球内压减少尿蛋白，有效延缓肾功能的恶化及控制血压；利尿剂可对患者液体容量进行管理，减轻水肿症状；当患者发生严重的肾损伤时需考虑行肾脏替代治疗来维持内环境的稳定。

## 六、免疫检查点抑制剂再挑战

患者出现 ICIs 相关 NS 经治疗缓解后是否能继续使用 ICIs，目前相关指南尚未明确指出，对是否继续使用 ICIs 尚无定论。病例报道结果显示发生 ICIs 相关 NS 的患者经皮质类固醇治疗病情缓解，再次接受 ICIs 治疗后 NS 复发。然而，病例报道表明 ICIs 相关 NS 经激素治疗好转后再次使用 ICIs 能够为患者带来获益。肾内科医生和肿瘤科医生需考虑肾脏病理改变类型、肾损伤严重程度、肿瘤进展等因素制定个体化的治疗方案。

## 七、讨论

多数免疫治疗相关肾脏不良事件缺乏典型的临床特征，因此临床工作中明确具体病因十分困难。随着 ICIs 的广泛应用，临床医生需要更多地关注可能发生的肾脏不良事件。根据目前的研究证据，发生 ICIs 相关 NS 的患者主要应用皮质类固醇治疗，当激素治疗不敏感时可考虑加用免疫抑制剂治疗，但尚缺乏高级别的临床证据证实。虽然 ICIs 相关 NS 是免疫治疗的罕见并发症，但需要对这些不良事件高度重视和及时诊断，同时需要肾脏学科和肿瘤学科团队的协作管理，制定高度个性化的管理。

（史艳侠　曾佳佳　李　露）

# 第十一章

# 神经系统不良事件

免疫检查点抑制剂（ICIs）已广泛应用于恶性肿瘤的治疗中。然而，由于 ICIs 对 T 淋巴细胞功能的抑制，使用 ICIs 治疗的患者可能会出现免疫治疗相关不良事件（irAEs）。神经系统 irAEs 包括中枢神经系统（CNS）和周围神经系统不良事件，发生率分别为 5.5% 和 0.5%。细胞毒性 T 淋巴细胞相关抗原 4（CTLA4）单抗单药治疗和程序性死亡受体 1/程序性死亡受体配体 1（PD-1/PD-L1）单抗单药治疗的神经系统 irAEs 发生率分别为 3% 和 6%，CTLA4 单抗联合 PD-1/PD-L1 单抗发生率为 12%。≥3 级的 irAEs 在接受 CTLA4 单抗单药治疗者中的发生率为 2.2%，接受 PD-1/PD-L1 单抗单药治疗者为 1.0%，双抗联合治疗者为 2.8%。神经系统 irAEs 发生的时间范围不同，从用药后几天到几个月不等（3~4 个月最常见）。神经系统 irAEs 相对少见，但种类、表现多样，包括重症肌无力（MG）、吉兰 - 巴雷综合征（GBS）、无菌性脑膜炎（AM）、脑炎、横贯性脊髓炎（MG）、可逆性后部白质脑综合征（posterior reversible encephalopathy syndrome, PRES）等。了解这些神经系统 irAEs 的可能机制、临床特征、早期诊断、规范治疗及管理对于临床医生至关重要。

## 第一节　重症肌无力

MG 是一种获得性自身免疫性疾病，由神经肌肉传递障碍引起的骨骼肌收缩无力。其临床症状主要表现为骨骼肌波动性的无力和病态的易疲劳，不仅对患者的日常生活造成影响，严重的 MG 还会危及患者的生命。随着 ICIs 在抗肿瘤治疗中的使用，患者接受 ICIs 治疗后出现 MG 的报道也在逐渐增多，ICIs 相关 MG 起病急、进展快、病情变化非常迅速、病死率高，是一种严重危及患者生命的不良事件，因此临床医生须时刻警惕 MG 的发生，做到早诊断、早治疗。

### 一、发病率及危险因素

#### （一）发病率

ICIs 相关神经系统不良事件较为少见，一项回顾性研究表明 ICIs 相关 MG 发生率仅占神经系统不良事件的 14%，可见其非常罕见。有研究表明，有 5 898 名在患者接受 ICIs 治疗后，仅有 14 名患者（0.24%）被诊断为 MG，同时该研究筛选了 10 442 篇文章，共纳入了 65 例患者，其中 58 例患者符合 MG 的诊断，其余患者可能为 MG，65 例患者中位年龄为 73 岁，13 例患者（20%）在治疗前已有 MG，63 例患者（97%）在 ICIs 开始的 1~16 周（中位 4 周）后发生 ICIs 相关 MG（包括新发 MG 的患者和 MG 复发的患者），24 例患者（37%）并发肌炎，29 例患者（45%）发生呼吸衰竭，61 例患者（97%）停用 ICIs，24 例患者死亡（38%）。有文献报道，9 869 名接受纳武利尤单抗治疗的患者，仅有 12 例（0.12%）诊断为 MG，其中 30% 的患者合并肌炎，25% 的患者合并心肌炎。ICIs 相关 MG 发生率较低，但是由于并发心肌炎的可能，其死亡率相对较高，脑炎和 MG 是神经系统中最常见的导致死亡的 irAEs。

### （二）危险因素

1. 药物与并发症　ICIs 相关 MG 的危险因素无明确报道，有研究表明，使用 PD-1 单抗治疗导致 MG 的发生率比 PD-L1 单抗或 CTLA-4 单抗的发生率更高，同时 ICIs 相关 MG 患者常伴有肌炎和/或心肌炎，这类患者的死亡风险极高。

2. 遗传易感因素　有研究表明在 CD4$^+$T 淋巴细胞的帮助下，人类白细胞抗原（HLA）基因能够编码对外来病原体产生特异适应性免疫应答的分子，因此 HLA 基因的遗传变异可能影响自身抗原的耐受性，从而导致 MG 的发生。

3. 胸腺异常　乙酰胆碱受体（acetylcholine receptor, AChR）抗体产生与胸腺增生及淋巴样滤泡增生程度密切相关，也是导致 MG 发生的原因之一。

4. 病毒感染　EB 病毒（EBV）、西尼罗病毒感染及人类细小病毒 B19（human parvovirus B19, HPVB19）等多种病毒感染会引起机体的免疫应答反应也是导致 MG 的危险因素之一。

## 二、发病机制

ICIs 相关 MG 的发病机制研究非常有限，可能与免疫系统的过度活化、异位抗原的表达、抗体依赖性反应、细胞因子的增多和遗传倾向等因素有关。有临床回顾性研究发现，1 例使用纳武利尤单抗发展为 MG 的患者，经过治疗前后的外周血粒细胞的基因表达分析发现，CD4$^+$T 淋巴细胞数量减少，Treg 细胞活性受到抑制，而 CD8$^+$T 淋巴细胞增多，细胞溶解性活性标志物升高。另 1 例使用纳武利尤单抗发展为 MG 的患者，CD4$^+$/CD8$^+$ 的比例为 0.71。CD4$^+$/CD8$^+$ 比例倒置，说明 ICIs 引起免疫应答过度激活。有研究发现 ICIs 相关 MG 的患者肌肉组织活检发现中重度的坏死伴有 T 淋巴细胞和巨噬细胞局灶性聚集浸润，形成假性肉芽肿结构。传统的 MG 主要与 AChR 抗体、肌肉特异性受体酪氨酸激酶（muscle-specific receptor tyrosine kinase, MuSK）抗体、低密度脂蛋白受体相关蛋白（low density lipoprotein receptor related protein 4, LRP4）抗体相关。①AChR 抗体能够使可用的突触后膜 AChR 含量减少，从而阻碍 ACh 与 AChR 的结合。②MuSK 是一种受体酪氨酸激酶，对于神经肌肉接头处 AChR 的聚集和维持至关重要，而 MuSK 的 IgG4 抗体主要通过与 MuSK 胞外结构域中的免疫球蛋白样功能区结合，能够竞争性抑制突触蛋白聚糖（agrin）与 LRP4 作为共受体和 MuSK 结合形成 "agrin-LRP4-MuSK" 复合物，从而抑制神经肌肉接头处 AChR 的聚集和维持，影响 ACh 与 AChR 的结合。③LRP4 是一种单亚单位的跨膜蛋白，在神经肌肉接头处充当 agrin 与 MuSK 结合的共受体，LRP4 抗体主要通过干扰 agrin 与 LRP4 的结合，抑制由 agrin 诱导的 MuSK 活性及 AChR 聚集，影响 ACh 与 AChR 的结合，进而引起 MG 的发生。

## 三、临床表现

MG 表现为极易疲劳性和波动性肌无力的全身骨骼肌受累，可表现为：①眼外肌受累，双眼复视和/或对称性或非对称性上睑下垂；②面肌受累，可表现为眼睑闭合无力、鼻唇沟变浅、鼓腮漏气、苦笑面容；③咀嚼肌受累，导致咀嚼困难；④咽喉肌受累，吞咽困难、饮水呛咳、声音嘶哑、鼻音、构音障碍等；⑤呼吸肌无力，呼吸困难；⑥颈部肌肉受累，抬头困难或不能抬头；⑦近端到远端波动性肢体肌肉无力，抬臂、梳头、上楼困难。根据美国重症肌无力基金会（Myasthenia Gravis Foundation of America, MGFA）将 MG 分为五型（表 11-1）。

**表 11-1　美国重症肌无力基金会临床分型**

| 分型 | | 临床表现 |
|---|---|---|
| Ⅰ 型 | | 眼肌无力，可伴闭眼无力，其他肌群肌力正常 |
| Ⅱ 型 | | 除眼外肌外的其他肌群轻度无力，可伴眼肌无力 |
| | Ⅱa 型 | 主要累及四肢肌或（和）躯干肌，可有较轻的咽喉肌受累 |
| | Ⅱb 型 | 主要累及咽喉肌或（和）呼吸肌，可有轻度或相同的四肢肌或（和）躯干肌受累 |
| Ⅲ 型 | | 除眼肌外的其他肌群中度无力，可伴有任何程度的眼肌无力 |
| | Ⅲa 型 | 主要累及四肢肌或（和）躯干肌，可有较轻的咽喉肌受累 |
| | Ⅲb 型 | 主要累及咽喉肌或（和）呼吸肌，可有轻度或相同的四肢肌或（和）躯干肌受累 |
| Ⅳ 型 | | 除眼肌外的其他肌群重度无力，可伴有任何程度的眼肌无力 |
| | Ⅳa 型 | 主要累及四肢肌或（和）躯干肌受累，可有较轻的咽喉肌受累 |
| | Ⅳb 型 | 主要累及咽喉肌或（和）呼吸肌，可有轻度或相同的四肢肌或（和）躯干肌受累 |
| Ⅴ 型 | | 气管插管，伴或不伴机械通气（除外术后常规使用）；仅鼻饲而不进行气管插管的病例为 Ⅳb 型 |

### 四、辅助检查

#### （一）药理学检查

《中国重症肌无力诊断和治疗指南（2020 版）》指出甲硫酸新斯的明试验有助于 MG 的诊断。选取肌无力症状最明显的肌群，记录 1 次肌力，成人肌内注射 1.0～1.5mg 甲硫酸新斯的明，同时肌内注射阿托品 0.5mg 以消除 M 胆碱样不良反应（儿童可按体重 0.02～0.04mg/kg，最大剂量不超过 1.0mg），注射后每 10 分钟记录 1 次肌力（持续 60 分钟）。根据重症肌无力绝对和相对评分方法（MG-absolute and relative scoring system, MG-ARS），相对评分 =（试验前该项记录评分 - 注射后每次记录评分）/试验前该项记录评分 ×100%，若相对评分≥60% 为阳性、25%～60% 为可疑阳性、≤25% 为阴性。

#### （二）实验室检查

实验室检查包括：①血液中 AChR 抗体、MuSK 抗体、LRP4 抗体、抗纹状抗体（anti-striational antibodies）滴度检测是必要的，抗体阳性可以提示 MG 的发生，但既不能用于诊断 MG，也不能用于排除 MG。有研究表明 ICIs 治疗后，59% 的 MG 患者 AChR 抗体水平会升高，也有临床案例表明，虽然 AChR 抗体水平很高（20nmol/L），但并未发生 MG。②红细胞沉降率（ESR）、C 反应蛋白（CRP）炎症指标。③动脉血气分析排除二氧化碳潴留。④肌酸激酶（CK）、肌酸激酶同工酶（CK-MB）及醛缩酶（aldolase）排除肌炎。⑤心肌肌钙蛋白 T（cardiac troponin T, cTnT）或心肌肌钙蛋白 I（cardiac troponin I, cTnI）排除心肌炎。

### （三）肌电图

当患者无明显临床症状时，肌电图（EMG）可以发现神经肌肉传导异常，敏感度较高。

### （四）肺功能评估

ICIs 相关 MG 的患者通常会累及患者的呼吸肌，出现膈肌无力，从而影响患者的呼吸功能，表现为呼吸困难。肺活量检测可评估患者呼吸功能，但床旁检查负力吸气（negative inspiratory force, NIF）是评估患者呼吸功能的最快方式。膈肌超声检查不仅有助于诊断膈肌功能障碍，还可以评估膈肌功能的恢复情况，从而调整机械通气的撤机策略。对于已存在呼吸功能障碍的患者应进行呼气末二氧化碳分压监测，密切监测患者肺通气功能情况。

### （五）影像学检查及其他检查

颅脑及脊柱 MRI、脑脊液（CSF）检查以排除颅内感染、筛查是否有 CNS 转移和/或脑膜转移或新发肿瘤的可能性；胸部 CT 用以排除因胸腺瘤或胸腺增生导致 MG 的可能。心电图（ECG）和超声心动图用以排除心肌炎的可能。

## 五、诊断

ICIs 相关 MG 可以是既往 MG 病情的加重或复发，也可以是 ICIs 治疗后新发的 MG。单纯的 MG 比较少见，MG 合并肌炎或心肌炎更为多见，且更易快速发展成肌无力危象。ICIs 相关 MG 具有起病急、病情恶化快的特点，中位进展时间约为 7 天。但因临床表现不典型，目前尚无 ICIs 相关 MG 的诊断标准，基于回顾性队列研究，根据 MG 的好发时间、临床表现、实验室检查、药理学检查和影像学检查排除其他疾病后可提示 MG 发生。

1. 免疫检查点抑制剂相关重症肌无力的好发时间　ICIs 治疗后，患者首次出现眼部和/或全身肌肉无力是在 ICIs 治疗的早期，中位时间为 4 周（6 天 ~ 16 周）。

2. 免疫检查点抑制剂相关重症肌无力常见临床表现或体征　ICIs 治疗后，患者出现眼球运动障碍、复视、上睑下垂、吞咽困难、四肢肌肉无力、呼吸功能障碍等非特异性症状时，需要警惕 MG 发生的可能。但 MG 早期患者出现乏力、轻度四肢肌力减退时往往难以和晚期肿瘤表现相鉴别，可能会因为症状轻微被患者和医生所忽视，从而错过最佳的治疗时间。如果患者有相关症状或主诉，应检查 CRP、ESR，若检查结果异常，可提示 irAEs 的发生。

3. 影像学检查　颅脑及脊柱 MRI 可排除血管性疾病、脑部肿瘤等，胸部 CT 可排除感染性疾病、胸腺病变等。

4. 实验室检查　AChR 抗体阳性可提示 MG，但是值得注意的是，只有 59% 的患者会存在 AChR 抗体阳性，因此即使 AChR 阴性也不能排除 MG。CK 明显升高，则提示合并肌炎或心肌炎，同时 cTnT 或 cTnI 的升高，则可提示心肌炎。

## 六、治疗

### （一）免疫检查点抑制剂相关重症肌无力的治疗

1. 类固醇治疗　参考《中国临床肿瘤学会（CSCO）免疫检查点抑制剂相关的毒性管理指南》（2023 版）对 MG 的患者行分级治疗（表 11-2）。存在 2 级或 2 级以上神经系统 irAEs 的患者，建议

表 11-2　ICIs 相关重症肌无力的治疗

| 分级 | 描述 | 处理 |
|---|---|---|
| G1 | ICIs 相关 MG 分级从 G2 开始 | |
| G2 | MG 严重程度评分 1~2 级，症状影响日常生活活动 | 暂停 ICIs，对于 MGFA 1~2 级的患者，当症状完全消失且激素减量至停药后可考虑恢复用药；<br>由于患者病情可出现迅速恶化，强烈建议住院治疗；<br>吡斯的明，30mg/ 次，3 次 /d，可逐渐将剂量增加到 120mg/ 次，4 次 /d；<br>可以给予泼尼松，1~1.5mg/（kg·d），口服，但剂量不超过 100mg/d |
| G3~G4 | MG 严重程度评分 3~4 级，生活不能自理，日常生活需要帮助并可能危及生命 | 永久停止 ICIs；<br>住院治疗，并可能需要重症加强护理病房水平的监护；<br>请神经内科会诊；<br>甲泼尼龙起始量为 1~2mg/（kg·d），根据病情调整剂量；<br>避免使用可能加重 MG 的药物 |

请神经内科会诊。

2. 静脉注射免疫球蛋白或血浆置换　上述治疗症状缓解不明显时，考虑 IVIg 0.4g/（kg·d）PE。有研究显示，IVIg 或 PE 作为一线治疗，比单独接受类固醇治疗的患者有更好的结果。

3. 利妥昔单抗　如果 IVIg 或 PE 无效考虑加用利妥昔单抗 375mg/m²，每周 1 次，共 4 天，或 500mg/m²，每 2 周 1 次，共 2 天。

### （二）机械通气

有研究报道，纳武利尤单抗相关性 MG 合并肌炎或心肌炎患者引起膈肌无力导致呼吸功能衰竭，因此需要重症监护和长时间机械通气；该报道中，12 名 ICIs 相关 MG 的患者有 5 名需要呼吸功能支持，其中 4 名患者能够脱离机械通气，且呼吸支持的平均时间为 54 天。因此机械通气的患者定期行膈肌超声检查，可以评估膈肌功能改善情况，进而明确撤去呼吸机的时间和拔管的时间。

### （三）免疫检查点抑制剂再挑战

当 MG 症状缓解后，能否再次恢复 ICIs 治疗，并无定论。美国得克萨斯大学安德森癌症中心的研究总结的 65 例患者中有 6 例新发 MG 患者在 MG 症状缓解后继续使用了 ICIs，其中 3 例发病时仅有眼部症状和轻度的乏力，另外 3 例出现更明显的乏力，且这 6 例患者在症状完全缓解（CR）继续使用 ICIs 之后，仍继续维持 MG 的治疗。ICIs 再挑战治疗可以使用原来的药物，也可以换用其他类型的 ICIs，但需要对患者 MG 的维持治疗和当前的身体状况进行评估，且需要与神经内科医生密切合作。

### 七、预后

ICIs 相关 MG 是一种罕见的不良事件，因此容易被临床医生所忽视，及时诊断和治疗是预后的关键。总的来说，有 19% 的患者 MG 症状 CR，55% 症状改善，26% 症状恶化，且有一半的患者出院后须长期维持治疗。同时由于常合并肌炎和/或心肌炎，使得患者病情进展更为迅速、死亡率也更高。

## 八、讨论

ICIs 相关 MG 往往发生于 ICIs 治疗早期，其起病急、进展快，严重危及患者的生命，因此临床医生要警惕 MG 的发生，若患者伴有肌炎和/或心肌炎，患者的死亡风险极高，尽早诊断和治疗有利于防止病情的恶化、挽救患者的生命。ICIs 相关 MG 的发生率较低，临床病例较少，其发病机制和诊疗策略仍需要进一步的研究和完善。

（杨润祥　杨锡铭　余家飞）

## 第二节　吉兰 - 巴雷综合征

GBS 又名格林 - 巴利综合征，是一种自身免疫介导的周围神经病变，主要损害多数脊神经根和周围神经，也常累及脑神经。全世界每年估计有 10 万例新发病例。随着 ICIs 在肿瘤患者中的广泛应用，患者预后得到明显改善，生存期得以延长，但仍有大量不良事件出现。神经系统的不良事件以GBS 多见，研究显示 GBS 患者的中位发病时间通常在 3 个周期的 ICIs 治疗后，并且疾病进展迅速。值得注意的是，已经患有 GBS 的患者暴露于 ICIs 时，可能会增加复发或恶化的风险。

### 一、病因

根据国际 GBS 结果研究（The International Guillain - Barre Syndrome Outcome Study, IGOS）显示，76% 的 GBS 患者在出现典型的神经系统症状前 4 周内都会出现明显的病因事件。GBS 在西方国家随着年龄的增长呈指数增长，中位年龄为 51 岁，男性患 GBS 的相对风险是女性的 1.78 倍。

#### （一）免疫检查点抑制剂

一项大型真实数据研究显示在所有 GBS 患者中男性明显占比大（63.09%），大多数患者≥45 岁，平均年龄为 64.06 ± 12.34 岁。统计报道指出伊匹木单抗与纳武利尤单抗联合治疗在 GBS 报告中的占比最大（24.83%），其次是纳武单抗单药治疗（20.81%）和帕博利珠单抗单药治疗（20.81%）。这些GBS 事件常见于黑色素瘤（41.61%）、胸部肿瘤（24.83%）和泌尿生殖系统肿瘤（12.08%）的患者中。超过一半的 GBS 病例发生在 ICIs 治疗开始后的 2 个月内，中位发病时间为 38 天。需要注意的是，GBS 不良事件可能在多种 ICIs 的首次给药后发生，包括伊匹木单抗、纳武利尤单抗、帕博利珠单抗、阿替利珠单抗和德瓦鲁单抗。GBS 患者预后往往很差，住院率为 61.74%，死亡率为 22.82%。根据大型病例研究显示，超过 1% 的患者出现周围神经系统病变，其中包括孤立的脑神经病变，在0.10% 的患者中观察到 GBS 的上行性麻痹的典型症状。

#### （二）其他

GBS 的确切病因未明，临床及流行病学资料显示部分患者发病可能与感染有关，主要包括上呼吸道感染、胃肠炎，其他不太常见的诱因包括特定的疫苗接种、神经节苷脂给药等。

1. 感染　以腹泻为前驱症状的 GBS 患者空肠弯曲杆菌感染率高达 85%，常引起急性运动轴索性神经病，患者常在腹泻停止后发病。此外还可能有巨细胞病毒（CMV）、流感嗜血杆菌、志贺氏菌、梭状芽孢杆菌、支原体肺炎、EBV、戊型肝炎病毒、甲型流感病毒、寨卡病毒和人类免疫缺陷病毒感染。其他虫媒病毒，包括登革热和基孔肯雅病毒也在感染流行的地区或暴发地区有研究报道。随着新型冠状病毒肺炎（corona virus disease 2019，COVID-19）大流行，尽管尚未明确显示其因果关系，但是有关于 GBS 与 COVID-19 感染相关的报道出现。

2. 疫苗　疫苗接种可为 GBS 的促发因素，研究发现注射流感、狂犬病、白喉和破伤风类毒素、脑膜炎球菌、麻疹和腮腺炎、肝炎和天花等疫苗都与散发性 GBS 相关。

3. 神经节苷脂给药　由于 GBS 与其他急性运动神经元病的发展可能存在流行病学联系，所以不鼓励或禁止使用神经节苷脂。

## 二、分型与发病机制

### （一）分型

GBS 是一种异质性疾病，具有几种关键的临床特征亚型，主要通过其独特的临床表现、电生理和病理学特征进行分型。常见的 GBS 亚型包括经典型的急性炎症性脱髓鞘性多发性神经病（acute inflammatory demyelinating polyradiculoneuropathy, AIDP）、以轴突变体为主的急性运动轴突性神经病（acute motor axonal neuropathy, AMAN）和急性运动感觉轴突性神经病（acute motor sensory axonal neuropathy, AMSAN）、不典型的米勒 - 费希尔综合征（Miller-Fisher syndrome, MFS）；还包括急性泛自主神经病（acute panautonomic neuropathy, APN）和急性感觉神经病（acute sensory neuropathy, ASN）等亚型。

### （二）发病机制

ICIs 相关 GBS 的具体作用机制尚不清楚，但自我耐受的废除可能会激活细胞毒性 T 淋巴细胞（CTL），同时减少对产生抗体的 B 淋巴细胞的抑制。值得注意的是，ICIs 治疗后的神经系统并发症没有与之相关的自身抗体，这表明其发病机制可能由 T 淋巴细胞介导。GBS 的主要发病机制是分子模拟（molecular mimicry）、细胞和抗体介导。分子模拟学说主要认为病原体某些组分与周围神经某些成分的结构相同，机体免疫系统发生识别错误，自身免疫性细胞和自身抗体对正常的周围神经组分进行免疫攻击，致周围神经脱髓鞘。不同类型的 GBS 可识别不同部位的神经组织靶位，临床表现也不尽相同。其主要病理改变为周围神经组织小血管周围淋巴细胞、巨噬细胞浸润，神经纤维脱髓鞘，部分严重病例可继发轴突变性。各亚型之间发病机制存在差异，具体机制可参考相关文献。

### 三、临床表现及诊断

ICIs 相关的 GBS 的最常见的临床表现是进行性、对称性的肌无力，伴有深部腱反射缺失或减少，伴或不伴感觉障碍及自主神经功能失调。感觉障碍主要涉及四肢、面部、呼吸、延髓和动眼神经等。自主神经功能障碍主要表现为窦性心动过速、心律失常、血压波动、出汗等症状。部分患者还会出现神经性疼痛，通常从下背部和大腿开始，36% 的病例发生前 2 周可出现持续性神经性疼痛，而66% 的急性期患者和 38% 的患者在发病后 1 年会受到影响。ICIs 相关的 GBS 在表现和临床过程方面通常与非 ICIs 相关的 GBS 相似，也有与 ICIs 相关的罕见变异，包括 MFS 的报道。临床上 GBS 的诊断主要参考美国国家神经疾病和卒中研究所（National Institute of Neurological Disorders and Stroke, NINDS）标准（表 11-3），主要区分典型和非典型 GBS 的临床特征。

**表 11-3　美国国家神经疾病和卒中研究所的 GBS 诊断标准**

| 美国国家神经疾病和卒中研究所标准 | | |
|---|:---:|:---:|
| | 必须 | 支持 |
| **临床表现** | | |
| 　双侧和四肢无力 | √ | |
| 　深部腱反射减弱或消失 | √ | |
| 　缺乏替代诊断 | √ | |
| **其他的临床表现** | | |
| 　单向病程（发病至平台期约 12 小时至 28 天） | | √ |
| 　症状和体征相对对称 | | √ |
| 　轻微的感觉症状或体征 | | √ |
| 　症状进展（2~4 周的平台期） | | √ |
| 　脑神经受累（面部、延髓和动眼神经） | | √ |
| 　自主神经功能障碍 | | √ |
| 　不伴随发热 | | √ |
| **脑脊液分析** | | |
| 　白细胞计数<50 个/μL（通常<10 个/μL） | | √ |
| 　蛋白升高（第 1 周后） | | √ |
| **神经传导分析** | | |
| 　传导减慢或阻滞 | | √ |

## 四、辅助检查

### （一）实验室检查

所有怀疑 GBS 的患者均应进行全血细胞计数（CBC）以及血糖、血气分析、电解质、肾功能和肝功能的检查，主要用于排除急性弛缓性麻痹的其他原因，如感染、代谢异常或电解质紊乱等。在 ICIs 治疗期间，GBS 患者中 GM1、GM2 和 GalNAc-GD1a 等神经节的自身抗体可呈现阳性。然而，抗神经节苷脂抗体的临床意义可能有限。

### （二）脑脊液检查

CSF 检查主要用于排除 GBS 以外的其他肌无力原因。ICIs 相关性 GBS 患者 CSF 常有以下特点：①蛋白-细胞分离，多数患者在发病数天内蛋白含量正常，2~4 周内蛋白不同程度升高，但较少超过 1.0g/L；②糖和氯化物正常；③淋巴细胞增多，白细胞计数正常，细胞明显增多（>50 个/uL），提示存在其他病变如软脑膜恶性肿瘤或脊髓神经根感染等；④部分患者 CSF 出现寡克隆区带（oligoclonal bands），但并非特征性改变；⑤部分患者 CSF 抗神经节苷脂抗体阳性。

### （三）电生理检查

ICIs 相关性 GBS 传导研究表明脱髓鞘和轴突受累均存在。神经传导检查（nerve conduction

studies, NCS）和 EMG 可见远端潜伏期延长、传导速度减慢，F 波可见传导速度减慢或出现率下降，提示周围神经存在脱髓鞘性病变，在非嵌压部位出现传导阻滞或异常波形离散对诊断脱髓鞘病变更有价值。

### （四）影像学检查

ICIs 相关性 GBS 通常的脊髓 MRI 可显示神经根肥大和增强，但 MRI 主要用于排除如脊髓压迫等其他病因。有研究显示在疾病早期，周围神经的超声检查可协助诊断，表现为颈神经根增大，提示脊髓根部炎症。

### （五）神经活检

ICIs 相关性 GBS 活检可表现为有髓纤维脱髓鞘，部分出现吞噬细胞浸润，小血管周围可有炎症细胞浸润。神经活检可作为辅助诊断方法，但不作为必需的检查。

### 五、鉴别诊断

一般出现以下表现则不支持 GBS 的诊断：显著、持久的不对称性肢体无力；以膀胱或直肠功能障碍为首发症状或持续的膀胱和直肠功能障碍；CSF 单核细胞数超过 $50 \times 10^6$ 个/L；CSF 出现分叶核白细胞；存在明确地感觉平面。本病常需与以下疾病相鉴别。

1. 脊髓灰质炎　起病时多有发热，肢体瘫痪常局限于一侧下肢，无感觉障碍。

2. 急性横贯性脊髓炎　发病前 1~2 周有发热病史，起病急，1~2 天出现截瘫，受损平面以下运动障碍伴传导束性感觉障碍，早期出现尿便障碍，脑神经不受累。

3. 低钾型周期性瘫痪　迅速出现的四肢弛缓性瘫，无感觉障碍，呼吸肌及脑神经一般不受累，CSF 检查正常，血清钾降低，可有反复发作史，补钾治疗有效。

4. 重症肌无力　受累骨骼肌病态疲劳、症状波动、晨轻暮重，新斯的明试验可协助鉴别。

5. 其他　脊髓炎、急性横纹肌溶解症、白喉神经病、莱姆病、卟啉病、周围神经病、癔症性瘫痪以及中毒性周围神经病等。

### 六、治疗

#### （一）生命体征监测与营养支持

ICIs 相关性 GBS 患者需要定期评估以监测疾病进展和并发症的发生。建议常规测量呼吸功能、判断有无吞咽和咳嗽困难、监测心率及血压、测量肠/膀胱功能来评估自主神经功能障碍。呼吸功能检测主要包括辅助呼吸肌的使用、一次呼吸计数（一次呼吸计数≤19 表示需要机械通气）、肺活量以及最大吸气和呼气压力。临床医生应考虑使用"20/30/40 规则"，如果肺活量<20mL/kg、最大吸气压力<30cmH$_2$O 或最大呼气压力<40cmH$_2$O，则认为患者有呼吸衰竭的风险。同时也建议使用医学研究理事会分级量表或类似量表来评估颈部、手臂和腿部肌肉力量，并应根据 GBS 残疾量表评估功能障碍。

患者应该加强气道护理，定时翻身、拍背，及时抽吸呼吸道分泌物，保持呼吸道通畅，预防感染。延髓支配肌肉麻痹者有吞咽困难和饮水呛咳，需给予鼻饲营养，以保证每日足够热量、维生素，防止电解质紊乱。合并有消化道出血或胃肠麻痹者，则给予静脉营养支持。

## （二）病因治疗

**免疫检查点抑制剂相关吉兰 - 巴雷综合治疗**　在使用 ICIs 治疗肿瘤的同时，引起既往 GBS 加重或复发，以及 ICIs 治疗后新发的 GBS。治疗主要根据美国国家综合癌症网络（NCCN）《免疫治疗相关毒性的管理肿瘤学临床实践指南》（2022 版），指出临床表现分级不同，治疗措施不同（表 11-4）。

### 表 11-4　ICIs 相关吉兰 - 巴雷综合征分级治疗

| 分级 | 临床表现 | 治疗措施 |
| --- | --- | --- |
| 1 级 | 无 | 无 |
| 2 级 | 患者日常生活活动受干扰，有相关症状出现 | 永久停止 ICIs；<br>快速转移到具有重症加强护理病房级监控能力的住院护理 |
| 3 ~ 4 级 | 有限的自我护理和必要的帮助，虚弱限制行走，任何吞咽困难，面部无力，呼吸肌无力或快速进展的症状 | 开始 IVIg［0.4g/（kg·d），持续 5 天，总剂量为 2g/kg］或 PE；<br>脉冲皮质类固醇给药（甲泼尼龙 1g/d，持续 3 ~ 5 天），皮质类固醇通常不推荐用于特发性 GBS；<br>频繁的神经系统评估和肺功能监测；<br>监测并发自主神经功能障碍症状；<br>神经性疼痛建议使用加巴喷丁、普瑞巴林或度洛西汀等药物治疗 |

## （三）免疫治疗

1. **皮质类固醇**　与非 ICIs 相关的 GBS 不同，皮质类固醇是 ICIs 相关性 GBS 的推荐一线治疗，建议患者使用甲泼尼龙冲击治疗，每天静脉注射 1g，持续 3 ~ 5 天，警惕治疗初期症状恶化，如无改善，可选择 IVIg 或 PE。

2. **静脉注射免疫球蛋白**　通过与抗体竞争性抑制抗原与淋巴细胞表面受体结合来达到治疗作用。成人剂量为 0.4g/（kg·d），连用 5 天。免疫球蛋白过敏或先天性 IgA 缺乏患者禁用。发热、面红为常见的不良反应，减慢输液速度可减轻症状。

3. **血浆置换**　PE 可迅速降低血浆中抗体和其他炎症因子。成人剂量建议血浆 200 ~ 250mL/kg，依据病情轻重在 1 ~ 2 周内进行 5 个疗程。禁忌证包括严重感染、心律失常、心功能不全和凝血功能障碍等。

## （四）康复治疗

康复计划旨在康复的早期阶段减少残疾，随后将运动和感觉功能以及身体状况恢复到疾病前水平。建议患者病情稳定后，早期进行正规的神经功能康复锻炼，包括被动或主动运动、理疗、针灸及按摩等，以预防失用性肌萎缩和关节挛缩。

## 七、预后

ICIs 在恶性肿瘤治疗中的应用给患者带来了新的希望。ICIs 相关性 GBS 多为急性或亚急性起病，可能在 ICIs 治疗期间或之后的任何时间发生。目前的共识指导方针仍然基于经验性数据，ICIs 引起的神经系统不良事件一旦出现，如果治疗不当，可能危及患者生命，早期识别及治疗是改善患者预后的关键。

（杨润祥　杨善兰　崔艳江）

### 第三节　无菌性脑膜炎

AM 是 ICIs 药物导致的神经系统不良事件之一。AM 被定义为除细菌或真菌以外的致病因子所致的脑膜炎症，即 CSF 细胞增多≥5 个细胞/mm$^3$，又称淋巴细胞性脑膜炎、浆液性脑膜炎，其往往表现为发热、头痛、恶心等非特异性症状和脑膜刺激征。ICIs 相关 AM 临床病例报道较少，其诊断和治疗仍缺乏系统性的阐述，临床医生对于 ICIs 相关 AM 患者的管理仍具有挑战性。

#### 一、病因及流行病学

#### （一）病因

在 ICIs 广泛使用之前，AM 的病因可分为三大类，但仍有大部分 AM 患者病因不明：①累及脑膜的全身性疾病，包括结节病、白塞综合征（Behcet syndrome）、干燥综合征（Sjögren syndrome, SS）、系统性红斑狼疮（SLE）和肉芽肿性多血管炎（GPA）；②药物引起的 AM，包括非甾体抗炎药（NSAIDs）、抗生素（磺胺类、青霉素类）、脊髓造影剂 IVIg 和单克隆抗体，近年来，ICIs 相关 AM 的报道逐渐增多；③肿瘤性脑膜炎，与实体瘤转移（乳腺癌、肺癌、黑色素瘤）或恶性血液病（淋巴瘤、白血病）有关，特征是快速进展、多灶性神经病变、各种运动和感觉缺陷，包括脑神经麻痹、认知障碍，以及中枢和周围神经系统表现的组合；重金属中毒等。

ICIs 广泛应用之后，ICIs 相关 AM 的病例报道开始出现。ICIs 可提高细胞介导的免疫功能，导致免疫系统对脑膜的炎症反应。鉴别诊断必须排除上述其他因素导致的 AM。

#### （二）流行病学

ICIs 相关 AM 较为罕见，临床病例报道较少，在接受 ICIs 治疗的患者中，仅有 0.1%～0.2% 的患者发生 AM 或者脑炎，使用 CTLA-4 单抗治疗的患者发生率较高。一项研究共纳入了 1 185 例接受 ICIs 治疗的患者，出现神经系统不良事件的患者占 2%，仅有 2 例患者被诊断为 AM。

#### 二、发病机制

ICIs 相关 AM 发病的具体机制尚不清楚，但有相关研究表明，药物引起的 AM 可能与超敏反应（特别是免疫复合介导的 III 型和细胞介导的 IV 型超敏反应）、药物直接刺激脑膜、脑膜中 IgG 和血管抗原的相互作用而释放炎性细胞因子有关。IVIg 诱发的脑膜炎患者 CSF 中单核细胞趋化蛋白 1（monocyte chemotactic protein-1, MCP-1）升高，CSF 中 MCP-1 的增加可能导致单核细胞的活化和 AM 的发展。ICIs 相关 AM 的发病机制可能与 IVIg 诱发的脑膜炎机制部分相似。

#### 三、临床表现

ICIs 相关 AM 主要表现为发热、头痛、畏光、恶心、呕吐等非特异性症状和颈项强直等，通常在使用 ICIs 后 10～30 天发生。AM，最早出现的症状为发热，随之出现一种或多种其他非特异性症状且持续数天，若患者出现意识模糊、行为改变、癫痫发作、短期记忆丧失和失语症等，表明炎症已扩散至大脑。临床可表现从头痛伴畏光到完全性高颅压伴癫痫发作等，头痛是 AM 最常见的症状，约 55% 的患者会出现头痛，通常程度较轻。

### 四、辅助检查

#### （一）影像学检查

有脑膜炎症状的患者必须行脑部增强 MRI 检查，排除肿瘤进展、新发肿瘤和血管事件，可用于排除癌性脑膜炎。AM 可能会出现脑膜强化，但没有强化也并不能排除 AM，因此 CSF 检查是必要的。

当患者存在严重的恶心、呕吐等非特异性症状时，ICIs 相关 AM 需与 ICIs 相关胃肠道不良事件相鉴别，因此需进行腹部 CT 或 MRI、内镜检查，以排除免疫相关胃肠道毒性（GIT）、肠梗阻和消化道病变所致的恶心、呕吐。

#### （二）脑脊液检查和实验室检查

CSF 检查是诊断 ICIs 相关 AM 的重要检查，主要用于排除细菌性脑膜炎、病毒性脑膜炎、结核性脑膜炎等，必须包括细胞计数、细胞学、病毒聚合酶链反应（PCR）（包括单纯疱疹病毒（HSV）、水痘带状疱疹病毒、肠道病毒、巨细胞病毒、副病毒）、细菌直接检查（革兰氏染色）和培养，如果是血液系统恶性肿瘤，则必须包括流式细胞术。

对于 AM，CSF 通常表现为淋巴细胞增多、蛋白水平升高、血糖水平正常。若 PCR 结果显示淋巴细胞浸润、免疫球蛋白指数升高且无转移或感染的迹象，病理结果显示淋巴细胞性炎症和腺苷脱氨酶（ADA）水平升高，提示淋巴细胞存在增殖和分化，则可提示免疫相关 AM。在 ADA 升高的情况下，结核培养、PCR 或 CSF/血糖比值（95% 的结核性脑膜炎病例中<0.5）有助于鉴别 AM 和结核性脑膜炎。

血常规、CRP、ESR、CSF 常规、生化、细胞学检查、降钙素原，用于排除细菌性脑膜炎的可能。同时欧洲肿瘤内科学会（ESMO）建议行病毒筛查和病毒血清学分析，以排除病毒感染所致脑膜炎。脑 MRI 和血液检查可以排除垂体炎。

### 五、诊断及鉴别诊断

使用 ICIs 治疗后患者出现头痛、恶心、呕吐、畏光和发热、神志不清、行为改变、颈项强直等时需要警惕 AM。ICIs 相关 AM 患者 CSF 通常表现为淋巴细胞增多、蛋白水平升高、血糖水平正常。结合患者的病史及辅助检查，当患者行 ICIs 治疗后，表现出 AM 相关症状时，使用皮质类固醇药物治疗，若患者的症状得到改善，则可提示 AM 的可能。ICIs 相关 AM 是一种排除性诊断，即使辅助检查并未提示 AM，也不能排除 AM 的可能。

诊断时需与以下情况相鉴别：①当患者出现恶心、呕吐时需首先排除免疫相关胃肠道不良事件的可能；②排除病毒性脑膜炎，CSF 淋巴细胞增多、葡萄糖正常、病毒 PCR 证据和症状迅速自发消退时，提示病毒性脑膜炎；③排除细菌性脑膜炎，血常规、降钙素原升高和 CSF 葡萄糖水平下降、中性粒细胞增多、细菌培养阳性提示细菌性脑膜炎；④脑部增强 MRI 排除肿瘤进展和新发肿瘤；⑤传统药物（包括 NSAIDs、抗生素、IVIg 和单克隆抗体）所致 AM 通常药物治疗 1~2 天后出现相关症状，且症状较为轻微，停用药物 1~5 天后症状改善。

### 六、治疗

1. 类固醇治疗　AM 是一种罕见的 irAEs，预后较好，通常对皮质类固醇的治疗反应良好，在排除其他诊断后，紧急应用皮质类固醇是治疗的支柱。根据《中国临床肿瘤学会（CSCO）免疫检查点抑制剂相关的毒性管理指南》（2023 版）建议进行分级治疗（表 11-5）。

**表 11-5 ICIs 相关无菌性脑膜炎的治疗**

| 分级 | 分级描述 | I 级推荐 |
|---|---|---|
| G1 | 轻度；<br>无脑神经症状；<br>不影响患者工具性日常生活活动 | 暂停 ICIs，恢复用药需向患者说明风险及获益；<br>可密切观察而不使用类固醇 |
| G2 | 中度；<br>影响患者工具性日常生活活动 | 暂停 ICIs，恢复用药需向患者说明风险及获益；<br>甲泼尼龙 1mg/（kg·d）或泼尼松 0.5～1mg/（kg·d），根据病情调整剂量；<br>神经内科会诊 |
| G3 | 重度；<br>生活不能自理，日常生活需要帮助 | 暂停 ICIs；<br>甲泼尼龙 1mg/（kg·d）或泼尼松 0.5～1mg/（kg·d），根据病情调整剂量；<br>考虑住院治疗；<br>神经内科会诊 |
| G4 | 危及生命；需紧急治疗 | 暂停 ICIs；<br>甲泼尼龙 1mg/（kg·d）或泼尼松 0.5～1mg/（kg·d），根据病情调整剂量；<br>考虑住院治疗；<br>神经内科会诊 |

2．静脉注射阿昔洛韦 当患者考虑 ICIs 相关 AM 诊断时，可考虑静脉输注阿昔洛韦直至获得病原体 PCR 结果报告（Ⅱ级推荐）。

3．静脉注射免疫球蛋白或血浆置换 经过类固醇治疗后患者的症状仍无缓解，可以考虑行 IVIg 或 PE 治疗。需要注意的是，有研究报道 IVIg 也可能导致 AM 的发生。

4．抗 IL-1 阻断剂 有研究报道，在 ICIs 相关 AM 中，中性粒细胞浸润引起的急性炎症，部分由 IL-1 介导，故使用抗 IL-1 阻断剂有效（如阿那白滞或卡那单抗）。

### 七、免疫检查点抑制剂再挑战

ICIs 相关 AM 症状缓解后，是否可以 ICIs 再挑战仍然存在争议。1 级和 2 级 irAEs 的患者经过治疗后症状缓解到 0 级，可考虑重新引入 ICIs。但也有研究表明，一半患有严重 irAEs 的患者，治疗后症状缓解，ICIs 再挑战治疗后，可能发展为原系统或进展为不同系统的 irAEs。ICIs 相关 AM，ICIs 再挑战是可能的，但 CTLA-4 单抗导致 AM 的发生率较高，是否可以重新引入伊匹木单抗仍然存在争议。

### 八、讨论

AM 是 ICIs 治疗的罕见不良事件之一，其发病机制尚不清楚，无特征性的症状和体征，预后相对较好，ICIs 相关 AM 病例报告相对较少，需要更多的病例报告来进行总结和归纳，ICIs 相关 AM 的诊断和治疗都有一定的挑战性，临床医生可能会忽略 AM 存在，早期诊断及使用类固醇治疗至关重要。

（雷 巧 刘 坤 余家飞）

## 第四节 脑炎

ICIs 在增强抗肿瘤免疫应答的同时可触发细胞介导的针对抗自身抗原的体液免疫反应，可能会引起神经系统的炎症。根据病变的广泛程度、部位和严重程度不同，其表现形式也有所不同，当炎症病变累及大脑时称为 ICIs 相关脑炎。脑炎是一种涉及脑实质本身的炎症，通常导致局灶性神经功能缺损或癫痫发作，表现为精神错乱、精神状态改变、行为改变、头痛、癫痫发作、虚弱、步态不稳等症状。ICIs 相关脑炎临床较为罕见，目前关于 ICIs 相关脑炎的报道较少，主要为单个病例报告或少数小型病例系列研究。因此，ICIs 相关脑炎的诊断和管理具有挑战性。

### 一、发生率及危险因素

#### （一）发生率

ICIs 相关脑炎较为罕见，有研究显示，在接受 ICIs 治疗的 3 763 名患者中，0.93%（35/3 763）的患者发生了神经系统不良事件，其中 0.16%（6/3 763）的患者发生 ICIs 相关脑炎。ICIs 相关脑炎发生的中位年龄为 58.6 岁，目前报道其中位死亡时间为 60 天。有研究纳入了 82 例 ICIs 相关脑炎，发现 ICIs 主要诱导两种不同类型的脑炎综合征。局灶性综合征 48%（39/82），脑膜脑炎 44%（39/82），其余的为不可分类的 ICIs 相关脑炎 8%（7/82）。另一项纳入了 54 例 ICIs 相关脑炎的研究分析显示，出现 ICIs 相关脑炎常见癌症包括黑色素瘤（30.00%）和非小细胞肺癌（NSCLC）（30.00%），其中 61% 的 ICIs 相关脑炎由是纳武利尤单抗引起。世界卫生组织全球药物安全性个案报告数据库系统 VigiBase 中涉及多种癌症类型的 209 例 ICIs 相关脑炎病例进行统计分析，发现 ICIs 相关脑炎致死率为 19%。尽管近年来我们对 ICIs 相关脑炎认知不断提高，但关于它的流行病学研究仍旧存在很多的局限性，需要我们进一步的探索和研究。

#### （二）危险因素

目前关于 ICIs 相关脑炎的危险因素仅有 ICIs 的联合使用。与 PD-1/PD-L1 单抗（1.18%）或 CTLA-4（0.59%）单抗的单药治疗相比，两种 ICIs 联合治疗（2.00%）时脑炎发生率更高且病情更严重。

### 二、病理机制

脑炎为脑的弥漫性炎症，发生的原因有直接侵入 CNS 感染、肿瘤生物治疗（ICIs 治疗）等，当脑膜受累时，也可引起脑膜脑炎。ICIs 通过阻断负性调节蛋白如 PD-1、PD-L1、CTLA-4 和淋巴细胞激活基因 3（LAG-3）来增强抗肿瘤免疫。ICIs 可以触发细胞介导的针对抗自身抗原的免疫反应，包括肿瘤和神经组织中存在的共同抗原，这种抗体介导的免疫反应对神经元结构的攻击导致局部炎症反应累及大脑。ICIs 相关脑炎的确切机制尚不清楚，有研究对 65 例 ICIs 相关脑炎患者进行了抗神经元抗体筛查，37% 的患者在血清或 CSF 中发现了自身抗体，这些抗体大多数是针对细胞内蛋白（包括抗 Hu 抗体和抗 Ma2 抗体）的抗神经元抗体；有患者在 PD-1 单抗治疗后虽然病情保持短暂稳定，但患者的神经功能迅速下降，并且伴有高滴度抗 Hu 抗体，随后诊断为 ICIs 相关脑炎；对 10 名死亡的 ICIs 相关脑炎患者进行尸检，mate 分析发现大多数患者存在 CNS 炎症，并且伴有血管周围淋巴细胞浸润（主要是细胞毒性 CD8$^+$T 淋巴细胞的弥漫性浸润）和反应性星形胶质细胞增生和小胶质细胞活化。综合上述的研究结果，ICIs 相关脑炎可能与针对突触受体或神经元细胞表面蛋白自身抗体介导的免疫反应有关。

### 三、症状和体征

ICIs 相关脑炎的临床表现可以从隐匿或相对轻度的认知障碍进展到更复杂的难治性癫痫。ICIs 可以触发细胞介导的针对抗神经系统自身抗原的体液免疫反应，这些抗体有效地靶向边缘系统中的兴奋性或抑制性突触、基底神经节或脑干从而改变突触功能，并导致不受控制地神经兴奋性障碍。发病时复杂的精神表型与多症状性神经系统疾病和多态性运动障碍相结合。

1. 精神/行为症状　ICIs 相关脑炎可能会出现精神和行为症状。如攻击性、易激惹、行为改变、抑郁、情绪不稳定、幻觉和睡眠/觉醒周期的明显紊乱。在急性期，许多脑炎患者表现出定向障碍、迷惑和遗忘症，这些特征可能与边缘结构中许多自身抗原的密集表达有关，特别是海马体。

2. 癫痫发作　癫痫发作可以发生在大多数自身免疫性脑炎综合征中（包括 ICIs 相关脑炎）。癫痫发作的类型和频率因所产生自身抗体不同而有所不同。阵发性头晕可能是癫痫发作的前期相关性事件，其特征是频繁而强烈的发作性头晕，没有眩晕或脑电图（electroencephalogram，EEG）相关表现；其他局灶性癫痫发作可能会伴有突然发作的恐惧或惊恐，以及出现似曾相识感，但许多症状是非常短暂而微妙的，因此可能并不会引发患者的注意。癫痫发作以及发热和头痛等前驱症状，可能是血脑屏障功能障碍的早期征象。

3. 运动障碍　当炎症累及小脑时，可能会出现小脑性共济失调、舞蹈病或肌张力障碍、四肢无力等症状。

### 四、辅助检查

ICIs 相关 TM 检查应包括测量垂体轴以排除垂体炎，腰椎穿刺以排除感染因素和软脑膜疾病，脑 MRI 排除卒中/缺血和肿瘤脑转移，EEG 监测以排除亚临床癫痫发作，血液和 CSF 检查以排除任何代谢异常或感染，以及完善甲状腺相关检查排除 ICIs 相关自身免疫性甲状腺炎相关的类固醇反应性脑病（steroid-responsive encephalopathy associated with autoimmune thyroiditis，SREAT），也称桥本脑病（Hashimoto encephalopathy，HE）。

1. 脑磁共振成像　ICIs 相关脑炎患者需要进行脑 MRI 评估，检查结果可能出现双侧或者单侧颞叶 MRI 液体抑制反转恢复序列（FLAIR sequence）或 T2 的高信号变化，或者是多灶性白质或灰质炎性病变、软脑膜增强、基底节病变和脑膜增厚。

2. 腰椎穿刺　腰椎穿刺是评估 ICIs 相关脑炎重要的检测，通常是脑部 MRI 后检查的第二步。无论 MRI 结果如何，所有疑似脑炎的患者都需要进行腰椎穿刺，除非存在明显的禁忌证。腰椎穿刺抽取 CSF 进行压力、细胞计数和鉴别、细胞学检查（可提示脑部炎症及排除脑膜肿瘤转移）、蛋白、葡萄糖、革兰氏染色、病毒或细菌培养、HSV 的 PCR 和其他病毒 PCR 检测（视情况而定，排除 AM 等）、寡克隆条带以及针对细胞表面或细胞内抗原的抗体检测分析。

3. 脑电图　EEG 主要针对临床或亚临床癫痫发作（当 EEG 监测显示癫痫样活动但没有症状）的患者，EEG 变化包括局灶性或全身性减慢或频率较低的非惊厥性癫痫征象。EEG 检查可以显示连续慢波、弥漫性慢波、额叶间歇性三角波活动和癫痫状态。当 MRI 阴性时，EEG 也可以提供局灶性或多灶性脑部异常的证据，从而支持脑炎排除代谢性脑病。

4. 实验室检查　实验室可行血常规、ESR、CRP 检测。如果怀疑有血管病变可行抗中性粒细胞胞质抗体（ANCA）检测；行甲状腺功能及甲状腺相关抗体检查与 ICIs 相关的 SREAT 区别；以及完善病毒血清学等检查排除细菌、病毒性脑炎和无菌性脑炎。

## 五、诊断及鉴别诊断

### （一）诊断

1. 详细病史和检查　当怀疑 ICIs 相关脑炎时，必须完善相关检查排除感染或代谢原因，采集病史、评估当前用药和临床检查都至关重要。ICIs 相关脑炎可能难以与其他病因相关的脑炎区分开来，它们的临床症状都较为相似，包括头痛、发热、虚弱、疲劳、记忆受损、幻觉和抽搐。因此，在诊断 ICIs 相关脑炎之前必须排除其他病因相关的脑炎，例如由病毒、结核分枝杆菌（TB）、真菌或细菌病原体引起的脑炎、代谢性脑病（如肝性脑病、糖尿病酮症酸中毒、尿毒症、高钙血症）、内分泌性脑病［如黏液水肿性昏迷（myxedema coma）］以及转移性疾病。有研究报道 ICIs 相关脑炎患者可出现 CSF 中 ADA 水平升高，因此必须特别注意排除结核性脑膜炎。ICIs 相关脑炎可以在治疗期间的任何时间发生，并且脑炎的首发症状具有异质性，因此脑炎的诊断一直具有挑战性。据报道，ICIs 相关脑炎致死率相对较高（19%），因此早期诊断对于最大限度地提高临床恢复率和减少药物相关毒性作用的影响至关重要。

2. ICIs 相关脑炎诊断标准　患者接受至少 1 种 ICI 治疗后，满足以下 3 个标准，即可进行诊断：①亚急性发作（快速进展<3 个月）、记忆缺陷（短期记忆丧失）、精神状态改变或精神症状；②满足以下至少 1 项，新的局灶性 CNS 局灶性改变、不能用先前已知的癫痫症解释的癫痫发作、CSF 白细胞增多症（每立方毫米白细胞计数超过 5 个）和脑 MRI 提示脑炎；③排除其他病因相关的脑炎。

### （二）鉴别诊断

ICIs 相关脑炎需要与经典副肿瘤性脑炎和其他病因相关脑病区分开来。

1. 桥本脑病　SREAT 的症状和体征包括认知和记忆功能障碍、意识模糊、精神障碍、局灶性和全身性癫痫发作、卒中样发作、肌阵挛、共济失调、震颤和舞蹈样运动，多数症状与 ICIs 相关脑炎相似。但 ICIs 相关的 SREAT 患者血清抗甲状腺抗体，包括甲状腺过氧化物酶抗体（TPO-Ab）和抗甲状腺球蛋白抗体（anti-thyroglobulin antibody, anti-TGAb）显著升高。

2. 经典副肿瘤性脑炎　副肿瘤性脑炎是指当肿瘤细胞和天然非肿瘤神经元细胞具有相同抗原时，会导致自身免疫系统对神经元结构的攻击，从而引起脑炎，是抗肿瘤免疫应答导致的脑炎。经典副肿瘤性脑炎综合征包括小脑变性、脑干综合征和周围神经病变，经典副肿瘤性脑炎单独使用皮质类固醇治疗通常无效且预后较差。

3. 其他　除此之外还需要考虑的鉴别诊断包括病毒、TB、真菌或细菌病原体引起的脑炎、代谢性或内分泌性脑病、恶性肿瘤脑部转移性疾病、自身免疫性疾病、血管炎、胶原血管疾病，这些都可能与 ICIs 相关脑炎混淆。

## 六、治疗及管理

1. 激素治疗　ICIs 相关脑炎患者的管理和治疗在很大程度上依赖于皮质类固醇，临床上应该根据毒性分级来判断是否使用皮质类固醇，以及激素的剂量和剂型。综合美国国立综合癌症网络（NCCN）《免疫治疗相关毒性的管理肿瘤学临床实践指南》（2022版）、《中国临床肿瘤学会（CSCO）免疫检查点抑制剂相关的毒性管理指南》（2023版）的建议，将毒性的级别和管理进行总结（表11-6）。

表11-6 脑炎不良事件分级及处理

| 分级 | 描述 | Ⅰ级推荐 | Ⅱ级推荐 |
|---|---|---|---|
| G1（轻度） | 无脑神经症状，不影响患者工具性日常生活活动能力<br>注意：任何脑神经问题应处理为中度 | 暂停ICIs<br>甲泼尼龙1~2mg/（kg·d），根据病情调整剂量 | |
| G2（中度） | 影响患者工具性日常生活活动，与患者有关的症状（如疼痛，但没有无力或步态受限） | | 考虑静脉输注阿昔洛韦直至病原体聚合酶链反应结果回报 |
| G3（重度） | 生活不能自理，日常生活需要帮助 | 永久停止ICIs；<br>神经内科会诊；<br>甲泼尼龙1~2mg/（kg·d），根据病情调整剂量； | |
| G4（极重度） | 危及生命，需要紧急治疗 | 如果症状严重或者出现寡克隆带，给予甲泼尼龙1g/d，连续3~5天，同时给予IVIg 0.4g/（kg·d）或PE，连续5天；<br>如果病情进展或者出现自身免疫性脑病，给予利妥昔单抗 | |

2. 激素难治型脑炎的治疗 根据美国国立综合癌症网络（NCCN）《免疫治疗相关毒性的管理肿瘤学临床实践指南》（2022版）；《中国临床肿瘤学会（CSCO）免疫检查点抑制剂相关的毒性管理指南》（2023版）；美国肿瘤临床学会（ASCO）《免疫检查点抑制剂治疗患者免疫相关不良事件管理指南》（2021版）建议，若甲泼尼龙治疗7~14天后症状无改善或病情进展则应考虑使用利妥昔单抗治疗。

3. 支持治疗 在发病期间，难治性癫痫持续状态、严重的自主神经功能障碍和呼吸功能障碍（如由于脑干受累、相关神经肌肉综合征或药物引起的通气不足）应积极将患者送至重症医学科，给予对症支持治疗。

4. 新兴疗法 一项研究发表了针对irAEs的特定治疗算法，这些算法依赖于其发病机制和靶器官中的主要免疫浸润。作者强调了用靶向细胞因子导向的单克隆抗体治疗重度irAEs的可能性，而不是使用大剂量皮质类固醇治疗，或者在对皮质类固醇反应不佳的情况下使用这种方法。在脑炎中，他们建议使用白细胞介素-1（IL-1）阻断剂，如阿那白滞素或卡那单抗，他们认为这些阻断方法可能比IVIg或抗CD20抗体，如利妥昔单抗和奥妥珠单抗更有效，但这种方法还没有得到公认，效果有待验证。

七、免疫检查点抑制剂再挑战

ICIs再挑战关乎患者后续的治疗方案，不同的指南对ICIs的再次使用有着不同的建议（表11-7）。

表 11-7 ICIs 再挑战原则

| 2022 年 NCCN 指南 | | 2023 年 CSCO 指南 | | | 2021 年 ASCO 指南 |
|---|---|---|---|---|---|
| G1 ~ G2 | G3 ~ G4 | G1 | G2 级 | G3 ~ G4 级 | |
| 暂停 ICIs 治疗，如果症状改善至何种程度可考虑恢复 ICIs 治疗 | 永久停用 ICIs | 可继续使用 ICIs | 暂停 ICIs 治疗，如果症状改善至何种程度可考虑恢复 ICIs 治疗 | 永久停用 ICIs | 综合先前的肿瘤反应、治疗持续时间、毒性严重程度、毒性消退的时间、替代疗法的可用性以及患者的表现状况，在评估风险和获益比后才可决定患者是继续、暂停还是永久停用 ICIs |

注：美国国立综合癌症网络（NCCN）《免疫治疗相关毒性的管理肿瘤学临床实践指南》（2022 版）；《中国临床肿瘤学会（CSCO）免疫检查点抑制剂相关的毒性管理指南》（2023 版）；美国肿瘤临床学会（ASCO）《免疫检查点抑制剂治疗患者免疫相关不良事件管理指南》（2021 版）。

## 八、讨论

ICIs 相关脑炎往往发生于 ICIs 治疗早期并且进展快速，早期诊断和有针对性的治疗可以在很大程度上防止病情进展和死亡。ICIs 相关脑炎的诊断具有挑战性，常规检查结果可能无法直接指向 ICIs 相关脑炎，因其症状常与其他病因相关的脑病（如病毒、TB）、真菌或细菌病原体引起的脑炎、代谢性或内分泌性脑病等症状相似，因此目前迫切需要医生和患者加强对这种疾病可能出现症状的认识，做出早期诊断和正确的治疗决策，在快速排除其他诊断后，紧急使用皮质类固醇是治疗的关键，在将来这种疗法可能会改变，可能会更倾向于高度特异性的细胞因子导向治疗方案。临床医生应该结合详细的病史和检查，实施系统、多学科的优化管理方案。

（罗春香 李 莉 李 湘）

## 第五节 横贯性脊髓炎

ICIs 相关的神经系统不良事件发生时间很难预测且临床较为少见。其中，ICIs 相关 TM 是一种罕见的获得性局灶性炎症性 CNS 病变。脊髓是 CNS 的一部分，负责将大脑的冲动传递给身体的神经，脊髓也将感觉信息带回大脑。脊髓炎这个术语指的是脊髓的炎症；横贯指的是感觉变化的模式。TM 常表现为急性或亚急性脊髓功能障碍，引起感觉功能和自主神经损伤综合征，这些损伤会导致神经信号通路的中断，引起疼痛、肌无力、麻痹、感觉障碍或膀胱和肠道功能紊乱，从而影响患者身心健康以及功能状态。ICIs 相关 TM 的相关报道较少，临床医师应提高对本病的认识，以实现早期识别及科学管理。

### 一、流行病学及危险因素

#### （一）流行病学

ICIs 相关 TM 的发生率非常低，迄今为止仅报告了约 20 例，目前很少有文章对其流行病学特征进行系统描述，仍局限于病例报道。一项通过法国药物警戒机构数据库和 OncoNeuroTox 网络数据库纳入 7 例 ICIs 相关 TM 病例的回顾性研究报道，TM 症状出现的中位时间是使用 ICIs 治疗后的第 7 个周期，但由于其纳入的病例数有限，该研究并没有很好的描述其统计学发病率及发病特征。

### （二）危险因素

有学者经过系统分析后认为 ICIs 的联合使用可能会增加患者发生神经毒性的风险，但文章没有进一步针对 TM 的发生风险进行分析。也有研究指出放疗可能通过增强 ICIs 引起的免疫反应从而诱发脊髓炎的发展，但还需要更多的证据来证实这一观点。

## 二、病理机制

TM 的组织病理学改变是多种多样的，与其潜在病因有关。一般来说，大多数病例的特征是血管周围单核细胞和淋巴细胞浸润、脊髓神经细胞脱髓鞘和轴索损伤。有组织病理学研究报道自身免疫性相关超级抗原可以介导 TM 的发生。免疫检查点的存在限制了自身抗原反应性 T 淋巴细胞的激活和效应功能，ICIs 可以触发细胞介导的针对抗自身抗原的体液免疫反应，包括肿瘤和脊髓组织中存在的共同抗原，导致抗体介导的免疫性脊髓炎性损伤。ICIs 的影响是多方面的，目前关于 ICIs 相关 TM 的机制仍未被充分认识或报道。在纳入 7 例 ICIs 相关 TM 病例的系统分析中，作者发现有 4 例患者 CNS 自身抗体检测阳性，其中 2 例为抗水通道蛋白-4（anti-aquaporin-4, anti-AQP4）抗体阳性。水通道蛋白-4（aquaporin-4, AQP4）是细胞膜上的一个通道，它可以让水进入细胞并帮助维持 CNS 内过程的化学平衡。anti-AQP4 是一种免疫球蛋白，它可以通过经典途径激活补体导致细胞裂解和死亡，从而引起脊髓损伤。综合上述研究，ICIs 相关的 TM 可能是由于使用 ICIs 后，针对脊髓神经元的自身抗体水平增加从而导致脊髓部位的炎症，但鉴于该研究纳入样本量较少，我们还需进一步验证和探索 ICIs 相关 TM 的机制。

## 三、症状和体征

ICIs 相关 TM 的症状和体征通常会持续数小时至数天，有时也可能持续数周。TM 通常会累及脊髓受累区域以下的身体两侧，但有时仅在身体一侧出现症状。ICIs 相关 TM 常表现为脊髓病变水平以下的肢体瘫痪、感觉缺失和膀胱、直肠、自主神经功能障碍。在上述纳入 7 例 ICIs 相关 TM 病例的系统分析中，TM 症状进展至临床最严重程度时，所有患者均无行走能力，几乎所有患者都存在感觉障碍和膀胱功能障碍。

1. 感觉障碍　患者脊髓受损平面以下可出现传导束型感觉障碍，损伤平面以下深浅感觉均消失，感觉消失区上缘常有过敏带或束带感，其中以痛、温觉消失最为明显。感觉症状通常表现为从足部上升的感觉异常。圆锥支配肛门和生殖器周围的皮肤感觉，当圆锥损害时其所支配部位的感觉可减退或消失，呈鞍状分布，可出现感觉分离现象。

2. 运动障碍　急性病例早期可出现脊髓休克现象：病变水平以下一切运动、感觉、反射消失，对任何刺激无反应，瘫痪肢体肌张力降低。运动症状则可能因受累脊髓水平而有所不同。

3. 疼痛　TM 可导致下背部突然疼痛，剧痛可能会游走于腿部、手臂向下、胸部或腹部周围，疼痛症状会因具体受累的脊髓部位而异。

4. 括约肌功能障碍　①膀胱功能障碍，在脊髓休克期，患者逼尿肌弛缓，膀胱容量增加，出现尿潴留或充溢性尿失禁；随着脊髓功能恢复，逼尿肌出现节律性收缩，膀胱容量逐渐缩小，患者逐渐恢复随意排尿的能力。②直肠功能障碍，脊髓休克期肛门括约肌松弛导致大便失禁；休克恢复期则常有大便秘结，随后逐渐恢复正常。

### 四、辅助检查

ICIs 相关 TM 诊断性病情检查应包括病史和系统的体格检查，全面的神经系统评估将有助于确定脊髓受影响的区域，完善相关检查排除其他原因引起的脊髓病变。根据《中国临床肿瘤学会（CSCO）免疫检查点抑制剂相关的毒性管理指南》（2023 版）的建议，诊断 TM 建议行头颅和脊髓的 MRI 检查、CSF 检查和血液相关检查。

1. MRI 所有脊髓病患者都必须进行整个脊髓轴的 MRI 评估，这可以区分压迫性病变与非压迫性病变，脑部 MRI 可以用来作为评估脑部病变的证据。MRI 显示脊髓病变长度具有提示病因和预后的重要意义，及时识别并采取免疫治疗措施对于最大限度地减少甚至预防残疾的发生至关重要。ICIs 相关 TM 的 MRI 常显示脊髓肿胀、对应于相应感觉水平的 T2 信号异常、纵向广泛病变（延伸超过 3 个或更多椎段的病变）和斑片状对比增强。

2. 脑脊液 当怀疑是 ICIs 相关 TM 时需要进行腰椎穿刺抽取 CSF 分析细胞计数与分类、蛋白质、葡萄糖、寡克隆条带、免疫球蛋白 G 指数和细胞学检查。ICIs 相关 TM 患者的 CSF 通常显示炎症征象，如 CSF 细胞增多和 IgG 水平升高，以及高水平的炎症细胞因子如白细胞介素 6（IL-6）和 14-3-3 蛋白。在上述纳入 7 例 ICIs 相关 TM 病例的系统分析中，ICIs 相关 TM 的 CSF 中提示炎症可能，7 例患者中有 5 例患者有伴随脑、脑膜、马尾和周围神经受累的临床证据，炎症变化延伸到脑实质、软脑膜和马尾神经根，这些现象表明 ICIs 相关的 TM 通常存在神经系统广泛受累。

3. 血液相关检查 完善血清维生素 $B_{12}$、促甲状腺激素（TSH）、人类免疫缺陷病毒（HIV）、梅毒（syphilis）、抗核抗体（ANA）、抗 SSA 抗体（anti-SSA antibody, SSA）和抗 SSB 抗体（anti-SSB antibody, SSB）、AQP4 等检查协助诊断和鉴别诊断。

### 五、诊断及鉴别诊断

#### （一）诊断

早期及时和正确的诊断和治疗对改善患者预后十分重要，如果没有快速诊断和治疗可能发展为致命的结果。临床表现、体格检查和病史是评估 ICIs 相关 TM 的重要诊断工具，因为功能丧失的模式通常有助于确定潜在的病因。TM 的诊断首先要通过 MRI 排除压迫性脊髓病变，随后通过腰椎穿刺抽取 CSF 确认炎症，目前诊断主要基于全面的病史、完整的神经系统检查和放射学检查结果。ICIs 相关的 TM 顾名思义就是使用 ICIs 后发生的 TM，由因到果二者缺一不可。TM 协作组目前建议的诊断标准是患者在接受至少 1 种 ICIs 治疗后出现以下 3 个证据：①源自脊髓的感觉、运动或自主神经功能障碍；②MRI 上的 T2 高信号变化以及脊髓无压迫性病变的证据；③MRI 联合钆增强剂检测出炎症性脊髓病变、CSF 分析显示 CSF 细胞增多或免疫球蛋 G（IgG）指数升高，可作为炎症反应的证据。

#### （二）鉴别诊断

TM 的鉴别诊断应包括任何引起脊髓病变的疾病，包括椎间盘突出所致的压迫性脊髓病、椎体压缩性骨折、硬膜外脓肿、肿块和脊柱炎和其他原因导致的脊髓炎，血管、代谢营养、肿瘤放疗、感染性和自身免疫性疾病等原因导致的脊髓炎，建议完善上述的相关检查协助鉴别诊断。

1. **系统性炎症性疾病**　系统性炎症疾病（如 SLE、结节病或 SS）初期也可表现为 TM 症状。如果患者出现相关的临床表现，如面颊疹、网状青斑、浆膜炎、盗汗、口腔溃疡时应完善相关检查加以鉴别。

2. **中枢神经系统感染性横贯性脊髓炎**　除 TM 症状外，如果患者出现发热、脑膜刺激征、水疱疹、淋巴结肿大等 CNS 感染性症状，建议完善血清学/分子学病原体检查鉴别 CNS 感染性 TM。

3. **代谢性脊髓病**　代谢性脊髓病表现可能与 TM 相似，建议完善血清维生素 $B_{12}$、血清维生素 E、血清铜和铜蓝蛋白进行鉴别诊断。

4. **其他类型的脊髓病**　包括任何引起脊髓病变的疾病，如椎间盘突出所致的压迫性脊髓病、椎体压缩性骨折、硬膜外脓肿、肿块和脊柱炎，建议完善全脊柱 MRI 检查。

## 六、治疗及管理

### （一）激素治疗

ICIs 相关的 TM 患者推荐使用糖皮质激素作为一线治疗。美国神经病学学会（American Academy of Neurology, AAN）指南推荐发生 TM 时皮质类固醇的推荐剂量和持续时间为：静脉注射甲泼尼龙 1g/d，持续 3~7 天。

美国肿瘤临床学会（ASCO）《免疫检查点抑制剂治疗患者免疫相关不良事件管理指南》（2021版）以及美国国立综合癌症网络（NCCN）《免疫治疗相关毒性的管理肿瘤学临床实践指南》（2022版）建议 G1~G4 所有患者都应该永久停止免疫治疗，并且住院进行甲泼尼龙冲击治疗，治疗剂量为 1g/d，持续 3~5 天。若治疗后无改善则强烈考虑 IVIg 或 PE。

美国肿瘤临床学会（ASCO）《免疫检查点抑制剂治疗患者免疫相关不良事件管理指南》（2021版）则认为可以根据病情决定是否继续使用 ICIs，具体的分级和管理情况见表 11-8。

**表 11-8　横贯性脊髓炎不良事件分级及处理**

| 分级 | 症状 | 管理 |
| --- | --- | --- |
| G1<br>（轻度） | 无脑神经症状，不影响患者工具性日常生活活动能力 | 继续免疫治疗，除非症状恶化或没有改善 |
| G2<br>（中度） | 影响患者工具性日常生活活动能力<br>注意：任何脑神经问题都应以中度处理 | 停止 ICIs；<br>神经内科会诊；<br>开始服用泼尼松 1mg/（kg·d），1 个月后逐渐减少 |
| G3<br>（重度） | 患者生活不能自理，日常生活需要帮助 | 永久停止 ICIs；<br>神经内科会诊；<br>神经性疼痛的非阿片类药物治疗，如普瑞巴林、加巴喷丁或度洛西汀；<br>使用甲泼尼龙 1g/d，如果 3 天后无改善或症状恶化，可考虑 IVIg 或 PE |
| G4<br>（极重度） | 危及生命，需要紧急治疗 | 永久停止 ICIs；<br>神经内科会诊；<br>重症加强护理病房；支持治疗；<br>使用甲泼尼龙 1g/d，如果 3 天后没有改善或症状恶化，考虑 IVIg 或 PE |

## （二）激素难治型横贯性脊髓炎的治疗

TM 是一种罕见但严重的 ICIs 并发症，对糖皮质激素的反应可能有限。若甲泼尼龙治疗后症状无改善则强烈考虑 IVIg 或 PE；也可以考虑替代免疫抑制剂如吗替麦考酚酯、英夫利西单抗等治疗。

## （三）康复治疗

ICIs 相关 TM 的长期治疗应侧重于神经康复和脊髓损伤各种并发症的多学科诊疗。这需要一个跨专业团队为 TM 患者的急性和急性后护理提供整体和综合的诊疗方法，以实现最佳结果。在急性住院期间早期整合康复治疗可以帮助改善患者预后，如患者瘫痪肢体要及早进行被动运动及按摩，并在瘫痪功能有所恢复时鼓励患者积极进行主动运动，实现患者最佳的身体状况、心理和社会潜力。

## 七、免疫检查点抑制剂再挑战

美国国立综合癌症网络（NCCN）《免疫治疗相关毒性的管理肿瘤学临床实践指南》（2022 版）及《中国临床肿瘤学会（CSCO）免疫检查点抑制剂相关的毒性管理指南》（2023 版）建议：任何级别的 ICIs 相关 TM 均须永久停止 ICIs 治疗。美国肿瘤临床学会（ASCO）《免疫检查点抑制剂治疗患者免疫相关不良事件管理指南》（2021 版）则建议 1～2 级 ICIs 相关 TM 可以根据病情决定是否继续和再次使用 ICIs；3～4 级则需要永久停用 ICIs。

## 八、讨论

ICIs 相关的 TM 往往进展快速且对患者的危害较大，因此早期诊断和有针对性的治疗可以在很大程度上防止病情进展和死亡。由于 ICIs 相关的 TM 症状常与其他原因相关的脊髓病相似，导致其诊断具有困难性，因此医生应该加强对这种疾病相关症状的认识，做出早期诊断和正确的治疗决策。临床医师应该结合详细的病史和检查，实施系统、多学科的优化管理方案。在诊断为 ICIs 相关 TM 后，使用激素是治疗的关键，并应在急性症状控制后持续长期康复治疗。虽然 ICIs 相关 TM 无法预防，但提高临床医师及患者对 ICIs 相关 TM 的认识，将有助于早期诊断及治疗，改善患者预后。

（王巍炜　李先安　李　湘）

## 第六节　可逆性后部白质脑综合征

可逆性后部白质脑综合征（PRES）1996 年被首次报道，是一种以血管源性脑水肿为特征的神经系统综合征，临床表现为急性神经系统症状，如意识障碍、头痛、视觉障碍、癫痫发作和局灶性神经功能缺损等。多种疾病可能导致 PRES，最常见的病因包括中重度高血压、自身免疫性疾病、子痫前期、子痫、肾功能衰竭和使用细胞毒性药物、免疫抑制剂以及骨髓和干细胞移植等。近年来，随着 ICIs 在肿瘤患者治疗中的广泛应用，ICIs 相关的 PRES 逐渐被报道，PRES 是接受 ICIs 治疗的癌症患者可能发生的一种罕见不良事件，临床医生在免疫治疗过程中应引起重视，及时诊断并进行综合管理是改善患者预后的关键。

## 一、发病机制

### （一）血压急剧升高

PRES 的病理生理机制主要是动脉血压急剧升高，超过了脑血流自身调节上限，引起大脑高灌注，致使血脑屏障破坏，血浆及大分子物质溢出到组织间隙，引起继发性血管源性水肿；因颅后窝交感神经较少，大脑后部对脑高灌注尤其敏感。在部分患者中，即使血压尚未超过自身调节范围，也可能引起血脑屏障破坏和内皮细胞功能受损，约 15%~20% 的患者在初始评估时血压正常或低血压。因此，患者血压基础值、血压升高的速度和幅度是重要影响因素。

### （二）过量释放的循环细胞因子

在炎症反应中，激活的单核细胞和淋巴细胞释放细胞因子如肿瘤坏死因子 α（TNF-α）、IL-1、γ 干扰素（IFN-γ），从而激活内皮细胞，致使血管活性物质分泌增多，血管通透性增加，引起大脑间质水肿。

### （三）化学物质或外源性毒素

化学物质或外源性毒素引起血脑屏障损伤，包括细胞毒性药物、免疫抑制剂和靶向药物等。

### （四）缩血管物质

缩血管物质导致脑血管严重收缩，随后出现内皮功能障碍和低灌注，导致缺血和脑水肿。

### （五）免疫检查点抑制剂相关可逆性后部白质脑综合征的发病机制

ICIs 相关 PRES 确切发生机制尚未明确，目前认为多个因素参与其发生，发生机制大致为：①恢复和增强 T 淋巴细胞识别和杀伤与肿瘤细胞表达共同抗原的正常神经系统组织；②免疫检查点抑制导致预先存在的自身抗体滴度升高，识别和影响正常神经系统组织；③促炎细胞因子水平升高；④补体系统激活导致免疫性炎症；⑤肠 - 脑轴 CNS 与肠神经系统之间形成的双向通路，涉及神经、内分泌、免疫方面相互关系等。

## 二、病因

### （一）免疫检查点抑制剂

ICIs 包括 CTLA-4 单抗和 PD-1/PD-L1 单抗，作为新型免疫治疗手段，已广泛应用于各类恶性肿瘤治疗，显著延长了患者生存。然而，这类药物在调动机体免疫系统攻击肿瘤细胞的同时，irAEs 也越来越多地被观察到。神经系统不良事件并不常见，接受 PD-1 单抗治疗后总发生率为 6%，CTLA-4 单抗总体发生率<4%，PD-1 单抗和 CTLA-4 单抗联合治疗的发生率为 12%。多数不良事件表现为非特异性症状，且比较轻微；≥3 级以上 irAEs 的患者发生率<1%。神经系统不良事件包括自身免疫性脑炎、肌无力综合征/MG、GBS、外周感觉运动神经病、PRES、AM 和 TM。近年来，接受伊匹木单抗 ± 纳武利尤单抗、纳武利尤单抗、帕博利珠单抗免疫治疗相关的 PRES 病例相继被报道。1 例最初接受伊匹木单抗联合纳武利尤单抗免疫治疗的黑色素瘤患者在接受达拉非尼联合曲美替尼治疗后出现 PRES，其发病机制可能性包括：达拉非尼联合曲美替尼治疗导致的不良事件；从免

疫治疗切换到达拉非尼联合曲美替尼后的重叠效应；伊匹单木抗联合纳武利尤单抗免疫治疗的后期遗留效应。PRES 是接受 ICIs 治疗的癌症患者可能发生的一种罕见不良事件，其机制尚不清楚，但高血压从控制到控制不佳的突然转变可能是该疾病发生的一个重要原因，因此，临床医生在免疫治疗过程中应特别注意新诊断或未控制高血压的发展，以早期发现或预防这种严重的不良事件。

### （二）其他药物和疾病

其他药物和疾病也可引起 PRES，治疗前需要进行鉴别诊断。

1. 其他药物　国内外已报道的靶向药物如贝伐珠单抗、利妥昔单抗、曲妥珠单抗、培唑帕尼、舒尼替尼、瑞戈非尼、阿帕替尼、硼替佐米等均可以导致 PRES；使用细胞毒性药物、免疫抑制剂和生物制剂如顺铂、阿糖胞苷、吉西他滨、奥沙利铂、环孢素、他克莫司、地塞米松时发生 PRES 已被报道，PRES 可在反复输注后数小时至 3 个月内发生。

2. 多种疾病可引起可逆性后部白质脑综合征　常见的病因有高血压、自身免疫性疾病、肾功能衰竭、子痫。高达 45% 的 PRES 患者既往有自身免疫性疾病，包括 SLE、硬皮病、SS、克罗恩病、溃疡性结肠炎、结节性多动脉炎、类风湿性关节炎（RA）、肉芽肿性血管炎等。约 55% 的 PRES 患者合并肾功能衰竭，它是 PRES 最相关的疾病之一，其相关机制尚未明确，可能机制包括自身免疫性疾病、继发性高血压等，肾功能异常是 PRES 的独立危险因素。

### 三、临床表现

PRES 通常呈急性或亚急性起病（数小时或数天）。常见症状包括头痛、视觉障碍、局灶性神经功能缺损、癫痫发作等。最常见的症状为意识状态改变，症状轻者表现为轻度意识模糊，重者可呈重度昏迷。约 60% ~ 75% 患者表现为癫痫发作，少数患者可为癫痫持续状态，典型 EEG 表现为双侧枕部尖波，如临床考虑 PRES 伴不明原因的意识障碍建议行 EEG 检查。

其他常见症状包括视觉障碍（皮质盲、视野缺失、视力下降、幻觉）和头痛，头痛常表现为弥漫性钝痛，雷击样头痛患者需考虑脑血管收缩相关疾病，建议完善脑血管造影检查。5% ~ 15% 的患者可伴有局灶性神经功能缺失，如失语或偏瘫。

多数患者上述多个症状同时出现，如患者同时出现视觉障碍、癫痫发作、头痛，需要考虑 PRES 可能。

### 四、辅助检查

诊断性检查包括病史和体格检查，并对所有患者进行全面的神经系统检查。神经系统不良事件的评估应该包括腰椎穿刺和颅脑影像学检查；排除感染，筛查是否有 CNS 转移和/或脑膜转移。

1. 脑电图　对临床有癫痫发作的患者，可行 EEG 检查。EEG 常见的癫痫样放电有：尖波、棘波、尖慢复合波、棘慢复合波，癫痫样放电可发生在颅内不同部位，导致不同的癫痫发作形式。EEG 可协助诊断癫痫并进行分类、寻找癫痫的病因。

2. 腰椎穿刺　腰椎穿刺术是神经内科常见的辅助检查，对神经系统疾病的诊断和治疗具有重要意义，有助于了解颅内压力及 CSF 循环通路是否通畅、留取 CSF 送检、释放血性 CSF 或高蛋白的 CSF、鞘内注射治疗。CSF 常规、生化、细菌学检查和肿瘤细胞检查对诊断与鉴别 CNS 炎症性疾病、脑血管意外、肿瘤性疾病有着十分重要的意义。

3. 颅脑影像学 颅脑影像学有助于诊断 PRES 以及鉴别诊断。CT 可发现血管源性水肿，但颅脑增强 MRI 更敏感。典型的颅脑增强 MRI 表现为双侧顶枕叶为主的血管源性水肿，呈 T1 低信号，T2 高信号，液体抑制反转恢复序列（FLAIR sequence）高信号，弥散加权成像（diffusion weighted imaging, DWI）等或低信号，表观扩散系数（apparent diffusion coefficient, ADC）高信号。水肿几乎均累及双侧，呈不完全对称。影像学表现可分为 4 型：顶枕型、全脑分水岭型、额上回型和中央变异型。影像学分型和水肿严重程度与临床表现严重程度不相关。约 75% 的患者累及额叶和颞叶，1/3 累及基底节和脑干，约半数患者累及小脑，上述部位的水肿多伴随顶枕部位的受累。仅累及孤立性脑干、单侧大脑和小脑水肿者需要除外其他疾病。约 10%~25% 的 PRES 可伴有颅内出血，以脑实质出血最常见，其次为蛛网膜下腔出血，约 18%~30% 的患者可同时存在两种类型出血。影像学上 PRES 最常表现为大脑半球皮层下/皮层水肿，常以顶-枕叶为主，颅后窝和深部结构也可有不同程度的受累，也可能表现为非典型形式，如单独累及脑干、小脑半球、深部灰质，甚至单独累及脊髓。

## 五、诊断

对于接受 ICIs 治疗后出现急性或亚急性起病有神经系统症状的患者需考虑 PRES。PRES 无特异性的临床症状和体征，目前尚无 PRES 的诊断标准，基于回顾性队列研究，有几个诊断依据可考虑：①具有急性临床症状的表现；②存在已知的 PRES 危险因素；③可逆的临床和/或影像学表现；④排除脑病或血管源性水肿的其他可能原因；⑤与典型 PRES 影像模式相符合的 FLAIR 高信号分布；⑥DWI 和 ADC 证实的血管源性水肿。

## 六、治疗

### （一）控制血压

高血压者需要治疗高血压，降压时需避免明显的血压波动。平均动脉压建议降低到 105~125mmHg，第 1 小时血压降低不超过 25%，一线药物是钙通道阻滞剂（如尼卡地平）或 α 及 β 受体阻滞剂（如拉贝洛尔），二线药物可选择硝普钠。应特别注意有报道提出硝酸甘油可能增强脑血管扩张而导致脑水肿恶化。

### （二）抗癫痫药物

癫痫发作者急性期需应用抗癫痫药物包括苯二氮䓬类药物，如劳拉西泮或地西泮，作为一线药物；二线药物包括左乙拉西坦、磷苯妥英或苯巴比妥；难治性癫痫可以用丙泊酚或戊巴比妥治疗，也有报道称可使用丙戊酸钠治疗癫痫发作。

### （三）免疫相关可逆性后部白质脑综合征的治疗

1. 分级处理 根据《常见不良事件评价标准》（CTCAE）5.0 版（*CTCAE V5.0*）进行分级处理（表 11-9）。≤2 级的 PRES，需暂停使用 ICIs，2 级 PRES 给予甲泼尼龙 0.5~1.0mg/（kg·d）等效剂量口服或静脉注射；≥3 级的 PRES 需永久停止使用 ICIs，同时给予甲泼尼龙 1~2mg/（kg·d）静脉注射和预防性使用抗生素，如果没有改善或 3 天后症状加重，考虑行 PE。皮质类固醇应在症状改善到≤1 级后 4~6 周内逐渐减量。另外，所有存在 2 级或 2 级以上神经系统不良事件的患者都应请神经内科会诊。

表 11-9　ICIs 相关可逆性后部白质脑综合征的治疗

| 分级 | CTCAE V5.0 的描述 | 处理 |
|---|---|---|
| 1 级 | 轻度症状 | 暂停 ICIs 治疗，开始诊断性检查；<br>如果不良事件恶化或没有改善，考虑永久终止使用 ICIs |
| 2 级 | 中度症状<br>影响工具性日常生活活动 | 暂停 ICIs；<br>一旦除外感染，开始给予甲泼尼龙 0.5～1.0mg/（kg·d）等效剂量口服或静脉注射；<br>如果不良事件恶化或没有改善，考虑永久终止使用 ICIs |
| 3 级 | 重度症状<br>影响自理性日常生活活动<br>住院治疗 | 永久终止使用 ICIs；<br>开始给予甲泼尼龙 1～2mg/（kg·d）静脉注射和预防性使用抗生素；<br>如果没有改善或 3 天后症状加重，考虑行 PE |
| 4 级 | 危及生命<br>有紧急干预指针 | 永久终止使用 ICIs；<br>开始给予甲泼尼龙 1～2mg/（kg·d）静脉注射和预防性使用抗生素；<br>如果没有改善或 3 天后症状加重，考虑行 PE；<br>联系重症监护病房 |

2. 免疫检查点抑制剂再挑战　ICIs 再挑战治疗前，应与患者充分沟通，权衡利弊，取得患者知情同意，如再次使用 ICIs 后，PRES 复发，则应永久停止 ICIs 治疗；对于≥3 级的 PRES 须永久停止使用 ICIs。

### 七、预后

PRES 患者多数可以完全恢复，预后通常较好，多数患者在 1 周内恢复，少数需要数周才能 CR。有研究显示严重患者可导致死亡，经过随访，1～3 月内死亡率约 3%～6%，严重的神经功能缺损和死亡常由于颅后窝水肿伴脑干压迫、颅内压增高、颅内出血、弥漫性大脑水肿或脑疝所致。约 10%～20% 患者可有神经功能后遗症，包括癫痫发作、头晕、永久性偏瘫、视力下降等。

### 八、讨论

PRES 是 ICIs 的罕见不良事件之一，目前发病机制尚不清楚，仅见于部分案例报道，临床上通常呈急性或亚急性起病，常见症状包括头痛、视觉障碍、局灶性神经功能缺损、癫痫发作等。PRES 目前尚无诊断标准，诊断较为困难，需与肿瘤、感染、代谢等其他因素导致的神经功能障碍相鉴别。治疗上，所有≥2 级的 PRES 均应给予类固醇皮质激素治疗，如果症状没有改善或 3 天后加重，可考虑行 PE，同时治疗期间应与神经内科医生、重症医学科医生密切联系，充分发挥多学科诊疗的优势。随着 ICIs 在临床上的广泛应用，临床医生应加强对 PRES 认识，及时诊断并进行综合管理是神经系统预后的关键决定因素。

（张　超　邓若语　李　露）

## 第七节　外周神经炎

外周神经炎（peripheral neuropathies, PN）又名周围神经病变，主要表现为疼痛、感觉丧失、肌肉无力与萎缩、腱反射减退以及自主神经功能障碍等症状，是单独或以任何组合方式形成的综合征。PN 在普通人群中的患病率为 2.4%，并随着年龄的增长而增加，在 55 岁以上的人群中估计为 8%。近年来，随着 ICIs 在临床上广泛使用，越来越多的不良事件被观察到，ICIs 相关周围神经肌肉系统不良事件又被称为 ICIs 相关神经肌病，ICIs 相关性 PN 的发生在不到 1% 的患者中，ICIs 相关周围神经肌肉系统不良事件大多可控，GBS 也是 PN 的一种，可危及生命，将在相关章节阐述。

### 一、发病率

PN 是最常见的 ICIs 相关神经系统不良事件，其发生率≤1%，占所有 ICIs 相关神经系统不良事件的 1/3 ~ 2/3。ICIs 相关周围神经病种类较多，其中 ICIs 相关脱髓鞘性多发神经根神经病报道最多，其发生率为 0.1% ~ 0.3%。一项包含 59 项（9 208 例患者）临床研究分析显示，接受纳武利尤单抗治疗的 3 336 例患者和帕博利珠单抗治疗的 3 301 例患者的分析显示，ICIs 相关性 PN 的发生率分别为 0.73% 和 0.28%。

### 二、发病机制

ICIs 相关 PN 的主要发病机制是免疫介导的周围神经脱髓鞘或轴索性神经病变，其原因在于机体失去对周围神经的髓鞘或轴突抗原的免疫耐受。临床研究显示，周围神经组织的自身免疫反应并不局限于髓鞘，还能影响细胞体、郎飞结（Ranvier node）和神经肌肉接头处的轴突结构。有相关文献报道 ICIs 相关 PN 可表现为孤立的脑神经病变，多数患者表现为运动神经损害为主，一部分患者也可表现为单纯感觉神经损害。

### 三、临床表现

ICIs 相关性 PN 主要表现为不对称或对称的感觉、运动或感觉运动缺陷。也可表现脑神经、自主神经功能障碍或延髓症状，主要症状有脑神经疾病［如面部神经疾病/贝尔麻痹（Bell's palsy）、麻木和感觉异常，存在反射减退、反射消失或感觉共济失调等症状］。

1. 感觉障碍　可能是痛性或无痛性感觉异常或可能危及生命的自主神经（如肌间神经丛）功能障碍，具体表现为肢体乏力麻木、烧灼感、疼痛感、蚁走感以及共济失调等症状。

2. 运动障碍　主要为低反射或反射消失，表现呈多动、肢体乏力、肢体控制不住的不自主运动，此外还有肌肉跳动、震颤等症状。

3. 感觉运动障碍　感觉运动症状可同时存在，也可表现为孤立性感觉缺陷或感觉加低位运动神经元缺陷表现。

4. 其他障碍　临床表现主要是神经性疼痛及自主神经症状。神经性疼痛常见于糖尿病性多发性神经病，影响 20% ~ 30% 的糖尿病性多发性神经病患者，是最致残的症状之一，ICIs 也可引起同样的症状。自主神经症状主要包括心血管（体位性低血压）、胃肠道（便秘、恶心或腹泻）、泌尿生殖系统（神经源性膀胱或勃起功能障碍）和分泌运动（出汗异常）系统等症状。然而，PN 最常见的模式是远端感觉多发性神经病（distal sensory polyneuropathy, DSP），主要指一组疾病，这些疾病具有共同的长度依赖性周围神经损伤，导致远端主要感觉丧失、疼痛，以及严重无力导致步态不稳定、跌倒风险，在某些情况下会导致足部溃疡和截肢。

### 四、辅助检查

#### （一）实验室检查

1. 血清检验指标　检测血清糖化血红蛋白、空腹血糖（FPG）排除糖尿病；检测维生素 $B_{12}$ 及 $B_6$、叶酸排除维生素 $B_{12}$ 缺乏症；血清蛋白电泳和免疫固定检验排除单克隆丙种球蛋白病；检测血清抗髓鞘相关糖蛋白、抗神经节苷脂抗体等排除其他病因。

2. 脑脊液检查　CSF 细胞计数和分类、恶性细胞细胞学检查、蛋白质、葡萄糖以及病毒或细胞培养等用于排除其他病因。ICIs 相关性 PN 表现为 CSF 呈蛋白 - 细胞分离、轻度淋巴细胞增多（$10 \sim 15$ 个细胞/$mm^3$）、葡萄糖水平正常。

#### （二）电生理检查

ICIs 相关性 PN 主要表现为多发性周围神经脱髓鞘改变，患者进行诊断评估的基础是 NCS 和 EMG。电生理检查帮助确定是否存在周围神经损害以及损害程度和分布。一般轴索损害表现为神经传导速度正常或偏低，动作电位波幅减低；髓鞘损害表现为神经传导速度明显减慢，而动作电位的波幅改变不明显。神经脱髓鞘典型的 EMG 表现：①运动传导速度降低；②运动传导阻滞或异常时间离散；③运动远端潜伏期延长；④F 波潜伏期延长或 F 波消失。

#### （三）影像学检查

脊髓增强 MRI 及超声检查可作为评估特定形式的神经病变的有用诊断工具，尤其是局灶性或多灶性模式，包括 DSP 和丛状病变。如脑神经受累，进行颅脑增强 MRI 检查。ICIs 相关性 PN 的影像学无明显变化，主要用于排除如血管病、进展性肿瘤疾病（脑转移、脊髓压迫等）等因素的干扰。颈动脉多普勒超声检查主要用于排除颈部血管阻塞。

#### （四）病理检查

皮肤或神经活检是一种经过验证的用于确定表皮神经纤维密度（epidermis nerve fiber density, ENFD）（体细胞无髓鞘纤维神经末梢）的技术，有助于用于排除诊断其他原因的 PN，如血管炎、结节病、慢性炎症性脱髓鞘性多发性神经病，或一些感染性神经病或浸润性神经病如癌、淋巴瘤、淀粉样变性等。对怀疑患有小纤维周围神经病患者，可通过皮肤活检评估 ENFD 来进行诊断。腓肠神经（sural nerve）通常是最常见的活检部位，但选择进行活检的神经应在临床上受累。ICIs 相关性 PN 病理活检的部分病例中表现为炎细胞浸润，神经外可见以 T 淋巴细胞为主的血管周围炎，无明显特异性。

### 五、诊断与鉴别诊断

#### （一）诊断

对于接受 ICIs 治疗后出现新发的中、重度神经系统症状或体征患者，根据临床表现，酌情完善颅脑和脊髓 MRI、CSF 检查、EMG、神经活检等，并在排除其他神经病变的原因，例如药物治疗、感染、代谢或内分泌失调、环境暴露、血管或自身免疫性疾病、外伤等，可作 ICIs 相关性 PN 的诊断。

### （二）鉴别诊断

1. **遗传性神经病**　遗传性神经病包括夏科 - 马里 - 图思病（Charcot-Marie-Tooth disease）、遗传性感觉神经和自主神经病、神经病理性遗传性甲状腺素转运蛋白淀粉样变性病、遗传性神经性肌萎缩症、卟啉症、法布里病（fabry disease）、肾衰、异染性脑白质营养不良（metachromatic leukodystrophy, MLD）、肾上腺脑白质营养不良（adrenoleukodystrophy）等。

2. **获得性神经病变**　可能的病因包括代谢异常、药物、毒素、免疫介导、感染、癌症相关、压迫等。其中最常见的是糖尿病，占病例的 50%，其次是特发性或隐源性多发性神经病，约占病例的 40%，这与糖尿病和代谢综合征的风险增加有关。近年来，随着抗肿瘤治疗方案的日益发展，神经系统不良事件发生率也有所提升，抗肿瘤治疗相关的周围神经不良事件最常见的是由化疗引起的 PN。PN 通常情况下是呈剂量依赖性，而奥沙利铂和紫杉烷类药物则会发生直接毒性作用；引起 PN 的常见药物是铂化合物、长春新碱、紫杉烷、硼替佐米和沙利度胺等。

## 六、治疗

### （一）免疫检查点抑制剂相关性外周神经炎的治疗

根据美国国立综合癌症网络（NCCN）《免疫治疗相关毒性的管理肿瘤学临床实践指南》（2022版），临床表现分级不同，治疗措施不同（表 11-10）。在治疗前应排除神经病变的其他原因。

**表 11-10　ICIs 相关性外周神经炎的分级治疗**

| 分级 | 症状表现 | 治疗措施 |
| --- | --- | --- |
| 1 级 | 轻度，不限制日常活动，无明显症状；注意：任何脑神经问题都应按中度处理 | 继续使用 ICIs；监测一周患者临床症状 |
| 2 级 | 中度，对患者日常生活活动有一些干扰，有相关症状出现（如疼痛，但没有虚弱或步态限制） | 继续使用 ICIs；持续观察或口服泼尼松 0.5 ~ 1mg/（kg·d）；病情进展则静脉给予甲泼尼龙 2 ~ 4mg/（kg·d），或按照吉兰 - 巴雷综合征进行管理；加巴喷丁、普瑞巴林或度洛西汀止痛 |
| 3 ~ 4 级 | 重度，有限的自我护理和必要的辅助，虚弱限制行走或呼吸问题（例如，下肢无力、足下垂、快速上升的感觉变化） | 永久停止 ICIs；神经内科会诊；遵循吉兰 - 巴雷综合征治疗原则 |

治疗直至症状改善至 ≤1 级，激素在 4 ~ 6 周内逐渐减量；如果患者症状恢复到 ≤1 级或有控制良好的孤立性疼痛感觉神经病变，可考虑恢复 ICIs 治疗。如表所示，皮质类固醇应被视为 ICIs 相关性 PN 的一线治疗选择。但对于一线无明显效果的患者应考虑以下治疗方案。

1. **血浆置换**　PE 可迅速降低血浆中抗体和其他炎症因子，推荐有条件者尽早使用。每次交换量为 30 ~ 50mL/kg，根据病情轻重在 1 ~ 2 周内进行 3 ~ 5 次。

2.静脉注射免疫球蛋白 成人剂量 0.4g/（kg·d），连用 5 天。免疫球蛋白过敏或先天性 IgA 缺乏患者禁用。

3.其他 环磷酰胺、利妥昔单抗、硫唑嘌呤或氨甲蝶呤在必要时也可用于 ICIs 相关性 PN 的治疗。

### （二）神经性疼痛的治疗

药物治疗神经性疼痛主要包括三环类抗抑郁药、其他抗抑郁药、抗惊厥药、阿片类药物及其类似物。欧洲神经科学学会（Federation of European Neuroscience Societies, FENS）建议抗抑郁药和抗惊厥药是一线治疗，而曲马多和阿片类药物应被视为二线和三线治疗。目前获得美国食品药品监督管理局（FDA）批准用于治疗 PN 相关性神经性疼痛只有三种方法：抗抑郁药（文拉法辛、度洛西汀、阿米替林）、抗惊厥药（普瑞巴林、加巴喷丁、丙戊酸盐）和阿片类镇痛药（盐酸他喷他多、羟考酮、硫酸吗啡、曲马多等）。

### （三）其他

其他病因引起的 PN 可以用神经保护剂辅助治疗，但 ICIs 相关性 PN 暂不推荐使用营养神经保护剂，可能会加重病情。

## 七、讨论

目前，ICIs 或 ICIs 联合化疗是多种肿瘤的治疗首选，但治疗后神经系统不良事件陆续被报道，其中 ICIs 相关性 PN 比较常见，但具体的发生机制尚不清楚，且诊断和治疗均较困难。ICIs 相关性 PN 一旦出现，如果治疗不当，可能危及患者生命，早期识别、早期治疗至关重要。ICIs 相关性 PN 多为急性或亚急性起病，可能在 ICIs 治疗期间或之后任何时间发生，神经性疼痛是 PN 最常见的症状，故感觉神经、运动神经和自主神经系统的改变有助于 PN 的诊断。鉴于大多数肿瘤患者有明确的 ICIs 治疗病史，患者出现具有不对称或对称的感觉、运动或感觉运动缺陷表现，可以协助 ICIs 相关性 PN 的诊断，早期诊断、及时治疗可能会降低 ICIs 相关 PN 的致残性，是改善患者预后的关键。

（何雪心 李 莹 付朝江）

# 第十二章

# 运动系统不良事件

在癌症患者免疫检查点抑制剂（ICIs）临床疗效的观察与研究中，相较于其他常见器官或系统发生的免疫相关不良事件（irAEs），运动系统的 irAEs 似乎有着其独特的临床特征。在本章中，我们就癌症患者 ICIs 治疗时伴随的运动系统 irAEs 的发病率、临床特征及管理原则进行综述。

## 第一节　关节病

### 一、免疫检查点抑制剂相关关节病的分类及发病率

#### （一）分类

根据 WHO 的国际疾病分类（International Classification of Diseases 11<sup>th</sup> version, ICD-11），传统的关节病主要可以分为：①骨关节炎（osteoarthritis, OA），如膝关节炎（osteoarthritis of knee, OAK），髋关节炎（osteoarthritis of hip, OAH）等；②感染相关性关节病（infection-related arthropathies, IRAP）；③炎性关节病（inflammatory arthropathies, IA），如类风湿性关节炎（RA），银屑病性关节炎（psoriatic arthritis, PA），痛风性关节炎（gouty arthritis, GA）等；④其他类型关节病等。而现有研究报道，ICIs 相关 irAEs 引起的关节病中，主要为 IA 及 OA。

#### （二）发生率

对比其他系统 irAEs，现有研究对运动系统领域 irAEs 的报道相对有限。有研究表明骨损伤可以被视为独立的 ICIs 相关 irAE，ICIs 的使用可诱发骨折，且相较于细胞毒性 T 淋巴细胞相关抗原 4（CTLA-4 单抗），程序性死亡受体配体 1（PD-L1）单抗骨毒性往往更高。也有报道对黑色素瘤、肾细胞癌和 NSCLC 患者进行 ICIs 治疗时，可引起新发骨折或吸收性骨病变。除了以上研究外，目前报道最多的与运动系统相关的 irAEs 则主要为关节病相关不良事件，且主要症状以关节痛为主。在Ⅲ期肿瘤临床试验报道中，有 5%～16% 接受纳武利尤单抗治疗的晚期 NSCLC 患者出现了继发性关节疼痛。既往的研究普遍认为，肿瘤患者 ICIs 治疗中，联合用药组 irAEs 发生率往往更高，而根据英国皇家马斯登医院（The Royal Marsden Hospital, United Kingdom）等医疗机构的联合研究，对于Ⅲ期或Ⅳ期黑色素瘤患者的 ICIs 治疗中，关节疼痛在伊匹木单抗组、纳武利尤单抗组、联合伊匹木单抗及纳武利尤单抗组中的发病率分别为 6.1%、7.7%、10.5%，即关节疼痛在联合用药组发生率更高，与其他 irAEs 一致。有研究表明，在亚洲人群的研究中，出现 ICIs 相关关节痛的患者发生其他 2 级以上 irAEs 风险更高，如发生肾上腺皮质功能不全的风险更高，且预后往往更差。美国莫菲特癌症中心

的研究表明纳武利尤单抗联合疫苗治疗在转移性黑色素瘤中，关节痛的发生率可高达42.4%。此外在一项纳入了33项不同类型癌症的系统回顾性临床试验研究中，发现对于所有接受ICIs治疗的患者而言，关节疼痛是最常见的运动系统相关不良事件的主诉。

在现有的研究报道中，IA与OA是ICIs引起的关节病中发病率最高的两种类型，且IA的报道也远高于OA。根据多项国外的回顾性分析，作为发病率最高的IA，其发病率在1.5%~22%不等。然而实际上IA的发病率无法做到完全贴近其真实发病率，主要原因之一是由于目前相关肌肉骨骼不良事件的编码有多种，如关节痛、关节炎、关节积液和肌肉骨骼疼痛等，因此，在未进行标准化统一的情况下，相同的症状可能会被统计为不同的编码。此外，肿瘤学临床试验中使用的不良事件分级系统的局限性，也是导致现有报道中与ICIs相关关节病较少的重要原因。根据《常见不良事件评价标准》（CTCAE）5.0版（*CTCAE V5.0*），关节炎、关节积液或关节痛若要达到3级，往往需要相关症状到达住院治疗的标准，甚至完全残废的程度。有很大一部分的肿瘤学临床试验报告中，对于高级别的不良事件，仅仅只报告到3级及以上，而漏掉一些分级较低的不良事件。因此有部分专家提出要对*CTCAE V5.0*中编码的不良事件进行重新分级，这可以使相关的不良事件得到更为准确的分级，相应的标准也可能使肌肉骨骼和风湿性不良事件的统计更为准确。综合而言，目前人们对ICIs相关IA的了解不够充分，诊治不够全面，因此对ICIs相关IA进行更加深入的研究具有重要的临床意义，并为相应的患者提供更好的诊治方案具有一定的价值。

### （三）危险因素

预先存在自身免疫性疾病（preexisting autoimmune diseases, pAIDs）是ICIs相关关节病的危险因素之一。一项系统性回顾研究表明，在123名接受ICIs治疗且本身罹患pAIDs的肿瘤患者中，约75%的患者出现了irAEs，且在这些患者中，41%患者的pAIDs出现复发或者加重，25%发展为新发irAEs，9%的患者则是同时出现两种情况。值得注意的是，接受程序性死亡受体1/程序性死亡受体配体1（PD-1/PD-L1）单抗治疗的患者出现新发irAE的比例为42%，高于接受CTLA-4单抗伊匹木单抗治疗的患者的发生率（26%）。此外，具有预先存在自身免疫性抗体，也是ICIs相关关节病危险因素之一。根据一项回顾性研究，在包含肺腺癌、黑色素瘤等肿瘤的患者中，接受ICIs治疗后，2例抗环瓜氨酸肽抗体（anti-CCP antibody）阳性的患者罹患了关节炎，且根据进一步诊断结果，这两名患者被诊断为RA。

## 二、临床特点及治疗

### （一）炎性关节病

作为接受ICIs治疗患者中最常见的运动系统irAE，IA可以有多种表型：既可累及如膝关节等在内的大关节，也可以累及类如指间关节在内的小关节；既可单关节发病，也可多关节发病。在目前的主流研究中，IA的诊治主要参照风湿科的诊治标准为主。本节主要就IA的诊治进行阐述。

1. 临床特点与诊断　作为最常见的ICIs相关关节病，IA对于大小关节均可发病，既可为单发，也可以为多发，并包括风湿性关节炎、PA、滑膜性关节炎等多种类型。ICIs相关IA主要临床特点包括：关节疼痛、肿胀及僵直等；单发及不对称的关节疼痛常见于膝关节等部位，对称性关节炎则常见于手部关节等，关节僵直主要见于肩关节等部位。其诊断主要依据风湿科的诊断标准，国际上暂无相应指南或共识进行统一规范。

2. 辅助检查　目前对于 ICIs 相关 IA 的检查，主要有以下手段：

（1）实验室检查：ESR、CRP、RF、anti-CCP antibody 和抗核抗体（ANA），抗双链 DNA（anti-double-stranded DNA, anti-dsDNA）抗体，抗 Smith（anti-Smith, anti-Sm）抗体，血清补体（serum complement, SC），HLA-B27（homologous leucocytic antigen B27）等检查。

（2）影像学检查：X 线平片、肌肉骨骼超声（musculoskeletal ultrasound, MSUS）、MRI、CT 和正电子发射断层扫描（PET）。

通过以上检查，进一步明确并作出鉴别诊断。

3. 治疗　综合而言，ICIs 相关 IA 的治疗比较复杂，美国临床肿瘤学会（ASCO）和美国风湿病学会（American College of Rheumatology, ACR）目前也都提出了初步指南。然而，在缓解 IA 及防治关节损伤的同时可能与恶性肿瘤的控制存在一定冲突，且 ICIs 相关 IA 可能是抗肿瘤治疗有效的表现。因此，目前暂无 ICIs 相关 IA 治疗的统一共识。现阶段的主流观点则考虑以 NSAIDs 和/或泼尼松龙类药物作为一线治疗，也有部分临床研究中使用过类固醇、羟氯喹等药物治疗。

（1）NSAIDs：主要有布洛芬、吲哚美辛等药物。

（2）皮质类固醇类药物：在 ICIs 相关 IA 中，其具体有效剂量具有较大的差异性，需综合评估后，进行个体化治疗，主要药物有糖皮质激素如泼尼松、甲强龙等。

（3）其他类药物：目前全球范围内已开展且经报道具有一定作用的药物主要有英夫利西单抗、氨甲蝶呤、羟氯喹、托珠单抗、硫唑嘌呤、阿达木单抗、柳氮磺吡啶和来氟米特等。

（4）外科手术治疗：如患者症状较为严重，在完善影像学检查后，由骨科医生评估，必要时可行外科手术：如关节镜下关节腔清理术、关节置换术等。

## （二）骨性关节炎

就目前而言，针对 ICIs 治疗后出现非炎症性关节疼痛的研究非常有限，而其中 ICIs 相关骨性关节炎则是 ICIs 治疗的重要不良事件之一。ICIs 相关骨性关节炎主要有以下特征：ICIs 治疗开始后非炎症性关节疼痛增加；相应关节出现 OA 特征性的临床表现；检查提示无炎症表现。在本节，我们将对 ICIs 相关骨性关节炎诊治进行介绍。

1. 临床特点及诊断　ICIs 相关骨性关节炎主要指累及脊柱、髋关节、膝关节、腕掌关节等负重或较多活动关节的机械性关节病，主要表现为关节的疼痛及活动障碍，往往具有休息后缓解，活动时加重等特征。在 ICIs 治疗后出现明显的临床恶化或新发关节疼痛符合以下诊断标准，则可考虑罹患 ICIs 相关骨性关节炎。

（1）活动时症状加重，休息时改善，缺乏明显的晨僵（≤30 分钟）。

（2）受 OA 特征影响的一个或多个关节受累，包括但不局限于以下关节：第一腕掌关节、远端指间关节和/或近端指间关节（膝关节、髋关节、颈椎和/或腰椎）。

（3）查体时无炎症（如肿胀、发红或发热）的体格检查结果。

2. 辅助检查　ICIs 相关骨性关节炎的检查，主要有以下手段：

（1）实验室检查：血常规、ANA、RF、anti-CCP antibody、ESR、CRP 等，相关指标可能会异常增高。

（2）影像学检查：OA 部位的 X 线平片、CT、MRI 等，相关影像学检查可出现有受累关节非对称性关节间隙变窄，关节边缘骨赘形成等表现。

（3）其他：如关节镜检查，病理学检查等可能有异常表现。

3. 治疗　ICIs 相关骨性关节炎的治疗主要有以下措施：

（1）运动治疗及健康教育，结合具体病情，制订个性化运动治疗方案及运动指导，告知运动期间可能增加关节疼痛，但会因为增加相应肌肉力量而更好地保护关节。

（2）体重管理：对于发生 ICIs 相关 OA 的超重患者，建议减肥。限制膳食热量摄入并联合运动锻炼，减少关节的负担。

（3）行走辅助工具：患者在必要时应在医生指导下选择合适的行动辅助工具如拐杖、助行器、关节支具等。特殊类型的患者如膝外翻的患者可选择个性化鞋垫。

（4）药物治疗：NSAIDs 如布洛芬、吲哚美辛等作为关节病治疗的一线药物，在使用时，可在确认有无药物禁忌证的情况下，酌情局部使用（涂抹、外贴等）或口服；皮质类固醇药物：如泼尼松等；免疫抑制类药物：如氨甲蝶呤、氮磺胺嘧啶、来氟米特等；靶向药物如利妥昔单抗、英夫利西单抗等。

（5）关节腔注射药物：对于急性发作或者疼痛剧烈的患者，可考虑关节腔内注射糖皮质激素，常用的药物有曲安奈德注射液（5mL），还有复方倍他米松注射液（5mL），以上 2 种药物常和罗哌卡因注射液（10mL）按 1∶1 的比例混合后注射进关节腔。同时根据病情确定相应疗程，通常为数周至数月，建议 1 年内关节腔注射不超过 3 次。

（6）手术治疗：对于能耐受手术且具备相应手术适应证的患者，必要时可考虑关节置换术、关节镜等手术治疗。

## 三、讨论

随着 ICIs 治疗的不断普及，对于 irAEs 的报道也不断增多。但即便如此，与其他 irAEs 一样，ICIs 相关关节病的确诊也往往非常滞后。就 ICIs 相关关节病而言，延误诊断的主要原因包括：①患者自身反馈病情的及时性、可靠性及准确性；②ICIs 相关关节病的确诊对于非专科医生而言具有一定的难度；③相关诊断编码种类繁多，目前国际上暂无统一的诊断，如 *CTCAEV5.0* 中可以反映 ICI-ⅡA 的术语包括关节痛、关节炎、背痛、骨痛、臀部疼痛、关节积液、关节活动度下降、关节活动度减少、颈椎/腰椎和颈部疼痛等，却缺失僵硬、弹响等常见肌肉骨骼的主诉。根据多项国内外研究报道，我们建议对于 ICIs 相关关节病的确诊，需要综合患者的症状、体格检查、影像学检查、辅助检查进行考虑。实际临床工作中，即使是运动系统发病率最高的 irAE，ICIs 相关 IA 诊断的准确性也是具有一定的困难，部分国外的研究报道中，讨论了分级对于 ICIs 相关 IA 诊治的指导意义。就机制上而言，传统骨性关节炎被认为是一种非炎症性疾病，而随着研究的不断深入，炎症已被证实在骨性关节炎病的机制中起着重要作用。相关研究已证实了骨性关节炎病变组织周围 B 淋巴细胞和 T 淋巴细胞的异常活化及单核细胞的浸润，小鼠骨性关节炎模型中也证实了，阻断 PD-L1 可诱导更严重的关节炎并增加炎症细胞因子的产生。不同于其他 irAEs 所需的高剂量和长程全身免疫抑制的治疗，ICIs 相关骨性关节炎患者在泼尼松龙≤20mg 的剂量下即可取得较好的疗效，即 ICIs 相关骨性关节炎的发病机制仍很有可能与免疫炎症相关，其具体机制有待进一步的证实。此外，更多的研究表明，不同于单纯风湿性、RA 的患者，罹患 ICIs 相关 IA 的肿瘤患者需同时兼顾 ICIs 治疗的抗肿瘤效果，同时还需尽可能地缓解 IA 的症状，不仅如此，肿瘤患者对于治疗风湿药物的敏感程度还具有较大差异。因此，鉴于以上原因，且目前国际上暂无药物使用及具体剂量的统一规范，本节未列举详细的药物使用剂量及与分级的关系。ICIs 相关 IA 的详细诊疗须综合骨科及风湿科医生的意见，酌情使用皮质类固醇药物、免疫抑制剂、靶向药物等，必要时甚至须考虑外科治疗，实现个体化治疗的目的，将对该疾病的诊治具有重要意义。

（陈卓远　纳　晨　郭鸿彬）

## 第二节　肌痛与肌炎

### 一、ICIs 相关肌痛及肌炎的分类及流行病学特征

#### （一）分类

传统的肌炎（myositis）又被称为炎症性肌病（inflammatory myopathies），主要包括多发性肌炎（polymyositis, PM）、皮肌炎（dermatomyositis, DM）、坏死性肌病（necrotizing myopathy, NM）、重叠性肌炎（overlap myositis, OM）等类型。与传统肌炎在分类上有一定的不同，ICIs 相关肌炎则主要可分为 DM、NM、肉芽肿性肌炎（granulomatous myositis, GM）、OM 等。

#### （二）流行病学

随着对 ICIs 治疗的广泛应用，人们对相关 irAEs 的研究也不断深入，临床研究中对 ICIs 相关肌炎的识别率也在不断增高。有研究表明，截至目前，ICIs 相关肌痛发生率接近 14.0%；而 ICIs 相关肌炎则较低，甚至低于 1%。在一项随机、开放标签的 III 期临床研究报告中称，在接受纳武利尤单抗治疗的 272 例 NSCLC 患者中，肌痛发生率为 2%。而在另一项随机对照 III 期研究中，接受 CTLA-4 单抗和 PD-1 单抗治疗的患者肌炎发病率分别为 0.4% 和 0.7%。在一项针对 119 名接受 CTLA-4 抑制剂治疗患者的回顾性研究中，影像学检查提示约 1.7% 的患者罹患 ICIs 相关肌炎。整体而言，ICIs 相关肌炎大多发生在接受 ICIs 治疗后的 3 ~ 19 周内，男性发病率高于女性（男女比约为 7:3），研究表明 ICIs 相关肌炎患者年龄中位数为 71 岁；相较于传统肌炎，ICIs 相关肌炎很少累及肌肉外器官，如皮肤、肺等，不仅如此，这类患者血清学检测中自身抗体可为阴性。

### 二、临床特点及诊断

目前实际临床应用中暂无 ICIs 相关肌痛及肌炎临床特点及诊断的统一规范。根据 2022 版美国国家综合癌症网络（NCCN）指南，免疫相关肌痛指由肌肉或肌肉群引起的明显不适感，免疫相关肌痛指骨骼肌的炎症或无力。而目前国际上也暂无对 ICIs 相关肌痛临床特点更加精准的定义。

根据现有研究，ICIs 相关肌炎的主要临床特征为：①早期（ICIs 治疗开始后的 2 个月内）出现严重的肌肉症状；②伴随肌痛的四肢肌无力，表现为上肢双臂平举困难、下肢下蹲后起立困难；③检验结果提示：CK 明显升高，EMG 提示骨骼肌病变；④常缺乏肌炎特异性抗体（myositis-specific autoantibodies, MSAs）和抗乙酰胆碱受体抗体；⑤肌肉活检组织病理学检查提示肌纤维坏死和炎性细胞浸润；⑥停止 ICIs 治疗后症状缓解。

#### （一）辅助检查

ICIs 相关肌炎及肌痛的检查，主要有以下手段：

（1）实验室检查：生化全套、ESR、CRP、肌钙蛋白（Tn）等均可有增高表现，CK 的异常增

高往往可出现在病程早期，自身抗体如 MSAs 和肌炎相关性抗体（myositis associated autoantibodies, MAAs）等指标也可有异常增高的表现。

（2）影像学检查：EMG 可表现为异常的自发性神经活动伴或不伴有运动单位早期募集，肌骨超声以及 MRI 也可有肌肉或神经组织的异常表现。

（3）病理学检查：肌肉穿刺活检可见有弥散性肌纤维坏死，坏死可呈玻璃样，大量巨噬细胞聚集于肌内膜和肌膜。

### （二）治疗

与 ICIs 相关关节病的治疗一样，考虑到患者罹患肿瘤且仍需接受 ICIs 治疗，因此在处理 ICIs 相关肌炎的患者肌炎症状时往往也需要个性化治疗。早发现、早治疗十分重要。目前国际上的主要治疗如下：

（1）康复锻炼：必要时，可由康复科给予患者进行肌力和关节活动度的训练，防止肌肉萎缩和关节僵硬。

（2）药物治疗：常用的药物有 NSAIDs 如布洛芬，吲哚美辛等药物；皮质类固醇药物：如泼尼松等；其他药物如氨甲蝶呤、利妥昔单抗、英夫利西单抗等。

（3）其他治疗：必要时可考虑 IVIg，如有呼吸困难的患者，需及时进行抗感染、化痰等对症支持治疗，必要时呼吸机辅助等治疗。

### 三、讨论

事实上，ICIs 相关肌痛及肌炎既可能累及骨骼肌，也可累及心肌，因此其可能有包括肌无力在内的多种临床表现。在本章中，主要以累及骨骼肌的肌痛及肌炎进行相应介绍，本书其他章节也会对 ICIs 相关心肌炎，ICIs 相关肌无力等内容进行详细的阐述。与常规炎性肌病相比，ICIs 相关的肌炎最重要的特点之一就是其血清学检查大多为阴性，且 CK 的高低不能完全反映 ICIs 相关的肌炎的严重程度。据报道，对于 ICIs 相关的肌炎导致的严重肌无力的患者，可能仅出现 CK 轻度升高甚至无升高，而部分没有临床症状的患者可能表现出 CK 水平的升高。因此我们认为对于 ICIs 相关的肌炎的患者，尤其是临床症状较重的患者进行肌肉活检及 EMG 检测是非常有必要的。建议在临床实践中，不能单一参照 CK 水平评估，而应综合 ICIs 相关的肌炎患者的临床症状，肌无力严重程度、活动能力、骨骼肌受累部位、EMG、病理检查等辅助检查结果来综合评估肌炎的严重程度。对于 ICIs 相关的肌炎患者的治疗，糖皮质激素往往具有比较好的疗效，有研究证实 50% 的患者，相应 irAEs 均可取得良好的疗效。但对于心肌或膈肌受累的 ICIs 相关的肌炎患者而言，其预后往往较差。在实际临床诊疗中，ICIs 相关肌痛及肌炎的患者，若症状较轻，建议先使用 NSAIDs 进行止痛对症支持处理；若症状无明显改善甚至加重时，须暂停 ICIs 治疗，由风湿科、肿瘤科、神经内科会诊，如果 $CK \geq 3$ 倍正常值上限（ULN），可考虑按照 $0.5 \sim 1mg/(kg \cdot d)$ 泼尼松治疗；若出现重度肌无力，无论是否伴有肌痛，均需停用 ICIs 直至症状缓解，且由风湿科、肿瘤科、神经内科会诊综合评估是否继续 ICIs 疗法，并予以使用 $1mg/(kg \cdot d)$ 甲基泼尼松龙治疗，若出现累及呼吸、吞咽等基本生命活动时，可考虑使用 $1 \sim 2mg/kg$ 甲泼尼松静脉推注以及 IVIg 或 PE，根据病程周期确定是否予以利妥昔单抗、英夫利西单抗等药物治疗。治疗期间需根据病情完善检验，但鉴于目前全球范围内，ICIs 相关肌痛及肌炎相关研究仍较少，因此需要更广泛以及更深入的研究来提高我们对相关疾病的认识。

（杨慧勤　丁木亮　李鹏志）

# 第十三章

# 视觉系统不良事件

目前免疫检查点抑制剂（ICIs）引起的视觉系统不良事件报道较少，根据美国食品药品监督管理局（FDA）提供的数据，大约 2.8%～4.3% 使用 ICIs 的患者会出现免疫相关视觉系统不良事件，葡萄膜炎、巩膜炎、结膜炎、视网膜炎和格雷夫斯眼病均有报道。目前使用 ICIs 导致的免疫相关不良事件（irAEs）在临床上以皮肤、胃肠道、内分泌、肝脏和肺部不良事件为主，视觉系统 irAEs 的症状相比全身反应也较轻，视觉系统 irAEs 经常被患者和医生忽视。由于对视觉系统 irAEs 的研究及报道较为少见，导致临床医师关于这些 ICIs 对视觉系统的副作用知之甚少，对视觉系统 irAEs 的诊断和管理较为模糊。

## 第一节　葡萄膜炎

葡萄膜炎是最常见的视觉系统 irAEs 之一，多表现为双眼轻度至中度的前或中间葡萄膜炎，可能会影响患者视力并进一步影响生活质量，带来患者依从性变差等问题，应当引起临床医生的关注与重视。其管理不应该仅限于在眼部副作用严重和致残情况下才进行眼科检查，还应包括眼科医生对接受 ICIs 患者的事先审查和随访。本节概述了 ICIs 治疗可能发生的葡萄膜炎，并就如何鉴别、诊断和管理此疾病提出了建议。

### 一、发生率及危险因素

#### （一）发生率

ICIs 继发的眼部不良事件与免疫有关，可影响眼部和眼眶的任何部位。葡萄膜炎和干眼症被报道为最常见的与 ICIs 相关的眼部不良事件，葡萄膜炎发生率为 0.3%～6%，干眼症发生率为 1.2%～24.2%。在梅奥诊所报告的 996 例 ICIs 患者队列中有 2.8% 的患者发生了眼部 irAEs，其中干眼患者占 57.14%，而葡萄膜炎患者占 14.28%。一项关于伊匹木单抗的系统综述则认为葡萄膜炎是最常见的眼部 irAEs，其发生率为 4.3%。此外有研究者检索了肺癌中 ICIs 与眼部 irAEs 的相关个案报道，在所有 79 例报道中葡萄膜炎占眼部 irAEs 的 20.25%，仅次于眼肌麻痹（40.51%），且在使用 ICIs 后 10 周内即观察到葡萄膜炎。因此葡萄膜炎作为较常见的眼部 irAEs，需要引起临床医生足够的关注与重视。

葡萄膜包括虹膜、睫状体和脉络膜三个部分，其中任何部分的炎症都称为葡萄膜炎。葡萄膜是一种血管丰富、色素沉着的组织，容易发生自身免疫性疾病，细胞毒性 T 淋巴细胞相关抗原-4（CTLA-4）单抗与程序性死亡受体 1-1（PD-1）单抗上调 T 淋巴细胞的功能可导致 T 淋巴细胞相关的自身免疫性葡萄膜炎。葡萄膜炎包括前葡萄膜炎、中间葡萄膜炎、后葡萄膜炎和全葡萄膜炎，以及福格特 - 小柳 - 原田综合征（Vogt-Koyanagi-Harada syndrome, VKH），ICIs 使用后以上类型葡萄膜炎均可能发生，但以前葡萄膜炎为主。VKH 综合征是一种同时累及听觉、脑膜和皮肤的典型葡萄膜炎综合征，目前主要在使用伊匹木单抗的黑色素瘤患者中出现，ICIs 导致的黑色素相关抗原过敏被认为是该综合征的病因。

### （二）危险因素

1. 自身免疫性疾病病史　自身免疫性葡萄膜炎或其他自身免疫性疾病的患者在使用 ICIs 后可能有更高的发病和复发倾向，可能需要更密切的关注和监测。

2. 肿瘤类型　研究表明 ICIs 相关葡萄膜炎和视网膜疾病更容易发生在黑色素瘤中，这可能是由于肿瘤组织学的差异影响肿瘤微环境（TME）、适应性免疫反应和新抗原形成。

3. 病毒感染　感染疱疹病毒或 EB 病毒（EBV）后，基因易感个体对黑色素细胞相关抗原的自身免疫攻击可能增加 VKH 综合征发生率。

### 二、临床表现

葡萄膜炎是一组炎症性疾病，炎症导致葡萄膜的肿胀与破坏。葡萄膜由色素沉着、高度血管化和疏松的纤维组织组成，容易发生免疫紊乱。简单来说葡萄膜炎可分为三个解剖区域：前（涉及虹膜）、中间（涉及玻璃体膜）、后（涉及脉络膜）和全葡萄膜炎（广泛涉及各个解剖区域）（图 13-1）。

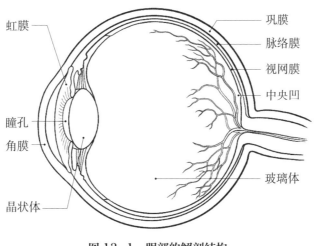

**图 13-1　眼部的解剖结构**

前葡萄膜炎的特征是前房细胞和耀斑、角化沉淀、后粘连、虹膜结节和白内障。中间葡萄膜炎的临床特征包括灰白色纤维血管斑块（雪堆）、悬浮在玻璃体内的细胞、玻璃体混浊和玻璃体内的炎症聚集。相比之下，后葡萄膜炎的特征包括视网膜或脉络膜内的病变，通常称为白斑。上述三种葡萄膜炎的所有临床特征均可在全葡萄膜炎中表现。葡萄膜炎患者可出现眼痛、发红、畏光、流泪、视力模糊、飞蚊症或头痛等症状。

其体征包括：①角膜缘结膜充血；②瞳孔缩小；③角膜沉淀物，角膜内皮内表面的一种炎症性细胞沉积物，若表现为大、白、油腻则称为羊脂角膜沉淀物，如果非常小则称为灰尘角膜沉淀物；④前房耀斑，症状严重的患者蛋白质和炎症细胞从发炎的血管渗入或渗漏到前房中，可能会形成纤维蛋白渗出物或前房积脓；⑤后房粘连，导致瞳孔形状不规则；⑥小梁网发炎导致眼压升高；⑦晶状体表面色素沉积；⑧玻璃体耀斑；⑨脉络膜视网膜炎，包括视盘水肿、视网膜水肿、棉绒斑和视网膜出血、黄斑水肿甚至渗出性视网膜脱离的迹象；⑩视网膜和/或脉络膜血管炎。

　　VKH综合征的特点是头痛、耳鸣、眩晕和耳聋，伴有双侧前葡萄膜炎或多灶性后葡萄膜炎和渗出性视网膜脱离以及眼外表现，例如脑脊液（CSF）中的细胞增多等。在某些案例中，患者也表现白癜风、脊髓灰质炎、脱发和听觉障碍。进入恢复期后患者表现为局部脱发、白斑和白癜风，伴有局灶性眼底脱色病变（日落辉光眼底）和角膜缘脱色病变。

### 三、辅助检查

　　超声检查是诊断葡萄膜炎的关键工具。葡萄膜炎患者常有介质混浊，这会限制对眼底的直接观察。超声检查可以提供有关玻璃体、视网膜和视神经的重要信息。荧光素眼底血管造影（fundus fluorescein angiography, FFA）和吲哚菁绿血管造影（indocyanine green angiography, ICGA）是诊断葡萄膜炎的必要方法。这些技术可以提供视网膜和脉络膜血管变化的详细图像，而光学相干断层成像（optical coherence tomography, OCT）检测葡萄膜炎引起的黄斑水肿和视网膜下积液敏感度较高。

### 四、诊断与鉴别诊断

　　葡萄膜炎的诊断是基于ICIs治疗病史和临床发现，并结合超声检查、MRI、ICGA、FFA和OCT等基本检查的结果。

　　临床表现为红肿、疼痛、视力模糊、畏光和角膜缘结膜充血、角膜沉淀物、前房细胞和耀斑、后房粘连症状提示前葡萄膜炎；玻璃体中的细胞和飞蚊症、乳头状水肿、视网膜水肿、视网膜血管炎和黄斑水肿提示后葡萄膜炎；中间葡萄膜炎通常起病隐匿，以飞蚊症或轻度畏光为症状，前房反应轻微，锯齿缘区域有白色或黄灰色渗出物。

　　许多疾病表现出类似葡萄膜炎的眼内炎症反应，应予以鉴别。相关的疾病包括严重结膜炎（如流行性角膜结膜炎），严重的角膜炎（如疱疹性角膜炎、溃疡性角膜炎），以及严重的巩膜炎。此外，眼内恶性肿瘤和视网膜色素变性也可能与葡萄膜炎相混淆。

### 五、治疗

　　治疗ICIs引起的葡萄膜炎重点是控制炎症和降低复发频率。其治疗措施包括：①散瞳，可防止虹膜粘连，也可以缓解虹膜括约肌痉挛和与虹膜睫状体炎引起的畏光。②局部或全身性皮质类固醇治疗是葡萄膜炎的主要治疗方法，大多数患者对此反应良好。局部制剂通常对于前葡萄膜炎和轻度中间葡萄膜炎患者有效，对于由irAEs引起的后葡萄膜炎患者，需要全身使用皮质类固醇，通常从泼尼松 1mg/（kg·d）开始并根据临床反应逐渐减量。除了局部或全身性皮质类固醇外，曲安奈德眼周间隙注射也是一种有效的治疗选择。③对皮质类固醇治疗反应不佳或有禁忌证的患者，可以考虑皮质类固醇和免疫抑制剂联用。④可以使用非甾体抗炎药（NSAIDs）。⑤其他治疗选择，眼底激光或玻璃体切割术。

需注意的是葡萄膜炎可能不是暂停 ICIs 治疗的标志，因为大多数眼部 irAEs 可以对常规治疗产生较好而快速的反应，临床预后普遍良好。有研究发现所有使用 ICIs 治疗肺癌的葡萄膜炎患者都可以缓解或获得完全的临床康复，其平均缓解时间为 62.82 ± 38.48 天。使用 ICIs 过程中患者出现刺激性眼部症状或视力模糊应及时进行眼科检查，与视觉变化无关的轻度至中度症状的均可使用局部皮质类固醇滴眼液进行治疗。如果症状没有改善，应该停止对患者使用 ICIs。任何实质性或即将发生的视力丧失都需要立即开始使用皮质类固醇，口服泼尼松 1 ~ 2mg/（kg·d）或静脉注射等效剂量。

## 六、预后

在大多数报告的病例中，葡萄膜炎作为一种 irAE 在接受免疫治疗后 12 周内出现，并在适当治疗后 6 ~ 8 周内缓解。对于那些接受及时诊断和治疗的人来说，预后通常很好，但如果不及时治疗，可能会导致并发症，包括白内障、青光眼、带状角膜病变、黄斑水肿和永久性视力丧失。因此对于难治性病例，应由肿瘤科医生、眼科医生和患者共同评估是否停止免疫治疗。

## 七、讨论

综上所述，ICIs 相关眼部 irAEs 的发生频率常常因为重视不够而被低估，在真实世界中，ICIs 相关眼部不良事件的发生率可能更高。现有 ICIs 治疗统计数据中的眼部不良事件很少见，但 ICIs 相关的炎症性眼部疾病可能导致治疗延误或治疗中断。即使是一些轻微程度的葡萄膜炎也可能导致不可逆的长期眼部影响，例如眼压升高、粘连或黄斑水肿导致持续视力丧失。这些副作用必须及早发现并由眼科医生治疗，通常使用局部或全身皮质类固醇，以尽可能维持患者的视力。皮质类固醇治疗往往会改善或解决患者的症状，但鉴于实际工作中眼科会诊、检查和 irAEs 报告的差异，需要增强针对眼部 irAEs 的标准化临床评估和关于眼部不良事件的标准化临床指南来指导未来的 ICIs 临床试验或临床使用。引入个体化监测策略，能够根据每个患者的风险状况进行 irAEs 管理，这将是一项重要的临床发展。

（杨润祥 张本斯 郭 睿）

## 第二节 巩膜炎

巩膜炎（scleritis）是一种严重的眼部炎性疾病，其特征是巩膜水肿和炎性细胞浸润。炎症可能累及角膜、相邻的巩膜和葡萄膜，如果不治疗可能会逐渐造成以上组织的破坏，甚至可能对视力造成严重威胁。巩膜炎可由局部或全身感染或免疫介导，近年来随着 ICIs 在癌症治疗中的广泛使用，其介导的 irAEs 中也出现了巩膜炎相关的案例报道。但是由于眼部 irAEs 占总体 irAEs 比例不到 1%，临床医师对使用 ICIs 与巩膜炎发病的联系缺乏一定的认识，或可导致免疫相关巩膜炎进一步发展并影响患者生存质量。本节主要概述了在 ICIs 治疗期间可能发生的眼毒性巩膜炎，并就如何诊断和管理此疾病提出了建议。

## 一、发生率

巩膜炎是一种病程长，易迁延反复，可累及周围组织、具有潜在致盲风险的眼病，有时可能导致眼球穿孔。在所有 irAEs 事件中巩膜炎的发生率低于 1%，根据炎症累及部位分为巩膜外层炎和巩膜炎。巩膜外层炎发生在巩膜表层组织且病变部位多见于角膜缘和眼直肌附着点，往往是良性和自限性的，而巩膜炎则发生在巩膜基质层且病情预后更为严重，对眼结构和功能有一定破坏性，通常与系统性自身免疫性疾病有关。在接受 CTLA-4 单抗伊匹木单抗患者的眼部不良事件报道中涉及结膜炎、巩膜炎、葡萄膜炎和格雷夫斯眼病，其中也只有不到 1% 发生巩膜炎。大多数巩膜炎发生在开始 CTLA-4 单抗治疗后的 2 个月，而使用 PD-1/PD-L1 单抗治疗后出现巩膜炎的案例报道很少见。一项评估 PD-L1 单抗度伐利尤单抗和放射治疗在局部膀胱癌中的毒性和疗效的 II 期临床试验中报告了一例严重巩膜炎；一项研究卡瑞利珠单抗治疗肝细胞癌（HCC）诱导的巩膜炎与 T 淋巴细胞活化之间的关系中提到巩膜炎是 PD-1 单抗卡瑞利珠单抗治疗癌症患者后的眼部不良事件之一，其病理特征包括细胞浸润引起的巩膜基质层炎症、胶原破坏和血管重建。

## 二、分型和临床表现

巩膜炎主要表现是疼痛、眼睛红肿和刺激，眼痛大部分是钝痛，可伴随放射性疼痛。根据疾病的严重程度，疼痛从非常轻微到无法触摸，轻度患者疼痛不明显，仅在按压时有疼痛感，疼痛可局限于眼球的某个部位，重度患者则会出现全眼球甚至眼眶周围的剧烈疼痛，可伴头痛、恐惧感。

根据病变累及范围及症状严重程度可分为巩膜外层炎和巩膜炎（又称深层巩膜炎）。巩膜外层炎是一种局限于浅表巩膜组织的特发性炎症，症状轻微而不威胁视力，通常不累及其他眼部结构，眼球充血呈暗红色；巩膜炎是一种典型以巩膜为中心的严重疼痛性炎症，可累及角膜、邻近的巩膜外层和表层葡萄膜，比巩膜外层炎更严重，更容易导致视力丧失，特征是剧烈疼痛，可累及眼睛和眼眶，并放射到耳朵、头皮、面部和下颌，巩膜炎病变部位较深，眼球充血呈紫色，血管走行紊乱，巩膜组织水肿。巩膜外层炎血管、结节可推动，滴肾上腺素后血管迅速变白，而更深层的巩膜炎滴肾上腺素后不褪色。

根据炎症的主要部位巩膜炎在解剖学上分为前部巩膜炎和后部巩膜炎，临床上可表现为弥漫性、结节性或坏死性。前巩膜炎为眼球前部的巩膜炎症，多见片状或区域性浅层巩膜充血，血管扩张；当累及后巩膜时，可出现眼球轻度突出、复视、眼球运动受限以及视盘、黄斑水肿、脉络膜视网膜皱褶条纹、局限性隆起等眼底病变。巩膜炎中出现巩膜表面的充血性结节样隆起则称为结节性巩膜炎；弥漫性巩膜炎则多出现巩膜弥漫性充血、水肿及增厚；坏死性巩膜炎是最严重的类型，坏死巩膜可穿孔致眼球萎缩，但目前尚未在 irAEs 研究中报告。

## 三、辅助检查及诊断

诊断基于临床证据，包括局部或弥漫性眼睛发红、疼痛和触痛。超声检查、计算机断层扫描和 MRI 可能有助于建立诊断。①超声检查，如果累及后部巩膜可发现后巩膜增厚，视神经轴位扫描因增厚水肿的巩膜与视神经回声相连而呈现 "T" 征；②眼部 MRI 检查亦可发现巩膜增厚；③眼前节 OCT 可以对部分角巩膜缘附近的结膜、眼球筋膜、巩膜外层和巩膜进行非常详细的扫描，分析巩膜炎症浸润的深度并量化巩膜受累和变薄的程度；④FFA 可帮助后巩膜炎的诊断。

首先巩膜炎会导致眼睛疼痛剧烈，可能被误诊为其他疾病，如鼻窦炎、偏头痛、三叉神经痛或颅内疾病。其次区分巩膜外层炎和巩膜炎很重要，通过仔细的病史和眼部检查，通常可以将巩膜外层炎与巩膜炎区分开来。特别需要注意的是，有不到 10% 的病例由于感染发生巩膜炎，因此使用激素治疗前，务必进行鉴别并排除感染因素，尤其针对有手术史或外伤史的患者。铜绿假单胞菌是感染性巩膜炎的最常见原因，带状疱疹是巩膜炎最常见的病毒性病因，系统性感染（如弓形虫病、梅毒、结核病）也被报道会导致巩膜炎，罕见有真菌性巩膜炎。

### 四、治疗措施

巩膜外层炎一般无需特殊治疗或局部使用激素即可，但局部使用或口服非甾体抗炎药（NSAID）有助于缓解疼痛。巩膜炎一些严重和持续的病例和后巩膜炎患者可能需要口服或静脉注射糖皮质激素。对于用皮质类固醇反应不佳的难治性患者，推荐全身免疫抑制治疗（IST）（如氨甲蝶呤、环孢素或环磷酰胺）。

对于轻微巩膜炎使用局部类固醇后症状可以迅速逆转，几乎所有病例的视力都可以完全恢复。对于 3 级或 4 级巩膜炎应考虑永久停用 ICIs（分级及管理策略见表 13-1）。

**表 13-1　巩膜外层炎分级及其管理**

| 分级 | 描述 | 管理 |
| --- | --- | --- |
| G1 | 轻度症状 | 继续 ICIs<br>一周内看眼科，人工泪液 |
| G2 | 视力 20/40 或更好 | 暂停 ICIs 治疗，眼科会诊<br>眼中局部使用 NSAID 或泼尼松，或全身使用泼尼松或甲泼尼龙 1mg/（kg·d） |
| G3 | 视力比 20/40 更差 | 同上 G2 管理 |
| G4 | 视力 20/200 | 同上 G2、G3 管理 |

注：对于严重且对标准治疗无效的病例，可考虑使用英夫利西单抗或其他 TNF-α 阻滞剂（如阿达木单抗、依那西普和赛妥珠单抗等）。

### 五、预后

患者对糖皮质激素反应良好，多预后较好，但是对于坏死性巩膜炎等严重的巩膜炎，一旦延误治疗有可能导致永久性视力丧失。

### 六、讨论

ICIs 介导的巩膜炎是一种严重的、可能威胁视力的巩膜炎症，常常给肿瘤科医生带来重大的诊断和治疗挑战。在缺乏快速有效治疗的情况下，炎症会扩散到邻近的结构并可逐渐造成破坏性导致视力丧失。处理 ICIs 介导的巩膜炎通常需要多学科诊疗，应在症状出现的早期识别并用药。目前皮质类固醇依然是治疗巩膜炎的首要方法，新型生物制剂也越来越多地用于治疗对传统治疗无反应的巩膜炎，然而使用临床试验来评估这些生物制剂的疗效也是非常必要的。总之，虽然 ICIs 介导的巩膜炎的发生率较低，但迅速识别巩膜炎并进行及时处理对提升患者治疗依从性大有裨益，且 ICIs 使用前、中、后对眼部症状的筛查也至关重要。

（沈　波　刘思呈　李丽华）

### 第三节　视网膜炎

众所周知，眼球是一个免疫豁免器官，它的这一特性在保持其正常结构与功能、维持视力方面至关重要。然而，在接受免疫治疗的恶性肿瘤患者中，ICIs 的应用使眼部的免疫豁免被打破，导致一系列眼部 irAEs 的发生。报道最多的有葡萄膜炎、结膜炎、巩膜外层炎、角膜移植排斥反应、眼肌麻痹、眼睑炎、视网膜炎等。视网膜病变中以自身免疫性视网膜病变（autoimmune retinopathy, AIR）较为常见，AIR 是一类较为罕见的炎症介导的免疫性视网膜病变，以视力下降、视物暗点、视野缺损、光感受器功能障碍和外周血存在循环性抗视网膜抗体（anti-retinal antibody, ARA）为主要特点。由于缺乏公认的诊断标准，并与其他视网膜变性疾病有许多共同的临床特征，加之患者个体差异性较大，使 AIR 患者在临床上容易被误诊和漏诊。但如果处理不及时，可能严重损害视力，进而影响患者的生活质量以及对治疗的依从性。

#### 一、发生率及危险因素

##### （一）发生率

ICIs 治疗后常见眼部不良事件主要是葡萄膜炎，发生率约为 1.0%（0.3%~4.3%），巩膜炎的发生率<1%，视网膜炎更为罕见。ICIs 治疗相关 AIR 多数在免疫治疗开始后短期内出现（1 周~2 年，中位数 7.5 周）。有病例报道 1 例 HCC 患者使用纳武利尤单抗后出现急性视野缩小、视力下降的眼部不良事件，结合血清学抗体检查及视网膜光学相干层析成像、视网膜电生理检查明确诊断为抗恢复蛋白（anti-restorer protein, ARP）抗体相关 AIR。其他 irAEs 视网膜疾病包括视神经病变、视神经视网膜炎和视网膜血管炎等。其中视神经病变和视神经视网膜炎主要与伊匹木单抗治疗有关；视网膜血管炎主要与帕博利珠单抗治疗有关，多发生在治疗黑色素瘤过程中出现玻璃体转移时。此外，有孤立性报告描述了与 ICIs 相关的伴或不伴脉络膜病变的严重视网膜脱离、伴睫状体脉络膜积液的渗出性视网膜脱离、伴不典型脉络膜视网膜损害的黑色素瘤相关视网膜病变，以及导致视物模糊和畏光的免疫性视网膜病变。

##### （二）危险因素

通过寻找危险因素筛选出可能由 ICIs 治疗引起视网膜相关病变高危人群，可以预防或降低视网膜炎的发生，保证治疗顺利进行。目前相关指南中并未明确指出潜在的预测因子及有效预防手段。根据现有研究报道总结出以下潜在相关危险因素。

1. 血清抗视网膜抗体　ICIs 治疗诱发的 AIR 是一组与体内循环抗体有关的可致盲性视网膜变性疾病。ARA 是造成 AIR 的主要原因，近几十年来，各国学者针对 ARA 开展了大量研究，目前共发现 17 种与 AIR 有关的 ARA，主要包括抗恢复蛋白抗体、抗 α-烯醇化酶（anti-alpha enolase, ENO1）抗体、抗热休克 70 蛋白（anti-heatshockprotein 70, HSP70）抗体和抗碳酸酐酶Ⅱ（anti-carbonic anhydrase, CAⅡ）抗体等，患者血清中 ARA 种类数量越多，出现视觉损伤的可能性越大。也有学者提出，恶性肿瘤、病毒或细菌感染有可能是触发 ARA 与视网膜蛋白发生交叉免疫反应的原因，ARA 只是继发于组织损伤的自身免疫产物，其对视网膜组织无直接损伤作用，但对视网膜病变的形成具有促进作用。

2. 自身免疫系统疾病　虽然 ICIs 治疗后相关视网膜病变发生的具体机制不明，但很可能与免疫系统的过度激活有关。肿瘤患者接受 ICIs 治疗后，其激活的免疫系统不仅提高了针对肿瘤抗原的免疫应答，同时也启动了针对正常器官和组织的免疫攻击。研究发现自身免疫性疾病，如系统性红斑狼疮（SLE）、多发性硬化等，患者的血清中更易检测到较多的 ARA，因此在对此类患者进行 ICIs 治疗时，可根据其是否具有基础的自身免疫系统疾病进行危险因素评估。

## 二、临床表现

AIR 临床表现多样，不同亚型间略有差异，多数患者出现急性或亚急性无痛性进行性视力下降、闪光感、暗点、视野缺损、夜盲、色觉异常和畏光等视功能异常表现。

大多数患者双眼同时或先后受累，双眼损伤程度可能不对称。早期眼底大致正常，部分患者可能在病程进展过程中出现视网膜色素上皮（retinal pigment epithelium, RPE）萎缩、视网膜小动脉变细、视盘颜色变苍白等改变，视野损害多表现为周边视野缺损或环形暗点。

另外，也有患者在 ICIs 治疗后出现急性渗出性多形性卵黄状黄斑病变。该病变是机体对 RPE 细胞抗原的交叉免疫反应，也可以是副肿瘤综合征的一种表现，具有自限性，视力预后较好，通常不需要局部或系统激素治疗，浆液性视网膜脱离可自行消退，但晚期卵黄样病变可持续存在。

ICIs 治疗引起的视力下降或失明除见于视网膜炎外，也可见于视神经炎、颞动脉炎及其他视网膜病变如视网膜血管炎、视网膜脱离等。诊断时需仔细鉴别。

## 三、检验及检查

### （一）检验

ARA 是造成 ICIs 治疗诱发视网膜病变的主要原因，其滴度决定了各类型患者的临床表现，同时对评估患者疾病进程以及预后也有一定作用，因此是重要的实验室检测指标。多种实验室检测技术可用于 ARA 的检测，包括免疫组织化学、蛋白质免疫印迹法及酶联免疫吸附测定等，但临床应用仍然有限，缺乏标准。在 ICIs 治疗后出现视网膜相关病变的患者中，迄今已鉴定出大约 15 种不同的视网膜抗原，但是并非所有的患者均能检测出 ARA，一些正常人或合并免疫系统疾病但无视网膜病变的患者血液中也能够检测到 ARA。因此 ARA 检测的敏感性以及其针对 ICIs 治疗相关视网膜病变是否具有特异性仍有待进一步确定。

### （二）检查

动态视野检查能更好地检测周边视野或中心视野的缺损或暗点、生理盲点扩大，但也有部分患者通过静态视野检查可以早期发现视野缺损；检眼镜检查眼底的表现通常不明显，有一部分患者可表现出视网膜血管变细、蜡样视盘或较晚期出现 RPE 的异常；视网膜电图（electroretinogram, ERG）多有异常，有助于区分受影响的不同细胞类型及不同视网膜层次，但现有的病例报告和小规模研究中患眼的 ERG 表现存在相当大的差异性，因此不具有特征性；OCT 可以观察到多数患者光感受器层细胞丢失、椭圆体带中断和/或黄斑中心视网膜厚度变薄，有时可显示黄斑囊样水肿（cystoid macular edema, CME）；患者眼底自发荧光（fundus autofluorescence, FAF）异常，主要表现为黄斑区边界不清的高自发荧光环，与光谱域光学相干层析术（spectral domain optical coherence tomography, SD-OCT）上视网膜外层结构的丢失部位相对应；而 FFA 则很少表现出异常。

## 四、治疗

ICIs 治疗诱发的视网膜病变尚无统一的诊断标准，这对其治疗也造成巨大的挑战，只有少量的病例回顾性研究和病例报告作为依据。由于该不良事件多与其自身免疫特性相关，许多医生将治疗目标设定为调节免疫系统、减少不可逆损害。

常用的方法有全身或局部使用糖皮质激素、静脉注射免疫球蛋白（IVIg）、血浆分离术、血浆置换（PE）、口服抗代谢药物如吗替麦考酚酯、硫唑嘌呤、环孢霉素等。有研究报道患者接受上述各种联合治疗后，视力、视野、黄斑水肿得到不同程度的改善，体内的 ARA 水平也可有所下降，而一旦出现广泛的视网膜变性，将无法逆转。其中 IVIg 和 PE 较少单独应用，多与糖皮质激素联合使用。有研究报道了首例接受糖皮质激素治疗眼部症状好转的病例后，糖皮质激素开始作为一线治疗手段应用于临床。有研究发现 70% 视网膜病变的患者经免疫调节治疗后症状得到了改善。有研究报道，8 例 ICIs 治疗后的患者经至少 4 周口服泼尼松 1mg/（kg·d）治疗后，症状均未见改善；其中 3 例患者联合应用了 IVIg（400mg/kg，连续 5 天），仅有 1 例患者复查 ERG 及视野检查结果较治疗前有所改善。有报道 3 例接受 IVIg 治疗的患者中 2 例患者治疗后视野缺损较前好转，另外 1 例患者虽然症状未见改善但 ARA 滴度明显降低。

现今，各种治疗方法的有效性仍难以确定，其原因多由于治疗的样本量太小，且患者个体差异性较大。另外，在经过长时间的检查并排除其他可能的病因时，患者视觉功能常已受损。

## 五、讨论

ICIs 治疗相关视网膜不良事件较为罕见，临床上所能提供的研究数据较缺乏，需经系统的检查以排除其他可能的病因，因此常延误诊断。各项检查结果的差异性较大，在有限的临床数据中很难制定出诊断标准。因此，进一步提高临床医生对该类不良事件的识别及诊断尤为重要，需结合患者临床表现、实验室 ARA 检测结果和眼科检查尤其是 ERG，对患者可能出现的 AIR 进行预判，及时请眼科医生会诊，采取干预手段，降低 AIR 的发生率，提高患者的生活质量。

（杨　芳　罗金艳　杨培丽）

# 第十四章

# 其他跨系统不良事件

## 第一节　干燥综合征

免疫检查点抑制剂（ICIs）相关干燥综合征（SS）较为罕见，通常发生在 ICIs 治疗的前 3 个月内，多发生于老年和男性人群，主要表现为口干，眼干。由于 ICIs 相关 SS 报道例数较少，目前其发病机制尚未明确，免疫相关不良事件 irAEs 的管理指南中暂无明确详细的诊疗方案，根据欧洲抗风湿病联盟年会（EULAR）2020 年发布的关于 ICIs 使用后发生 SS 症状的处理建议，应进行仔细的病史和系统评估，包括口腔和眼部干燥诊断测试、血清自身抗体、病毒筛查和微小唾液腺活检，以鉴别其他形式的唾液腺炎。总而言之，针对 ICIs 相关 SS，需要制定包括 SS 在内的罕见的 irAEs 报告指南以及多学科合作确保对这一复杂的患者群体进行适当管理。

### 一、发生率及危险因素

#### （一）发生率

ICIs 相关 SS 很少见，有研究在 2017 年首次描述了 13 例风湿病患者中的 4 例 ICIs 相关 SS 病例。随后，报道的病例数约 70 例。多数病例发生在黑色素瘤、非小细胞肺癌（NSCLC）和肾癌患者的治疗过程中。由于原发性干燥综合征（primary Sjögren syndrome, PSS）在人群中很常见，65 岁以上人群的患病率高达 30%，临床研究中出现干燥症状可能不是研究药物所导致，且口干症状可发生在各种情况下，如脱水、高血糖或抗胆碱能药物的副作用，ICIs 相关 SS 有时很容易被忽视，从而导致漏报，因此其患病率可能被低估。

与 PSS 不同，ICIs 相关 SS 发病突然，通常在治疗的前 3 个月内发生，在老年和男性人群中占主导地位，眼干和口干的症状均在临床研究中有过报道，发生率在 0.3%~24%。在报道的病例中，随访时间相对较短，在较大的队列中出现干燥症状的中位发生时间为 39 天。使用细胞毒性 T 淋巴细胞相关抗原 4（CTLA-4）单抗诱发 SS 的风险高于程序性死亡受体 1/程序性死亡受体配体 1（PD-1/PD-L1）单抗，且 ICIs 联合使用发生率高于单一疗法。有报道显示，联合应用 CTLA-4 单抗和 PD-1 单抗的 SS 发生率为 9.4%，单独使用 CTLA-4 单抗的 SS 发生率为 1.4%。一项研究表明在接受 PD-1/PD-L1 单抗治疗的 908 名患者中，SS 的发生率估计为 0.3%，而在联合应用 ICIs 的患者中，SS 的患病率上升到 2.5%。且据报道，ICIs 相关 SS 可能与用药剂量呈依赖关系，高剂量组出现口干和眼干症状的概率较低剂量组更高。

### （二）发病机制

ICIs 相关 SS 的发病机制尚未阐明，但已有的研究结果表明，ICIs 治疗可能会破坏局部的免疫耐受，PD-1/PD-L1 通路的损伤触发了 T 淋巴细胞的激活，激活的 T 淋巴细胞浸润并破坏唾液腺上皮细胞，导致唾液腺泡细胞缺乏，继而出现唾液分泌功能障碍。它与其他形式的免疫介导性唾液腺炎（如 PSS、移植物抗宿主病和 IgG4 相关性唾液腺炎）的组织病理学不同。

### （三）危险因素

1. 联合治疗　ICIs 联合治疗（尤其是和 PD-1 单抗联合）会增加其发病风险（发病率如上所述）。

2. 年龄　ICIs 相关 SS 多发生在老年患者中。在既往文献报道的 70 例 ICIs 相关 SS 患者中，平均年龄 62.1 岁，中位年龄 62.5 岁。

3. 性别　ICIs 相关 SS 在男性患者中更常见，在既往文献报道的 70 例 ICIs 相关 SS 患者中，男性患者共 44 名，占总人数的 62.86%。

4. 自身免疫性疾病病史　既往有自身免疫性疾病病史也可能是患 ICIs 相关 SS 的危险因素之一。对于接受 ICIs 治疗的潜在自身免疫性疾病患者来说，一个令人担忧的问题是：ICIs 治疗是否会诱导既往自身免疫性疾病的重新激活或恶化，或导致新的 irAEs 的发生。16 名在梅奥诊所接受 ICIs 治疗的既往有风湿病病史的患者中，有 2 名既往患有 PSS，然而经过 ICIs 治疗后，这 2 名都没有复发 SS，其中 1 名患者出现间质性肺炎。在另一项对既往自身免疫性疾病患者接受 PD-1 单抗治疗其晚期黑色素瘤的研究中，2 名患者出现了 SS 症状，但因症状较轻，在对症治疗的同时并未停止 PD-1 单抗治疗。由于报道的患者数量有限，既往患有 PSS 的患者复发概率尚不明确，值得进一步研究。但这些案例研究提示了在 ICIs 治疗开始之前，应对无症状患者进行自身免疫基线筛查，包括仔细的病史评估和基线自身免疫实验室评估，以单独评估自身免疫风险。既往有自身免疫性疾病病史的患者在 ICIs 治疗下存在恶化或复发的风险，因此应密切监测。

## 二、临床表现及分级

### （一）临床表现

ICIs 相关 SS 的主要临床表现为口干和眼干。口干是几乎 80% ICIs 相关 SS 患者最主要的临床表现，眼干则发生于 50% 的患者。ICIs 相关 SS 多发生在 ICIs 治疗的前 3 个月内，通常为突然发病，主要表现为：①口腔干燥，唾液分泌减少，唾液黏稠，舌乳头萎缩，味觉改变，口腔黏膜灼热感，出现红斑、溃疡，反复感染念珠菌病；②眼干燥，泪液分泌减少、结膜充血、疼痛、光敏、瘙痒及异物感等，眼长期干燥可致角膜增厚和角膜溃疡穿孔；③呼吸道干燥，喉咙干燥，严重者可出现说话困难、持续性声音嘶哑及呼吸困难；④牙与牙周组织，长期的口干可导致龋齿、牙周炎、牙齿脱落、义齿不稳；⑤唾液腺，双侧腮腺慢性增大，并可继发细菌性唾液腺炎，也可累及颌下腺及舌下腺。

### （二）临床分级

根据 *CTCAE V5.0* 对口干及眼干的严重程度进行分级。评分包括：

1. 口干　①G1 级：有症状（口腔干燥、唾液稠密），没有明显的饮食改变；未受刺激的唾液流量 >0.2mL/min；②G2 级：中度症状；饮食习惯改变（例如大量饮水、使用其他口腔润滑剂或食用柔软湿润的食物）；未受刺激的唾液流量为 0.1~0.2mL/min；③G3 级：无法摄入足量食物；可能需要鼻饲管进食或完全肠外营养；未受刺激的唾液流量＜0.1mL/min）。

2. 眼干　①G1 级，无症状或症状较轻，仅需定期随访或使用滴眼液后症状可缓解；②G2 级，有明显症状；视力中度下降（最佳矫正视力 20/40 及以上或较原视力下降少于 3 行）；③G3 级，有明显症状，视力明显下降（最佳矫正视力低于 20/40 或较原视力下降 3 行以上，最高可达 20/200），日常生活活动（activities of daily living, ADL）受限。

由于 ICIs 相关 SS 的症状通常不会严重至危及患者生命，故《常见不良事件评价标准》（CTCAE）5.0 版（CTCAE V5.0）评分中并无口干及眼干的 4 级和 5 级的严重程度分级。

### 三、诊断

由于 ICIs 相关 SS 报道例数较少，目前 irAEs 的管理指南中暂无明确详细的诊疗方案，根据 EULAR 2020 年发布的关于使用 ICIs 后出现 SS 症状处理的建议，应进行仔细的病史和系统评估，包括口腔和眼部干燥诊断测试、血清自身抗体、病毒筛查和微小唾液腺活检，以鉴别其他形式的唾液腺炎，2016 年美国风湿病学会（ACR）/EULAR 开发并制定了一套针对 PSS 的国际分类标准（表 14-1），建议参考该分类标准进行 ICIs 相关 SS 的诊断。该分类标准基于五项检测，若受测者 5 项检测分数相加总分≥4，则被判定为患有 PSS。

表 14-1　美国风湿病学会 / 欧洲抗风湿病联盟年会对原发性干燥综合征的分类标准

| 项目 | 分数 |
| --- | --- |
| 唇腺局灶性淋巴细胞性唾液腺炎和≥1 个病灶 /≥4mm 的病灶评分 | 3 |
| 抗 Ro/SSA 抗体阳性 | 3 |
| 至少单侧眼部染色评分≥5（或 van Bijsterveld 评分≥4） | 1 |
| Schirmer 试验至少单侧眼≤5mm/5min | 1 |
| 非刺激性全唾液流率≤0.1mL/min | 1 |

注：原发性干燥综合征的分类适用于任何符合纳入标准的患者，不包括列为排除标准的条件，以上 5 个标准项目的权重相加时，其得分≥4。

### 四、检验及检查

1. 自身抗体　ICIs 相关 SS 中特异性 SS 自身抗体的患病率较低。约半数病例抗核抗体（ANA）阳性，大多数患者不存在抗 SSA 抗体、抗 SSB 抗体，抗 Ro/SSA、RF 和抗 LA/SSB 抗体的阳性率分别约为 20%、9% 和 8%。

2. 唇腺黏膜病理　从轻微的非特异性到重度的唾液腺炎都有明显的结构损害，包括形态上与 PSS 相似的轻到中度局灶性淋巴细胞性唾液腺炎。PSS 以 CD20$^+$B 淋巴细胞和 CD4$^+$T 淋巴细胞浸润生发中心型结构为主，而 ICIs 相关 SS 则以 PD-1$^+$、CD8$^+$、CD4$^+$ 细胞为主，很少有 B 淋巴细胞和 PD-L1$^+$ 细胞浸润。

3. 干燥性角膜炎检查　该检查包括 Schirmer 试验、泪膜破裂时间、角膜染色。

4. 口干燥症检查　该检查包括唾液流率、腮腺造影、唇腺黏膜病理。

5．MRI 检查　ICIs 相关 SS 超声检查显示低回声灶与 PSS 中所见的特征相似，而在 MRI 中 ICIs 相关 SS 与 PSS 有不同表现，PSS 的特点是高信号和低信号的不均匀分布（在 T1WI 和 T2WI-FS 上称为"盐和胡椒征"），在 MRI 唾液相图上称为"苹果树样"的多个高信号斑点并伴有增大的导管。相比之下，ICIs 相关 SS 唾液腺的 T1WI 和 T2WI-FS 没有 PSS 特有的"盐和胡椒征"，可作为鉴别 ICIs 相关 SS 和 PSS 所致口干的重要依据。

## 五、治疗

由于发生率较低，目前针对 ICIs 相关 SS，指南中尚无明确治疗方案，现有报道多根据 EULAR 发布的关于 ICIs 相关 SS 症状处理的建议采取对症治疗及参考其他风湿性 irAEs 指南进行皮质类固醇治疗，病情可获得改善。

### （一）口干燥症

ICIs 相关 SS 的分级评估，根据其严重程度按 *CTCAE V5.0* 进行分级处理。

1．G1 级　可以通过基本口腔护理（例如，小口喝水保持口腔湿润、人工唾液、含漱液）来控制症状，并继续 ICIs 治疗。

2．G2 级　可在加强 G1 级管理的基础上，服用促唾液分泌药物，维持 ICIs 治疗，并在 2 周内重新评估。

3．G3 级　在 G2 级管理的基础上，经过口腔科会诊后考虑使用口服皮质类固醇 [ 0.5 ~ 1mg/（kg·d）] 治疗，持续 4 周，逐渐减量，维持 ICIs 治疗，并在 2 ~ 4 周内重新评估。当 G3 级口干燥症症状持续时，应中断 ICIs 并在 2 ~ 4 周内重新评估，症状改善后，ICIs 治疗可以恢复，在间隔 3 个月后，症状依然持续严重的难治患者或伴有其他 irAEs，可考虑停止 ICI。

与其他风湿病 irAEs 相比，ICIs 相关 SS 更容易发展成为慢性病。经治疗患者症状通常不会完全缓解，需要对唾液腺功能进行长期护理，建议患者每隔 3 ~ 4 个月至口腔科就诊，以预防及治疗因长期口干导致的牙周病。

### （二）眼干燥症

任何接受 ICIs 治疗的患者若出现眼睛干燥或刺激症状，应考虑请眼科专家会诊，对症状较轻的患者，可指导患者改善生活习惯：①避免待在干燥或大风环境，佩戴护目镜；②缩短如阅读、驾驶和使用电脑等降低眨眼频率活动的时间；③避免服用可导致泪液分泌减少的药物等，可以防治眼干燥症恶化；④最后保持眼部卫生、热敷按摩眼睑可减少眼睑炎和睑板腺功能障碍的发生。

症状较重患者可使用药物治疗：①人工泪液、自体血清或眼膏，这是眼干燥症的主要治疗药物，用于替代泪液成分，保持眼部湿润；②促进泪液分泌，口服溴己新、毛果芸香碱、新斯的明等可以促进部分患者泪液分泌；③减轻眼表面炎症，局部应用低浓度环孢素 A 滴眼液，可减轻眼表面及泪腺炎症，改善泪液分泌；④治疗眼睑炎，已继发眼睑炎的患者可口服抗生素或使用抗生素滴眼液、眼膏治疗。

对于更严重的眼部症状，应在眼科医生的指导下开始全身或局部使用皮质类固醇治疗。由于皮质类固醇治疗可能会使感染相关眼部状况恶化，表现出例如疱疹病毒性角膜炎、葡萄膜炎等类似的症状，也可能会影响眼科医生对患者进行检查后诊断和分级的准确性，因此，须谨慎使用，除非存在其他需要使用全身皮质类固醇治疗的眼科问题。

### 六、讨论

近年来，免疫治疗显著提高了肿瘤患者远期预后和生活质量，迅速确立为多种癌症类型的主要治疗方式。然而，免疫治疗已经导致了大量 irAEs 的出现，例如 ICIs 相关 SS，其发生率也会随着免疫治疗的增加而提高。ICIs 相关 SS 发病机制可能为免疫反应失调。既往有自身免疫性疾病病史的患者中发生 ICIs 相关 SS 可能意味着先前疾病的恶化。唇腺黏膜组织病理学观察到不同于 PSS 的组织病理学，表现为腺泡和导管损伤以及 T 淋巴细胞浸润。根据病情的严重程度分级治疗可以获得改善。虽然 SS 本身不是致命的 irAEs，但口干燥症会导致排便障碍，影响进食，显著降低患者的生活质量，也可能长期出现严重的唾液腺功能低下，增加患龋齿、牙周炎和义齿不稳定的风险。当患者出现 ICIs 相关 SS 时，肿瘤科医生与包括眼科医生、耳鼻喉科医生和风湿免疫科医生在内的多方合作是很重要的。必须建立多学科护理团队，通过多学科合作确保对这一复杂的患者群体进行适当的管理，对疑似 SS 相关症状的患者进行迅速转诊，以便立即进行评估和处理。今后还需要深入研究 ICIs 相关 SS 的发病机制及其病理生理学，以提高我们对 ICIs 相关 SS 的认识，并指导适当的治疗；制定包括 ICIs 相关 SS 在内的罕见 irAEs 的报告指南，获取更多患者数据，以帮助提供更有针对性的治疗方案。

（韩丽丽　张　静　王杨丹）

## 第二节　系统性红斑狼疮

ICIs 相关系统性红斑狼疮（SLE）是一种十分罕见的 irAEs，其发病机制尚不清楚，多发生于使用 PD1/PD-L1 单抗治疗的患者中。ICIs 相关 SLE 可出现在使用 ICIs 期间，也可能会发生在用药之后，与特发性 SLE 相比，ICIs 相关 SLE 具有患者年龄较大、无明确女性倾向、缺乏自身抗体等特征。在 ICIs 治疗期间肿瘤科和风湿免疫科医生进行合作，有助于早期发现和预防 ICIs 相关 SLE。早期诊断和多学科管理对于减轻疼痛和功能障碍、维持免疫治疗和保持患者的生活质量具有至关重要的意义，此外，需要大规模前瞻性的研究来确定 ICIs 相关 SLE 的临床患病率和特征，增加临床医生对 ICIs 相关 SLE 的了解，并制定相关的治疗指南，以便对 ICIs 相关 SLE 患者对提供更有效的治疗。

### 一、发生率和危险因素

#### （一）发生率

SLE 是一种自身免疫性疾病，其特征是自身反应性 B 淋巴细胞和 T 淋巴细胞被激活，免疫复合体沉积导致组织损伤，从而导致炎症和器官衰竭。ICIs 相关 SLE 是一种罕见的风湿性 irAEs，截至 2023 年 1 月，仅见报道 ICIs 相关红斑狼疮 46 例，多为个案报道，多发生于黑色素瘤和肺癌的 ICIs 治疗中，且大多数病例是在使用 PD1/PD-L1 单抗治疗后发生的，CTLA-4 单抗相关 SLE 报道仅有 2 例。一篇文献报道，在 1 044 名使用 PD1/PD-L1 单抗治疗的患者中，发病率仅为 0.48%（5/1 044）。ICIs 相关 SLE 患者平均年龄 61 岁，女性与男性比例为 1.6∶1，中位发病时间是在 ICIs 治疗后的 196 天。值得注意的是，这些患者的人口统计数据与特发性 SLE 患者相比存在显著差异，特发性 SLE 是一种主要影响年轻女性的疾病，女性与男性比例为 9∶1。

### （二）危险因素

ICIs 相关 SLE 十分罕见，基因易感性可能是 ICIs 相关 SLE 的重要因素。

1. 易感基因　等位基因人类白细胞抗原（HLA）-*DRB1\*15：01* 和 *DQB1\*06：02* 可能对 SLE 易感，这两个等位基因赋予患者较高的免疫力，甚至使其处于自身免疫前状态，在此情况下使用 ICIs 可能导致患者 SLE 的发生。

2. PD1/PD-L1 单抗　既往文献表明 PD-1 和狼疮之间存在特定的联系，PD-1 基因敲除小鼠出现狼疮样自身免疫症状，SLE 患者 T 淋巴细胞上 PD-1 表达降低，SLE 患者中性粒细胞 PD-L1 表达频率升高，似乎与疾病活动性和严重程度相关。在正常情况下，程序性细胞死亡途径通过抑制 T 淋巴细胞功能，在削弱免疫系统方面发挥重要作用，促进了自身耐受性，从而降低了自身免疫力；而在肿瘤患者体内，肿瘤细胞利用程序性细胞死亡途径，躲过免疫系统介导的肿瘤破坏。应用 PD1/PD-L1 单抗治疗肿瘤免疫逃逸时，可能同时增强了自身免疫，更易导致狼疮的发生。这也可能是目前报道 ICIs 相关 SLE 病例中大都为 PD1/PD-L1 单抗治疗引起的原因。

## 二、发病机制

ICIs 相关 SLE 的发病机制尚不清楚，其发生可能与以下机制相关。

1. CTLA-4 和 PD-1 途径的阻断　在生理状态下，CTLA-4 参与 T 淋巴细胞胸腺成熟和下调 T 淋巴细胞活化，而 PD-1 途径参与诱导和维持外周对自身反应性 T 淋巴细胞的耐受。当这些途径被 ICIs 阻断时，T 淋巴细胞反应被促进，导致抗肿瘤反应和自身反应性 T 淋巴细胞的增殖，从而产生自身免疫。

2. 肿瘤细胞与正常细胞的抗原交叉　第二种机制可能是 ICIs 靶向的肿瘤细胞上的抗原和患者正常组织上的自身抗原之间存在交叉反应。且有研究表明，识别肿瘤抗原的 T 淋巴细胞也可能对皮肤表位产生反应。

## 三、临床表现

既往报道中，ICIs 相关 SLE 要包括：①SLE；②亚急性皮肤红斑狼疮（subacute cutaneous lupus erythematosus-tosus, SCLE）；③冻疮样红斑狼疮（chilblain lupus erythematosus）；④狼疮性肾炎（lupus nephritis, LN）；⑤神经精神性系统性红斑狼疮（neuropsychiatric systemic lupus erythematosus, NPSLE）。

1. 系统性红斑狼疮　ICIs 相关 SLE 可出现在 ICIs 使用期间，也可能会发生在用药之后，其临床表现主要为：①全身表现（90%），发热、乏力、体重下降；②皮肤损害（80%），其中蝶形红斑和盘状红斑有特征性；③炎症（50%～60%），肾炎以及心包炎、胸膜炎、腹膜炎等浆膜炎症；④关节炎和肌肉痛是常见临床表现；⑤30% 的患者合并有 SS。实验室检查中血红蛋白下降、白细胞和血小板下降在活动期 SLE 中是常见的。

2. 亚急性皮肤红斑狼疮　SCLE 多由 PD-1/PD-L1 单抗引起，主要临床表现为上半身（包括面部、颈部和躯干曝光区）皮肤环状或鳞状丘疹；组织病理学表现为交界性皮炎，表皮基底层局灶性空泡化，血管周围真皮淋巴细胞渗出；可出现全血细胞计数（CBC）异常，最常见的是全血细胞减少、淋巴细胞减少、白细胞减少或低补体血症。

3. 冻疮样红斑狼疮　冻疮样红斑狼疮仅见 1 病例报道，发生于接受帕博利珠单抗治疗两周后。

临床表现为四肢末梢发紫、自觉寒冷，下肢皮肤破溃、疼痛，行走困难；实验室检查淋巴细胞减少，抗核抗体阳性，抗 Sm 抗体阳性和补体 C3 水平降低。

4. 狼疮性肾炎　LN 仅见 1 病例报道，发生于接受伊匹木单抗治疗 6 周后，临床表现为尿中出现异常红细胞及大量蛋白，血清蛋白降低；抗核抗体临界阳性（1∶100）和抗 dsDNA 抗体阳性；血清补体水平正常。

5. 神经精神性系统性红斑狼疮　NPSLE 仅见 1 病例报道，发生于接受 6 周期帕博利珠单抗治疗后，表现为神经系统和精神症状，如静止性震颤、精神错乱、抑郁、情绪障碍和焦虑症。脑脊液（CSF）白细胞介素 -6（IL-6）水平升高，血清补体水平和抗 dsDNA 抗体效价几乎没有变化。

## 四、诊断

目前 ICIs 相关 SLE 暂无专门的诊断标准，主要参考 2012 年系统性红斑狼疮国际协作组（systemic lupus international collaborating clinics, SLICC）（表 14-2）或 2019 年 EULAR/ACR SLE 分类标准及患者肿瘤病史及 ICIs 用药史进行诊断。SLICC 2012 分类标准的敏感性为 95%，特异性为 95.5%。由于两种分类标准诊断效果相似，本节仅列出 SLICC 2012 分类标准，也可参考 EULAR/ACR 2019 分类标准进行诊断，该诊断标准敏感性为 96%，特异性为 93%。

### 表 14-2　2012 年系统性红斑狼疮国际协作组标准

| 临床 / 免疫学 | 表现 |
| --- | --- |
| 皮肤系统 | 急性或亚急性皮肤狼疮表现；<br>慢性皮肤狼疮表现；<br>口腔或鼻咽部溃疡；<br>非瘢痕性脱发 |
| 关节表现 | ≥2 个外周关节的滑膜炎，表现为疼痛、压痛、肿胀或晨僵≥30 分钟 |
| 浆膜炎 | 胸膜炎，或典型胸膜疼痛＞1 天，或胸膜摩擦音，或胸腔积液，或心包炎，或心前区持续紧缩样疼痛＞1 天，或心电图表现提示心包炎 |
| 肾脏 | 尿蛋白＞0.5g/d 或红细胞管型 |
| 血液系统 | 溶血性贫血，或≥1 次的白细胞减少（＜4×10$^9$/L），或≥1 次的淋巴细胞减少（＜1×10$^9$/L），或≥1 次的血小板减少（＜100×10$^9$/L） |
| 神经系统 | 癫痫发作、精神病、多发性单神经炎、外周或脑神经病变、脑炎（急性神经混乱状态） |
| 免疫学 | 抗核抗体阳性；<br>抗 ds-DNA 抗体阳性（ELISA 法需 2 次检测阳性）；<br>抗 Sm 抗体阳性检查；<br>抗磷脂抗体：狼疮抗凝物阳性，或梅毒血清试验假阳性，或抗心磷脂；<br>抗体 2 倍以上，或 β2 糖蛋白 I 抗体阳性；<br>低补体：低 C3 或 C4 或 CH50；<br>直接抗人球蛋白试验（库姆斯试验）阳性（无溶血性贫血） |
| 诊断 | 满足 4 条（其中至少包括 1 条临床标准和 1 条免疫学标准，或活检证实的狼疮肾炎，伴 ANA 阳性或抗 dsDNA 抗体阳性） |

## 五、治疗

ICIs 相关 SLE 尚无专门的治疗指南，其治疗可参考 *CTCAE V5.0* 中风湿性 irAEs 相关内容，早期诊断和治疗以防止永久性损伤至关重要。

1. G1 级　可以使用镇痛剂或局部使用皮质类固醇来缓解症状；通常不采用全身皮质类固醇治疗，可继续 ICIs 治疗并监测患者体征。

2. G2 级　ICIs 治疗应考虑是否需要暂时停止，直到症状缓解到 G1 级时继续。治疗通常采用甲泼尼龙（0.1 ~ 0.5mg/kg），缓解疾病的抗风湿药例如氨甲蝶呤、羟氯喹和柳氮磺吡啶也可用于风湿性 irAEs 的治疗，以避免长期使用皮质类固醇导致的不良反应。

3. ≥G3 级　在症状减轻至 G1 级前应停止 ICIs 治疗，可使用、大剂量皮质类固醇，甲泼尼龙（1 ~ 1.5mg/kg）并逐渐减量。当皮质类固醇治疗无效或患者无法逐渐减少皮质类固醇治疗时，可考虑使用生物制剂（TNF-α 或 IL-6 抑制剂）和改善病情抗风湿药物（disease-modifying anti-rheumatic drugs, DMARDs）行二线治疗。

## 六、讨论

ICIs 相关 SLE 是一种十分罕见的风湿性 irAE，目前缺乏明确的治疗建议，应在肿瘤科和风湿免疫科医生讨论后获得最佳治疗方案，在风湿性 irAEs 的具体管理中，促进早诊早治，防止永久性损伤至关重要。一般治疗原则建议参照 *CTCAE V5.0* 进行管理，根据症状的严重程度在维持 ICIs 治疗时加用 DMARDs，或先行抗风湿治疗，在病情缓解前暂停 ICIs 治疗，在一般情况下，风湿性 irAEs 可以在 9 ~ 12 个月内逐渐恢复，但也可能持续更长时间。早期诊断和多学科管理对于减轻疼痛和功能障碍、维持免疫治疗和保持患者的生活质量具有至关重要的意义。需要大规模前瞻性的研究确定 ICIs 相关 SLE 的临床发病率和特征，增加医生对诊断和管理的了解，并制定相关的治疗指南。

（孙　萍　罗　慧　张　睿）

## 第三节　结节病

ICIs 在多种实体瘤和血液肿瘤中取得良好疗效，是近年来肿瘤治疗和研究领域的热点，可提高患者无进展生存期（PFS）、总生存期（OS），改善患者预后。肿瘤免疫治疗在取得令人欣喜的疗效时，同时也产生了一些相关不良事件，除常见的血液系统、呼吸系统、消化系统等不良事件，临床还观察到有抗肿瘤免疫治疗罕见的安全性事件，如结节病。ICIs 相关结节病是十分罕见的，它作为全身性疾病，可以累及包括肺、皮肤、眼睛等在内的多个器官。需要注意的是，ICIs 相关结节病发病机制尚不明确，并且可以在免疫治疗期间出现，也可以在免疫治疗停止后出现。

## 一、发生率

结节病（sarcoidosis）是一种原因不明、免疫介导的以非干酪性上皮样细胞肉芽肿为病理特征的多系统性疾病，可发生于全身各器官，最常见于肺和淋巴系统，其次为眼和皮肤，也可累及心、肝、肾、脾、唾液腺及 CNS 等。ICIs 是阻断免疫检查点的单克隆抗体，主要针对 CTLA-4 和 PD-1 及

PD-L1，可通过阻断 CTLA-4、PD-1/PD-L1 信号通路，恢复 T 淋巴细胞的增殖和效应能力，识别和清除免疫逃逸的肿瘤细胞，是目前免疫治疗的主要药物。irAEs 中结节病较为少见。一项研究显示，在开始 ICIs 治疗后结节病的发生率为 0.27%~5% 不等，从 ICIs 治疗到诊断结节病的平均时间为 487 天，患者接受的平均 ICIs 输注次数为 26 次。

## 二、发病机制

ICIs 相关结节病的机制尚不明确，遗传易感性可能起作用。肉芽肿是上皮样细胞、巨噬细胞和 CD4$^+$T 淋巴细胞的集合，被认为是对未知抗原的反应。活化的 CD4$^+$T 淋巴细胞分化为辅助性 T 细胞 1（Th1），分泌白细胞介素-2（IL-2）和 γ 干扰素（IFN-γ），导致巨噬细胞活化和局部炎症，这种炎症可引起局部器官功能障碍，最终发展为纤维化。Th1 主导的细胞因子是后续巨噬细胞聚集和激活的刺激因素，是肉芽肿信息的标志。在促炎细胞因子环境中被激活的巨噬细胞还可以招募 Th17 可产生 IL-17。在肉芽肿中 IL-17 的升高被认为在肉芽肿的形成和成熟中起作用。Th17 细胞的增加也可能与 ICIs 相关结节样肉芽肿有关。研究表明，CTLA-4 阻断导致黑色素瘤患者外周血中 Th17 CD4$^+$ 细胞增加，从而导致促炎分子的增加，包括 IL-6 和肿瘤坏死因子 α（TNF-α），被认为会导致 ICIs 相关肺结节的发展。在小鼠研究中，PD-1 单抗如纳武单抗或帕博利珠单抗，可驱动 Th1 和 Th17 免疫反应，并导致 T 淋巴细胞在各种组织中增殖，包括肺、脾脏和淋巴结。综上所述，这些发现支持了 Th1 和 Th17 细胞在 irAEs 发展中的作用，特别是在 PD-1 单抗治疗的患者中 ICIs 相关结节病，其中增强的 Th1/Th17 免疫反应是同一种细胞因子环境，有利于结节病的发生。

## 三、临床表现

结节病作为全身性疾病，常见的疾病活动部位是肺、淋巴结和皮肤，但结节病也可累及身体其他器官系统。患者可能因体质症状、皮肤病变、咳嗽或关节炎而引起注意，也可能在临床影像学检查中发现。患者可有发热、不适、厌食、体重减轻等全身性表现。下文将根据结节病受累部位，分类阐述临床表现。

### （一）肺内结节病临床表现

研究显示，60% 的结节病患者肺部有病变。最常见的症状为呼吸困难、干咳、胸痛。结节病的肺内影像学表现为：①0 期：X 线检查阴性；②Ⅰ 期：双侧肺门淋巴结肿大，没有肺部病变；③Ⅱ 期：双侧肺门淋巴结肿大伴肺实质浸润；④Ⅲ 期：仅有肺实质浸润，无肺门淋巴结肿大；⑤Ⅳ 期：肺纤维化期，肺门收缩，以支气管扩张、肺大疱、囊肿及少见的"蜂窝"为主要表现。

结节病胸腔积液、气胸、严重胸膜增厚少见；伴有胸内淋巴结肿大，可有干咳、咳嗽、咳痰、哮鸣、呼吸困难、胸痛等表现。

### （二）肺外结节病临床表现

1. 皮肤 54.5% 的患者具有皮肤病变，最常见为多发、无痛性皮下结节，还可出现丘疹、斑块和溃疡等，斑丘疹病变常见于四肢和头颈部，躯干少见。

2. 关节 ICIs 相关结节病累及关节可表现为关节疼痛、关节肿胀，常受影响的关节依次是踝关节、膝关节和手腕，结节病的关节病变预后比较好，大多数患者在 6 周内可以达到缓解。

3. 眼部　可发生眼眶肿块、眼干燥症、急性虹膜炎、视网膜脉络膜炎和全葡萄膜炎、多灶性脉络膜炎、视神经炎等，可表现为视力下降、无痛性视力丧失、眼睛疼痛、角膜缘周围发红和飞蚊症，甚至发生青光眼、白内障或失明。眼部结节病相关的眼部炎症可能是一个慢性过程，患者可能会长期无症状。因此，即使患者没有眼部症状也建议对所有新诊断为结节病的患者进行眼科筛查。

4. 肝脏　大多数肝结节病患者是无症状的，通常是由异常肝脏化学检验结果和/或其他原因进行的影像学偶然发现的。有症状的患者中，常表现为非特异性的腹痛、恶心和疲劳。肝脏结节病的预后一般较好，可自发缓解并且对皮质类固醇治疗反应较好。

5. 神经系统　结节病对神经系统的影响不常见，结节病患者神经系统中任何部位都可以受到影响，以 CNS、脑神经病变和脑膜受累最为常见，也可表现为癫痫、头痛或认知/行为问题。大多数患者采取皮质类固醇治疗，其中脑膜受累患者的总体预后良好。结节病相关视神经炎症状与其他原因引起的视神经炎症状相似，包括视觉模糊和球后疼痛，眼底镜检查中可看到的视盘水肿，受累可为单侧或双侧。视神经炎的预后不佳，患者可能出现永久性视力受损。听神经受累主要表现为听力损失和周围性眩晕。脑实质结节病，病变可以是孤立的肿块或多个结节，可能导致局灶性神经功能缺损、癫痫发作或颅内压升高。

6. 心脏　心肌的肉芽肿性炎症，可导致心律失常和心肌病。常见的心律失常类型是房室传导阻滞、室性心动过速和室上性心律失常。患者在早期可无症状，也可出现心悸、晕厥甚至心源性猝死。心肌病导致的心力衰竭是心脏结节病的最初表现，多普勒超声可显示心脏功能不全，尤其是舒张功能不全。心脏累及的结节病患者通常隐蔽性更高，因此对于心律失常、射血分数低或者晕厥的患者需要高度警惕结节病。

## 四、检验及检查

### （一）检验

1. 血管紧张素转化酶　60% 以上的结节病患者中可观察到血管紧张素转化酶（angiotensin converting enzyme, ACE）升高，但该检验对诊断的敏感性及特异性不高。对于大多数患者，在诊断为结节病后的最初几年，ACE 即会自行下降。

2. Th17、Treg 细胞　一项研究发现，在接受 PD-1 单抗治疗之前，黑色素瘤患者循环 Th17 细胞水平升高，加上高突变肿瘤负荷，为 ICIs 治疗环境下免疫相关性结节病的形成奠定了基础。有证据表明结节病患者存在 Th17 细胞与 Treg 细胞失衡，结节病患者外周血和支气管肺泡灌洗液（BALF）中 Th17/Treg 细胞比例均升高。

3. 其他　有研究显示，在肺结节病患者的血液和肺泡灌洗液中，PD-1$^+$、CD4$^+$T 淋巴细胞数量增加。

### （二）影像学检查

影像学检查主要用于检查肺部结节病。胸部平片的诊断证据有限，建议使用 CT 或高分辨率 CT（HRCT），可以更好地反映结节病肺部受累情况。典型的 CT 纵隔窗表现为对称性的肺门淋巴结肿大、纵隔淋巴结肿大，也有部分可表现为非对称性或单肺门淋巴结肿大。典型的 CT 肺窗主要表现为中轴血管束增粗，多发或弥漫性淋巴管周围（沿支气管血管束、叶间裂、胸膜）分布的、直径 2~5mm、边界清晰或模糊的小结节。部分患者可表现为肺内实变、"星云征""反晕征"、空洞、广泛的磨玻璃影、大小不一的实质结节及肺纤维化。$^{18}$F-氟代脱氧葡萄糖正电子发射断层扫描（$^{18}$F-FDG-PET）对在没有血清学指标阴性患者检测胸外病变具有额外价值，全身$^{18}$F-FDG-PET对结节病患者隐匿性和可逆性肉芽肿的鉴别诊断有重要价值。

### （三）病理活检

病理活检首选浅表、易于活检的病变部位，如皮肤或皮下组织、鼻结节、结膜结节、浅表淋巴结及泪腺；次选胸内受累部位，包括重大的纵隔肺门淋巴结、肺组织。其组织病理学特点为：①肉芽肿以淋巴管周围分布为主；②紧致、分化良好的肉芽肿周围可见淋巴细胞、成纤维细胞浸润。

## 五、诊断及鉴别诊断

### （一）诊断

结节病属于排他性诊断，目前尚无客观诊断标准。临床上需要由医生根据临床表现、影像学特征、受累部位的病理活检结果（非干酪样肉芽肿），结合病史、血清学检查、支气管镜检查等，排除其他原因（如肺结核、麻风病、GPA等）引起的肉芽肿性疾病后，方可确诊结节病。诊断依据包括：①具有相应的临床和（或）影像学特征；②组织学显示非干酪样坏死性上皮样细胞肉芽肿；③除外有相似的组织学或临床表现的其他疾病。若无病理学依据，可以结合胸部影像学、支气管镜的相关检查结果，排除其他肉芽肿性疾病后，临床拟诊肺结节病，但需要密切临床随诊、动态观察病情变化。

### （二）鉴别诊断

1. **肺结核** 肺结核（tuberculosis）是一种由结核分枝杆菌（TB）感染引起的慢性传染病，肺结核患者除了有咳嗽、咳痰、痰血或咯血等临床症状外，还有低热、食欲缺乏、消瘦、乏力、女性月经不调等全身症状。肉芽肿是结核病病理诊断上的特征性标志物。众多研究已经描述了经典干酪样肉芽肿的形态结构特点：干酪样坏死的中心，周围环绕着巨噬细胞、上皮样细胞、多核巨细胞和淋巴细胞，最外层是成纤维细胞及其胶原纤维等。从肺结核患者标本中检出TB，特别是活菌，是肺结核诊断的金标准，临床常用方法有涂片镜检和培养。结核菌素皮肤试验（tuberculin skin test, TST）是临床上常用的免疫诊断方法，它是通过体内暴露于纯化蛋白衍生物（purified protein derivative, PPD）来检测机体是否感染结核的Ⅳ型超敏反应。有研究显示，肺结核及肺外结核患者血清中性粒细胞CD64指数显著高于正在进行抗结核治疗的患者及健康人群。

2. **系统性红斑狼疮** SLE是一种自身免疫性疾病，可累及皮肤、浆膜、关节、肾及CNS等多器官、系统。SLE诊断标准：面颊部位红斑、光敏感、盘状红斑、口腔溃疡、浆膜炎、肾脏病变、关节炎、神经系统异常、免疫学异常、血液学异常和抗核抗体异常。对于按SLE诊断标准不能确诊的患者建议进行自身抗体检查，不同的抗体检查对诊断SLE的敏感度有差异，其中抗dsDNA抗体、抗核小体抗体（anti-nucleosome antibody, ANuA）、抗Sm抗体联合检测，可提高SLE诊断的敏感度和准确度。分泌细胞因子中的白细胞介素-17（interleukin 17, IL-17）是Th17细胞的特性，SLE患者特别是肾脏损伤的患者，Th17细胞比例和血清IL-17会升高，需注意鉴别。

3. **麻风病** 麻风病是由麻风分枝杆菌引起的一种慢性传染病，主要侵犯皮肤、周围神经、上呼吸道黏膜和眼睛，如不及时治疗，可对患者皮肤、神经、四肢和眼睛造成渐进性永久损害。目前公认的传播途径是通过口鼻或长期皮肤接触未经治疗的麻风病患者，但确切的传播模式仍不清楚。从麻风病患者的皮损与病变组织中提取麻风菌的 DNA，采用 PCR 技术，其敏感性和特异性均高于常规方法，可以促进麻风病的诊断；在麻风病病理诊断方面，有许多学者采用 S-100 蛋白染色标记皮肤神经，提高了对有病变的皮肤小神经纤维的辨认水平，效果肯定。

4. 肉芽肿性多血管炎 肉芽肿性多血管炎（GPA），曾名韦格纳肉芽肿病（Wegener granulomatosis），是一种抗中性粒细胞胞质抗体（ANCA）相关性血管炎（ANCA-associated vasculitis, AAV）。AAV 是涉及小血管炎症的多系统疾病，包括 GPA、显微镜下多血管炎和嗜酸性肉芽肿性多血管炎。GPA 的特征是累及耳、鼻、上下呼吸道的坏死性肉芽肿性炎症，以及主要累及中小血管的坏死性血管炎，通常包括坏死性肾小球肾炎。典型的 GPA 主要病理特征为肉芽肿、血管炎和局灶性坏死三联征。实验室检查 ANCA 可呈阳性，其余实验室检查异常包括白细胞升高、ESR 增快、C 反应蛋白（CRP）升高和肾功能不全等。

## 六、治疗

### （一）治疗原则

一旦确诊结节病，临床医生就面临着决策患者能否继续接受 ICIs 治疗的挑战。目前结节病的治疗目的在于缓解临床症状、延缓肉芽肿和纤维化进展。结节病在大多数患者中是自发消退的，无症状且对 ICIs 治疗有反应的患者可以考虑继续治疗。80% 急性起病的 Lofgren 综合征可自发缓解并预后较好。而有症状、进展的 Ⅱ 期肺结节病、Ⅲ 期结节病、伴有恶性高钙血症、严重眼部症状、神经或心脏结节病可给予全身治疗。由于治疗本身可能带来副作用，治疗与否需临床医生详细评估。

### （二）皮质类固醇

结节病的标准初始治疗是泼尼松（或同等效价其他激素），与其他 irAEs 不同的是泼尼松剂量为 20~40mg/d，持续 6~12 周，并在几个月内逐渐减少。而 ICIs 治疗倾向于使用更高的初始剂量和更快的逐渐减少，短期疗程并不利于结节病的管理。结节病应采用个体化治疗，减量速度过快或过慢均会引起结节病复发。对于临床症状重、累及重要器官者，可增加激素剂量。吸入性皮质类固醇直接与肺泡巨噬细胞接触，改变肺泡巨噬细胞功能和调节巨噬细胞-淋巴细胞之间相互作用，具有较高的局部血药浓度和全身不良反应少的特点。对于一些皮肤结节病、鼻部结节病患者，巩膜炎/葡萄膜炎患者，可使用外用皮质类固醇治疗。激素治疗结节病的 6 个阶段为：初始给药，逐渐减量维持，维持给药，逐渐减量，观察，复发治疗。

### （三）免疫抑制剂

免疫抑制剂为结节病治疗二线的药物，包括英夫利西单抗、吗替麦考酚酯和硫唑嘌呤。免疫抑制剂的不良反应常见有胃肠道不适、肝肾不良事件、骨髓抑制、诱发或加重感染，临床医生在选择免疫抑制剂时需充分考虑病情及使用该药的必要性，随访过程中关注患者病情变化。

结节病和结节样反应的治疗终点没有很好的定义，症状可能得到改善，进行治疗影像学变化仍可持续存在。慢性结节病患者受累器官进行性纤维化和生活质量下降，甚至有致命风险。无论使用何种药物治疗，药物本身带来的不良事件都不可忽视，皮质类固醇因其较好的治疗效果和广泛的临床经验，是治疗的首选药物。免疫抑制剂等二线药物的治疗有效性虽已得到证实，大部分治疗经验来自对风湿免疫性疾病的治疗，对 ICIs 相关结节病的疗效缺乏大规模样本研究，仍需进一步探索。

## 七、讨论

ICIs 相关结节病是一种异质性多系统疾病，很容易被误诊为转移性疾病进展，临床医生必须保持高度怀疑的态度，避免误诊以及不必要的免疫疗法的改变。在接受 ICIs 治疗的恶性肿瘤患者中，影像学通常无法区分恶性肿瘤和炎症过程，患者可能无症状或出现非特异性症状。活检是评估新病变的金标准，以指导管理和避免过早停用有可能诱导持久反应的药物。无症状患者可以在适当的监测下继续治疗，而有症状的患者可能需要长时间的皮质类固醇或二线免疫抑制措施来控制肉芽肿性炎症。是否需要停止抗肿瘤治疗并进行免疫抑制剂仍然是个体化的临床决定。

（杨润祥　樊燕青　张　睿）

## 第四节　肿瘤超进展

免疫治疗已然成为很多实体肿瘤一线治疗的首要选择，但 ICIs 引起肿瘤超进展（hyper-progressive disease, HPD）的出现对当前 ICIs 的疗效评价体系提出新的挑战。HPD 是一种特殊的肿瘤进展类型，是 ICIs 治疗中的一种严重不良事件，其发病机制和预测指标尚不明确，限制了 ICIs 的临床应用。因此，有必要探讨 HPD 的病因和发病机制，寻找有效的预测方法，以避免该不良事件的发生。本章分析了国内外多项与 HPD 相关的回顾性研究和病例报告，为临床医生提供指导和建议。

### 一、发生率和危险因素

#### （一）发生率

HPD 的发生率在不同的研究中差异很大，从 3.9% ~ 29.4% 不等，最早描述 HPD 报告来源为法国 Gustave Roussy 癌症中心的 131 名不同类型癌症患者队列研究，其中 12 人（9%）被诊断为 HPD。该队列研究表明 HPD 与肿瘤负荷增加无关，也与特定的肿瘤类型无关，但在 65 岁以上的患者中更为常见。在一项回顾性研究中，Baptiste 等人使用了 5 种不同的 HPD 诊断标准对 406 名接受抗 PD-1/PD-L1 单抗治疗的 NSCLC 患者中 HPD 发生率和总体生存率进行了评估，发现在同一队列中，HPD 发生率从 22 例（5.4%）~ 75 例（18.5%）不等，不同定义之间的符合率为 33.3% ~ 69.3%，只有 19 例患者是符合所有定义的。此外，Ferrara 等人研究发现，在接受免疫治疗的患者中，HPD 的发生率比接受化疗的患者更高（13.8% *vs.* 5.1%），也有研究显示接受联合免疫治疗患者的 HPD 发生率高于接受单一治疗的患者。值得注意的是，在一线治疗中可能缺乏 ICIs 治疗前的影像学资料而无法明确诊断，以及在患者死亡或病情快速临床进展中可能无法获得使用 ICIs 治疗后的肿瘤评估资料，这些可导致 HPD 的发生率被低估。此外，与常规疾病进展相比，在 HPD 中较少出现非靶点病变或新的转移灶，肿瘤生长动力学的变化等并未完全包含在 HPD 的诊断标准中，进一步低估了 HPD 的发生率。

#### （二）危险因素

识别 HPD 的潜在危险因素是非常必要的，其可避免 ICIs 引起的不良事件，并且对延长患者的生存期和提高生活质量具有重要临床意义。经研究报道，HPD 的危险因素主要有以下 5 种。

1. 年龄　发生 HPD 的患者平均年龄较大。有研究报告表明 65 岁及 65 岁以上的患者中有 19% 的人出现 HPD，而 64 岁及以下的患者中比例为 5%。

2. 性别　有研究发现，HPD 在女性中的发生率显著高于男性，在分析的 182 名患者中，女性患者发生 HPD 的比例为 12%，而男性患者为 2%。但这是唯一一项显示 HPD 与性别有关的研究结论，需要更大的群体验证。

3. 转移情况和照射区域肿瘤的局部复发　有研究显示 HPD 在有 2 个以上转移部位的 NSCLC 患者中更常见。也有研究报道，肝转移、中性粒细胞计数和 CRP 水平的早期增加，以及基线时靶区直径的大量增加与 HPD 发生风险相关。在先前的 PD-1/PD-L1 单抗研究中，区域复发患者中有 50% 发生 HPD，而在没有区域复发的患者中只有 6.25% 发生 HPD。几乎所有的 HPD 病例都发生在照射区域复发的患者身上，但这种现象的潜在机制尚不清楚。

4. 乳酸脱氢酶　乳酸脱氢酶（LDH）水平浓度较高是发生 HPD 潜在的危险因素。

5. 特定的基因组改变　特定的基因组改变包括 *MDM2/4* 扩增和 *EGFR* 突变。

## 二、发病机制

了解 HPD 的发病机制有益于该疾病的预防和治疗，目前已经提出了几个假说来解释其潜在机制。HPD 是 ICIs 治疗后发生的不良事件，肿瘤的生长急剧加速。推测 HPD 很可能是几个因素共同作用的结果，这些因素包括肿瘤细胞本身的特征、患者免疫系统的状态以及患者治疗史。现将 HPD 的潜在机制归纳如下。

### （一）PD-1$^+$ eTreg 细胞基因的上调

在胃癌的患者中研究发现，PD-1 抗体治疗显著增加了 HPD 患者 Ki67$^+$ PD-1$^+$ eTreg 的浸润水平，而非 HPD 患者则明显减少。PD-1 抗体显著激活了 PD-1$^+$ eTreg 细胞的活性，进而促进 eTreg 细胞介导的抗肿瘤免疫反应的抑制。在小鼠模型中，使用基因消融或特异性抗体阻断 eTreg 细胞中的 PD-1 可增加其增殖并抑制抗肿瘤免疫反应，肿瘤组织中 eTreg 细胞的缺失可以有效地治疗和预防 HPD。因此，肿瘤中活跃增殖的 PD-1$^+$ eTreg 细胞的存在是 HPD 的可靠标志。

### （二）*MDM2/4* 基因扩增与 *EGFR* 突变

涉及多种肿瘤类型的研究表明，*MDM2/4* 基因扩增导致的致癌基因激活，与 HPD 的发生有关。另一项研究表明在恶性肿瘤中，*MDM2/4* 的扩增率约为 3.9%（6/155），所有 *MDM2/4* 扩增的患者接受免疫治疗的肿瘤治疗失败时间（TTF）不到 2 个月。*MDM2/4* 阻断了 *p53* 的反式激活结构域，并促进了蛋白酶体泛素依赖的 *p53* 降解，*p53* 活性的丧失是肿瘤发生的重要驱动因素。研究发现 ICIs 治疗后 HPD 患者 *IGF-1*、*ERK/MAPK* 和 *PI3K/AKT* 活性增加，而包括 *TSC2* 和 *VHL* 在内的肿瘤抑制基因没有表达。*EGFR* 的激活通常伴随着 PD-1/PD-L1 或 CTLA-4 的上调，以促进肿瘤免疫逃逸。在 *EGFR* 突变患者中，PD-1 单抗治疗的有效率相对较低，约为 3.6%，这可能与 *EGFR* 的激活有关，*EGFR* 可以促进 PD-L1 的稳定性，防止其降解。然而，*EGFR* 突变与 HPD 之间的联系机制尚不清楚。

### （三）巨噬细胞 Fc 片段与免疫检查点抑制剂的作用

在一项恶性黑色素瘤的研究中，小鼠敲除 Fcγ 受体（FcγR）增强了 PD-1 单抗作用，直接显示 FcγR 与 ICIs 的相关性。另外一项研究提示 FcγRⅡb 对人类 PD-1 单抗免疫治疗效果有不利影响，可导致血液病。

### （四）3 型天然淋巴样细胞增多

对 2 例接受 PD-1 单抗免疫治疗后发生 HPD 的患者进行分析，发现在给予 PD-1 单抗后，3 型天然淋巴样细胞（3 innate lymphoid cell, ILC3）标记基因上调，这表明 ILC3 可能参与了 HPD 的发展。然而，ILC3 与 HPD 的关系尚不清楚，肠的 ILC3 可以通过与 T 淋巴细胞竞争 IL-2 来抑制 T 淋巴细胞的反应，并诱导 T 淋巴细胞死亡。

### （五）免疫抑制细胞因子与激活细胞因子的失衡

对 104 例 HPD NSCLC 患者肿瘤组织的分析显示，大量 M2 型 PD-L1$^+$ 巨噬细胞分泌大量 IL-10，通过耗尽 PD-1 抗体来介导 HPD 的发生。抑制 PD-1 的表达还会增加血清血管生成素-2（angiopoietin-2, Ang-2）的浓度，进而增加 M2 巨噬细胞的数量，促进肿瘤转移、血管生成和免疫抑制。γ 干扰素（IFN-γ）可通过提高肿瘤细胞中 PD-L1 的表达来提高对 ICIs 的耐药性。

## 三、诊断标准和鉴别诊断

### （一）诊断标准

HPD 的出现对目前用于评估 ICIs 疗效的方法提出了新的挑战。各种诊断工具和标准被用来评估疾病进展，包括免疫相关反应标准（immune-related response criteria, irRC）、实体瘤免疫相关疗效评价标准（immune-related response evaluation criteria in solid tumors, irRECIST）、实体瘤免疫治疗评价标准（immune response evaluation criteria in solid tumors, iRECIST）、实体肿瘤免疫修饰反应评价标准（immune modified response evaluation criteria in solid tumors, imRECIST）和实体瘤免疫治疗 PET 评价标准（immune PET response criteria in solid tumors, iPERCIST）。但在临床工作中，这些新标准还不能完全代替传统 RECIST 标准来评估免疫治疗疗效，目前仍将实体肿瘤临床疗效评价标准（RECIST）1.1 版作为实体瘤疗效评价的主要标准。但在临床试验或在真实世界研究中，iRECIST 可作为探索性的评估方法，其评估结果可以作为次要研究终点。在一些研究中，iRECIST 甚至可以和 RECIST 作为共同评估标准，其评估结果作为共同主要研究终点（表 14-3）。因 PET/CT 价格昂贵，临床疗效评估应用受限。目前，对于 HPD 的定义还没有达成共识，每个研究小组都根据放射影像或临床参数使用自己的标准。目前一般认为满足以下条件可认为出现与 ICIs 治疗相关的 HPD：①在 ICIs 治疗后首次评价即进展，至治疗失败时间（time to treatment failure, TTF）<2 个月；②肿瘤负荷增加>50%；③免疫治疗后肿瘤生长速率（tumor growth rate, TGR）增加≥2 倍。

**表 14-3　常用标准 RECIST 1.1 版与 iRECIST 比较**

| | RECIST 1.1 版 | iRECIST |
|---|---|---|
| 可测量和不可测量病灶的定义；靶病灶的位置和数目 | 可测量病灶须直径≥10mm（淋巴结病变≥15mm）；最多计数 5 个病灶（2 个 / 器官），其余为非靶病灶（淋巴结病变必须在短径上≥10mm） | 同 RECIST 1.1 版；但是，根据 RECIST1.1 版评估新的病灶，需要在病例报告表上单独记录（不加入基线靶病灶的总和计算） |
| CR、PR、SD | 评价为 CR、PR、SD 之前，肯定均未达到 PD 的标准 | 评价为 iCR、iPR、iSD 之前，有可能出现 iUPD（1 次或多次），但非 iCPD |
| CR、PR 的确认 | 仅在非随机临床研究中需要 | 同 RECIST 1.1 版 |

续表

| | RECIST 1.1 版 | iRECIST |
|---|---|---|
| SD 的确认 | 不需要 | 同 RECIST 1.1 版 |
| 新病灶 | 即可定义为 PD；记录但无需测量 | 即可定义为 iUPD；需满足以下条件才能定义为 iCPD：下一次评估时出现数目或大小的增加（新靶病灶总和≥5mm，或新非靶病灶的任何增加）；以前没有记录到新的病灶的出现也可以确认 iCPD |
| 独立的双盲评审，中心收集扫描 | 推荐用于某些情况：如计划申请上市的临床研究使用进展相关指标为研究终点 | 所有临床研究推荐收集扫描，不推荐独立评审 |
| PD 的确认 | 不需要（除非不明确） | 需要 |
| 临床状态的考虑 | 评估时不需要考虑 | 评价为 iUPD 时，是否继续治疗需要考虑临床状态是否稳定 |

注：CR：完全缓解；PR：部分缓解；SD：病变稳定；PD：病变进展；iPR：免疫部分缓解；iCR：免疫完全缓解；iSD：免疫病变稳定；iUPD：免疫治疗后未确认的疾病进展；iCPD：免疫治疗后确认的疾病进展。

### （二）鉴别诊断

及时区分假性进展和 HPD 可以避免因为假性进展而停止的免疫治疗。假性进展不是真正的肿瘤进展，而是放射学上的生长，病理特征是肿瘤周围免疫细胞的渗透、水肿和坏死，具体区别有：①假性进展可以发生在治疗的前 12 周内，也可以推迟，采用 irRC、irRECIST 和 iRECIST 标准可以区分 HPD 和假进展。②分析循环肿瘤 DNA（ctDNA）水平可以有效区分进展性疾病、HPD 和假性进展。与 HPD 不同的是在假性进展中 ctDNA 基因组不稳定性降低。ctDNA 图谱区分假性进展和 HPD 具有高敏感性（90%）和特异性（100%）。③IL-8 水平可能有助于识别假性进展。假性进展期间，影像评估显示肿瘤大小增加，而血清 IL-8 水平显著降低；当总体肿瘤负荷减少时，血清 IL-8 水平仍低于基线。血清 IL-8 水平的变化可能成为诊断和跟踪假性进展的有用工具。④研究总结判断是否合并 HPD 的进展性疾病指标之一：a. 治疗前和治疗中 TGR 的差值>100 时；b. TTF<2 个月，肿瘤负荷增加>50%，TGR≥2 倍。

### 四、检验及检查

#### （一）细胞检测

1. CD8$^+$T 淋巴细胞　淋巴细胞的耗竭是 ICIs 治疗加速肿瘤生长的潜在机制之一，T 淋巴细胞耗竭的严重程度可作为 HPD 的预测指标。

2. CD4$^+$T 淋巴细胞　细胞免疫可能是 HPD 的一个强有力的预测因子，分析血液中 CD14$^+$、CD16$^-$、HLA-DR$^+$ 也是预测疗效的最强指标。

3. 衰老的 CD4$^+$T 淋巴细胞（Tsens）数　患者的 Tsens 数可以在免疫治疗前预测 HPD 的风险。使用 PD-1/PD-L1 单抗治疗基线 Tsens 数较低的 NSCLC 患者中，Tsens 数升高 12.4% 的患者也有 HPD 发生；相反，Tsens 数下降 14.4% 的患者肿瘤消退。

4. T淋巴细胞亚型  T淋巴细胞亚型也有助于预测HPD的发生。

### （二）血清IL-8水平检测

血清IL-8水平与转移性黑色素瘤和NSCLC患者对PD-1单抗治疗反应有关，仅在开始治疗后2~3周（在放射学评估之前）测量的血清IL-8水平的早期变化就可以预测疗效和总存活率。

### （三）染色体数目不稳定性

染色体数目不稳定性（chromosomal number instability, CNI）有助于确定HPD。一项前瞻性研究显示，如果测得的CNI评分没有显著下降，则进展的概率超过90。

### （四）*MDM2/4* 和 *EGFR* 突变检测

*MDM2/4* 和 *EGFR* 突变检测可能被用作可靠的HPD预测生物标志物。

### 五、防治策略

由于HPD患者的预后很差，迫切需要制定策略来减少或消除对这些患者的伤害。目前对HPD的治疗策略极其有限。在HPD确诊后，应立即终止免疫治疗，患者应改用其他常规或试验性干预措施，包括放射治疗、常规化疗和抗血管生成治疗等。然而，由于临床病情迅速恶化，大多数HPD患者甚至没有机会得到及时的后续治疗。因此在临床实践中，必须重点监测患者病情的变化，并评估ICIs的治疗效果。

1. 使患者充分了解HPD的风险  告知患者HPD的发生率和危险因素，根据患者需求和实际病情变化调整治疗方案。

2. 完善现有的癌症疾病监测和评估系统  在免疫治疗中，早期发现HPD和及时更换ICIs可能是目前避免患者发生风险的唯一方法。然而，假进展也影响HPD的识别。因此，在免疫治疗开始后，肿瘤在第一次成像时出现明显的进展并不一定意味着必须终止治疗，应鉴别是否为肿瘤假进展。

3. 应用预测生物标志物  治疗前评估 *MDM2/4* 扩增、*EGFR* 突变和CNI评分有助于筛选可能发生HPD的患者。鉴于 *MDM2/4* 扩增是HPD的预测指标，MDM2抑制剂可能对HPD患者具有潜在的疗效。

4. 免疫检查点抑制剂再挑战  尽管这一治疗决定并未完全得到一项前瞻性研究的支持，但在没有更多治疗方案的情况下，可以使用另一种ICI单一疗法或结合其他药物再挑战进行现实世界中的治疗。未来的研究有必要确定哪些患者最有可能从某一种ICI受益，并通过分析肿瘤微环境（TME）的动态变化、基因表达和肿瘤中的遗传变化来研究不同ICIs成功再次挑战的潜在细胞和分子机制。

### 六、讨论

HPD是免疫治疗时代的一个严重问题，它具有以下特征：①涉及广泛的瘤种，并不局限于特定的肿瘤组织类型；②HPD没有统一的诊断标准和共识；③尚无明确可靠的预测标志物；④尽管有研究提供了建议和假说，但其细胞和分子机制仍不清楚。此外，以往对HPD的研究都是回顾性的，只分析了少数不同癌症类型的患者。所有这些研究都表明，HPD 的发生率在不同癌症类型之间没有统计学差异，但尚需在各种肿瘤中进行前瞻性研究来验证这些发现。此外，目前对 HPD 的发病机制和预测因素知之甚少。为了更好地预防 HPD，应进行多维研究和探索，如基因表达模式研究（肿瘤细胞的全基因组测序）、细胞病理学研究（免疫检查点和/或其配体的表达）、放射学研究（高通量 CT、MRI 和 PET 扫描）以及血清和 TME 生物标志物的研究（不同细胞群体、细胞因子和可溶性介质的量化）等。

（杨润祥　邢错元　崔艳江）

第三部分　　总结与展望

# 第十五章

# 免疫检查点抑制剂相关不良事件总结与展望

目前，恶性肿瘤治疗已经进入以免疫检查点抑制剂（ICIs）为代表的免疫治疗时代。大量临床实践表明，ICIs 的应用明显延长晚期恶性肿瘤患者生存期，改善患者生活质量。提高其临床安全性是肿瘤免疫治疗拥有更广阔应用前景的重要前提。ICIs 具有不同于标准化疗或其他生物化学药物的毒性，大多数毒性是对正常器官的过度免疫所致。由于 ICIs 在癌症治疗中的应用普及，累积的免疫相关不良事件（irAEs）数量迅速增加，超过三分之二的 irAEs 报告病例与 ICIs 有关。

## 第一节　免疫检查点抑制剂相关不良事件的发病特点、筛查和预防

### 一、免疫检查点抑制剂相关不良事件的发病特点

#### （一）发生时间特点

irAEs 可能出现在接受 ICIs 治疗的任何时间，通常出现在治疗后的 1~6 个月，皮肤不良事件和胃肠道不良事件往往最早出现。但是，有些 irAEs 会在停药数月甚至数年后才表现出来，因此，临床医生必须对 irAEs 的不同临床表现以及延迟性 irAEs 保持高度警惕。整体来说，发生时间依次为：胃肠道、皮肤、肝脏、肾脏、内分泌、神经系统、肺（表 15-1）。

**表 15-1　不同器官免疫相关不良事件的发生时间**

| 器官类型 | 中位发生时间 | 最晚发生时间 |
| --- | --- | --- |
| 胃肠道 | 3~6 周 | 145 周 |
| 皮肤 | 4~7 周 | 155 周 |
| 肝脏 | 5~18 周 | 145 周 |
| 肾脏 | 7~11 周 | 21 周 |
| 内分泌 | 8~12 周 | 165 周 |
| 神经系统 | 11~13 周 | 121 周 |
| 肺 | 15~31 周 | 85 周 |

不同 ICIs 不良事件出现时间不同，伊匹木单抗引起的皮肤不良事件通常在用药后 2~3 周开始出现，GIT 通常在 5 周左右出现，肝脏和内分泌不良事件则在用药后 6~7 周出现；帕博利珠单抗不良事件出现时间依次是肝脏、肺、胃肠道、内分泌和严重皮肤不良事件。

### （二）发生部位特点

irAEs 在发病部位特点上与传统抗肿瘤药物有着显著差异，几乎各个器官系统均可发生 ICIs 相关不良事件，但最常受累组织是机体屏障组织，如皮肤（34%～43%）、胃肠道、肝脏以及呼吸道上皮，这与细胞毒性 T 淋巴细胞相关抗原 4（CTLA-4）和程序性死亡受体 1/程序性死亡受体配体 1（PD-1/PD-L1）在这些机体屏障中发挥重要免疫调节作用相关。除此之外，ICIs 大多数不良事件发生在内分泌器官；关节炎症发生率也相对较高，并且关节不良事件在 ICIs 停止治疗后会存在很长时间，关节疼痛导致患者活动能力下降，需要长期治疗；心血管、血液、肾脏、神经和眼部不良事件也可发生，但相对少见。大多数 irAEs 是轻至中度的，偶尔会发生危及生命的 irAEs。

### （三）不同药物的免疫相关不良事件特点

与化疗或其他生物制剂的引起的毒副作用不同，irAEs 是由患者正常器官的过度免疫应答引起，这些毒副作用常导致免疫治疗终止，并可能影响后续疗效。不同类型的 irAEs 引起的 irAEs 发生率不同，总体上来说，CTLA-4 单抗的 irAEs 发生率最高，PD-1 单抗次之，PD-L1 单抗最低。此外，每种抑制剂引起的 irAEs 类型各不一样，伊匹木单抗最常见的 irAE 是皮肤不良事件、胃肠道和肾脏不良事件，帕博利珠单抗则是关节炎、肺炎和肝炎，纳武利尤单抗是内分泌不良事件，而阿替利珠单抗则是甲状腺功能减退。

不同种类 ICI 诱发不同器官和级别的 irAEs，其潜在的生物学机制还不甚清楚。然而，联合治疗的不良事件发生率和严重程度高于单药疗法，且联合治疗还会改变器官特异性 irAEs 的表现。一项纳入 30 名临床确诊的关节炎患者研究显示，接受 ICIs 联合治疗患者更可能出现膝关节炎（OAK），C 反应蛋白（CRP）水平更高，并有类似反应性关节炎表现；而接受 ICI 单药治疗患者最初主要表现为小关节受累和关节炎。此外，联合治疗导致 irAEs 发病时间更早，发病中位时间比单药治疗缩短五分之四。还有研究表明，不同类型肿瘤患者使用相同 ICIs 后，特定器官的 irAEs 发生率是不一样的，这提示不同免疫器官的免疫微环境可能会诱发独特的 irAEs，如与 NSCLC 和肾细胞癌相比，PD-1 单抗治疗黑色素瘤引起的白癜风和胃肠道 irAEs 发生率更高，而肺炎发生率较低。

## 二、免疫检查点抑制剂相关不良事件的筛查和预防

### （一）治疗前评估与筛查

治疗前评估和常规筛查是最关键的一部分。临床医生应详细询问患者既往是否有自身免疫性疾病、感染性疾病及器官特异性疾病，还要评估患者的肠蠕动能力和便秘情况；假如患者出现了 irAEs，这些既往史决定了患者能否接受进一步治疗；如果患者美国东部肿瘤协作组（ECOG）评分已经很低，出现 irAEs 后根本没机会再去接受治疗，就需要暂时推迟免疫治疗。总之，采集患者基础信息和既往治疗史非常重要，能够预测在免疫治疗中可能会出现哪些不良事件，以便能够及时应对。另外，急诊科医生也应掌握预测 irAEs 的相关指标，如 CRP、红细胞沉降率（ESR）水平升高提示 irAEs 发生。易患自身免疫性疾病的最常见因素之一是自身抗体的存在并伴有临床症状。部分 irAEs 患者可能已存在亚临床自身免疫性疾病，在 ICIs 治疗后临床表现为完全的自身免疫性疾病。对患有自身免疫性疾病或有家族史，或出现潜在自身免疫性疾病迹象或症状的患者，在开始 ICIs 前可考虑进行自身抗体筛查，因为这些患者在治疗后发展为完全自身免疫性疾病的风险增加，因此应更密切地随访。在感染性疾病患者中使用 ICIs 治疗需进行有效评估。早期临床试验和病例报告表明，乙型肝

炎病毒（HBV）或丙型肝炎病毒（HCV）感染得到控制的患者使用 ICIs 可获得持久应答，而且安全性可控。在艾滋病病毒感染患者中使用 ICIs，没有观察到意外的 irAEs。与此相反，在实体器官移植患者中，使用 PD-1 和 PD-L1 单抗发生移植物排斥反应的风险很高，所以，尽管 ICIs 治疗对肿瘤有效，但在这一人群中使用 ICIs 应权衡获益与风险后再做决定。≥65 岁患者对 ICIs 的耐受性与年轻人相似，但老年患者应密切监测心血管疾病。接种疫苗对于保护免疫功能受损的癌症患者也很重要，一项研究表明，接受 PD-1 单抗的肺癌患者接种流感疫苗不会诱发 irAEs。在这种复杂的临床情况下，必须采用多学科的方法，在多学科专家支持下进行免疫治疗。

### （二）预测免疫检查点抑制剂相关不良事件的潜在标志物

开始 ICIs 治疗前出现的一些生物标志物与发生 irAEs 的高风险相关（表 15-2）。

表 15-2　预测各类免疫相关不良事件的潜在标志物

| 生物标志物 | irAEs |
| --- | --- |
| 毒蕈碱乙酰胆碱受体 | 肌炎 |
| 甲状腺抗体 | 甲状腺炎 |
| 大疱性类天疱疮抗体 | 皮肤炎 |
| CD74 抗体 | 肺炎 |
| 梭菌目 | 结肠炎 |
| 普拉梭菌 | 结肠炎 |
| 鸟苷酸结合蛋白抗体 | 垂体炎 |

### （三）免疫检查点抑制剂治疗中的定期监测

irAEs 全程管理至关重要，积极预防、早期发现、及时治疗和监测随访均需要我们充分关注。为了更早地发现 irAEs，治疗过程中要进行评估，包括治疗前基线检查、治疗中定期随访、治疗后坚持随访。如果在哪一个阶段出现了 irAEs，就要正确评估 irAEs 的发展程度，然后再根据实际情况给予患者相应的治疗，给予治疗后，不仅要监测 irAEs 的恢复情况，还要判断治疗后能否继续使用 ICIs。基线和随访检查包括血液分析、皮肤科查体、心脏检查、内分泌检查、肺部检查等，以上每一项检查都很重要，如果不进行这些检查，患者早期无症状，医生就无法发现 irAEs；如果在常规检查中发现了问题，就可以避免使用免疫抑制剂，以防患者症状加重，例如早期发现肌酸激酶（CK）升高，可给予患者小剂量激素，甚至仅停药后观察就能恢复，但如果已发生严重甚至致命性的 irAEs 后再去治疗，患者的死亡风险将明显增加。

### （四）接受免疫检查点抑制剂治疗的患者教育

医生不但要了解 irAEs 的毒性谱，而且要能够判断免疫相关风险因素，并将这些及时告知患者及家属，交待家属必须重视患者的任何不适，叮嘱患者及早就诊，避免拖延加重。在用药前应提前告知患者皮肤不良事件是常见的 irAEs，指导患者避免接触皮肤刺激物和阳光直射，不要用手抓挠皮肤，出现皮肤 irAEs 时应积极听取患者主诉，稳定患者情绪，转移其注意力。针对 GIT 要给予患者情感支持，减轻患者焦虑恐惧情绪，并在治疗前后予以适量止吐药，可有效预防 GIT。内分泌不良事件症状多为非特异性且内分泌腺之间相互影响，不利于鉴别诊断，故需定期监测内分泌腺功能，患者出院时应加强用药宣教、叮嘱家属密切观察患者行为和精神状况，发现异常情况应及时就医。

### （五）免疫检查点抑制剂治疗后的定期随访

患者出院时，应加强用药宣教，指导家属密切观察患者身体状况，异常时及时就医。在出院后第一年中每 3 个月评估患者情况，以后每 6 个月评估患者整体状况。目前，对于随访频率和随访内容尚未有专家共识。

## 第二节　免疫检查点抑制剂相关不良事件管理

### 一、治疗管理

irAEs 的治疗取决于受影响的器官系统和 CTCAE 分级的毒性等级，但需要强调的是，普通的 CTCAE 分级可能不适用于某些复杂的 irAEs（如全身性和风湿性）的严重程度分级。CTCAE 1 级 irAEs 患者通常不需要治疗，在大多数情况下，ICIs 可以在密切监测的情况下继续进行或暂时停止；2 级 irAEs 患者应暂停 ICIs，直到不良事件反应减轻，根据器官特异性损害的严重程度或停止 ICIs 治疗后是否持续存在 irAEs，某些患者可以考虑糖皮质激素；而 3 级或 4 级 irAEs 的患者应停用 ICIs 并尽早接受糖皮质激素治疗。一般而言，1 级 irAEs 可由肿瘤科医生进行治疗和监测（尤其是非大疱性皮炎、结肠炎、肝炎、眼部、肾脏、肌肉骨骼和血液学 irAEs），而 2 级及以上 irAEs 或有症状的内分泌 irAEs 如糖尿病或甲状腺疾病应转诊至专科治疗；对于某些器官特异性 irAEs（胰腺炎、垂体炎、肺炎、神经性、风湿性和系统性自身免疫性疾病），无论 CTCAE 的严重程度如何，都应行多学科会诊再决定是否转诊至专科治疗。

### （一）糖皮质激素

糖皮质激素是治疗除内分泌不良事件外 irAEs 的主要药物。泼尼松通常是首选的皮质类固醇，剂量取决于分级和临床严重程度。对于大多数 irAEs 来说，如果在皮质类固醇开始使用后几天内症状改善，则在 4~6 周内逐渐减量。对于 3 级或 4 级 irAEs，开始可以使用甲泼尼龙冲击，如果 48~72 小时后症状改善，则在 4~6 周内逐渐减量。糖皮质激素应在控制活动性全身性疾病所需的最小剂量和最长时间内使用，如果预计长期使用，有必要引入皮质类固醇保留策略或早期启动抗 TNF 和其他单克隆抗体。虽然内分泌性 irAEs 很常见，但很少需要皮质类固醇治疗；皮质类固醇可以缓解垂体或甲状腺急性炎症患者的症状。不建议预防性使用糖皮质激素来预防 irAEs。

### （二）激素替代治疗

有症状性甲状腺功能障碍、垂体功能减退、肾上腺功能减退或 T1DM 患者通常予激素或胰岛素替代治疗，患者很少能完全康复，因此经常需要长期治疗，尤其是皮质激素轴功能失调者。此外，对于内分泌疾病，除非患者有症状或不稳定，否则不需要暂停 ICIs。一旦替代治疗或内分泌 irAEs 治疗开始，ICIs 治疗即可恢复。

### （三）免疫抑制剂

如果 irAEs 在类固醇治疗后 48～72 小时内没有明显改善，或者在没有症状的情况下不能逐渐减量，应该同步添加免疫抑制剂作为糖皮质激素保留剂。此外，含霉酚酸盐的免疫抑制剂可用于治疗类固醇难治性 irAEs，特别是免疫相关肝炎、肾炎、胰腺炎和葡萄膜炎；而皮质类固醇难治性肺炎患者可使用霉酚酸盐或环磷酰胺治疗；关节炎患者可接受羟氯喹或甲氨蝶呤治疗。其他免疫抑制疗法较少用于皮质类固醇难治性 irAEs，包括他克莫司、环孢素和柳氮磺胺嘧啶。

### （四）静脉注射免疫球蛋白和血浆置换

静脉注射免疫球蛋白（IVIg）推荐用于神经系统和血液学 irAEs 二线治疗。由自身抗体直接引起的 irAEs，如某些血液学或神经肌肉性 irAEs，也可通过血浆置换（PE）治疗，清除病原性自身抗体；对重症肌无力（MG）和吉兰 - 巴雷综合征（GBS）的重症患者特别有效。

### （五）单克隆抗体

①英夫利西单抗（一种抗 TNF-α 抗体）：一项非对照描述性研究建议使用英夫利西单抗治疗严重、难治性、免疫相关性结肠炎或炎性关节炎。在大多数情况下，只需单剂量英夫利西单抗就能改善这些 irAEs，但一些患者需要在 2 周后使用第二剂。一项研究表明，对于 3 级和 4 级结肠炎患者，在糖皮质激素的基础上一线加用英夫利西单抗，其症状缓解时间明显短于单用糖皮质激素者。在使用 TNF 抑制剂之前，应进行如结核斑点试验等排查传染病，因为 TNF 抑制剂会增加某些感染（如肺结核）重新激活的风险。②维多珠单抗（一种抗 α4β7- 整合素单抗，抑制 T 淋巴细胞向炎症胃肠黏膜迁移）：可以代替英夫利西单抗治疗免疫相关性结肠炎，使用维得利珠单抗的优势是免疫抑制仅限于胃肠道，避免了全身免疫抑制。③托珠单抗（一种抗 IL-6 单抗）：已被用于一些皮质类固醇难治性 irAEs 的治疗；80% 接受托珠单抗的患者临床症状有改善，在大多数情况下，只需 1～2 剂即可改善临床症状。④利妥昔单抗（一种抗 CD20 单抗）：用于治疗糖皮质激素难治性重症脑炎、自身免疫性细胞减少或严重的大疱性皮肤病。尽管单克隆抗体在治疗类固醇难治性 irAEs 方面有较多好处，但它们与特定的不良反应有关，这可能会限制它们用于某些 irAEs。例如，抗 TNF 抗体用于治疗肺炎时应谨慎使用，其有加重间质性肺病的风险；使用依那西普和利妥昔单抗治疗结肠炎时可能增加炎症性肠病的风险，并增加克罗恩病患者穿孔的风险；此外，有些病例在用那他珠单抗（一种抗 α4 整合素单克隆抗体）治疗时出现了多灶性白质脑病，故应谨慎使用抗 α4 整合素单克隆抗体治疗神经性 irAEs。

### 二、后续行动和监测

irAEs 治疗方法与具体不良事件有关，irAEs 治疗是否影响癌症治疗和何时 ICIs 再挑战是重要的问题，应当综合以下因素考虑。

### （一）不良影响和感染

必须密切监测以发现 irAEs 复发或免疫治疗引起的并发症。一些不良影响很容易识别，如糖尿病、高血压和情绪障碍的恶化，而其他不良影响如感染，则难以检测。虽然 ICIs 不会直接增加感染风险，但是使用糖皮质激素、英夫利西单抗和吗替麦考酚酯等药物治疗 irAEs 可能会增加感染风险。研究显示，接受 CTLA-4 和/或 PD-1 单抗治疗的黑色素瘤患者中，约 6% 患者存在严重感染包括细菌性肺炎、腹腔感染、艰难梭菌相关性腹泻、侵袭性肺曲霉病、肺孢子菌肺炎和巨细胞病毒性结肠炎等；与接受单药治疗患者相比，接受两药联合治疗的患者感染率更高。此外，ICIs 还可能导致结核分枝杆菌（TB）、HBV 和 HCV 重新激活，因此，在给予癌症患者 ICIs 之前，应评估既往感染史和病毒感染（如 HIV 或病毒性肝炎）的风险因素。

另外，ICIs 联合化疗治疗恶性肿瘤时会导致血细胞减少从而降低患者的抗感染能力进而导致机会性感染。因此，在联合治疗时需监测全血细胞数量，当出现血细胞数量减少时应及时纠正并酌情进行预防性抗感染治疗。

### （二）"Re-challenge" 治疗策略

在美国肿瘤临床学会（ASCO）和欧洲肿瘤内科学会（ESMO）的指南中，所有 4 级 irAEs 都建议永久停用 ICIs，ASCO 的指南建议 3 级心肌炎、肺炎、肾炎、肝炎和严重神经毒性患者永久停用 ICIs。在剩下的病例中，一旦 irAEs 解决需评估患者能否从 ICIs 治疗中受益。在 PD-1 单抗或 PD-L1 单抗治疗期间发生 irAEs 的患者中，33%~50% 重新引入 PD-1 单抗或 PD-L1 单抗后复发或新发 irAEs；相比之下，在联合治疗（CTLA-4 单抗和 PD-1 单抗）期间发生 irAEs 的患者中，仅引入 PD-1 单抗有 18%~21% 复发或新发 irAEs。"Re-challenge" 治疗策略的决定应基于每个患者潜在风险受益比。何时重新启动 ICIs 应由多学科讨论决定，再次挑战后 irAEs 复发相关的危险因素还没有完全明确，除了起始 irAEs 的时间更短，以及恢复 CTLA-4 单抗比恢复 PD-1 或 PD-L1 单抗后复发的风险更高。

### 三、缓解免疫相关不良事件策略

目前主要有 6 种缓解 irAEs 的策略在研究中。①针对 irAEs 高危人群，应当谨慎使用 ICIs，考虑其获益风险比（HR）；②密切观察，一旦发生 irAEs，尽早使用可用的免疫抑制药物对其进行治疗，如皮质类固醇和/或英夫利西单抗；③调整 ICIs 的剂量和时间，就像黑色素瘤 Check Mate 511 试验或肺癌 Check Mate 227 试验一样，使用较低剂量和/或频率较低的伊匹木单抗给药以维持益处但减少免疫相关不良事件；④开发毒性更低且与 irAEs 无关的替代检查点、免疫疗法或激动性抗体，如将 NKTR-214（一种 IL-2 信号通路激动剂）与 PD-1 单抗结合，该结合已显示出持久的应答，而 irAEs 没有相应增加；⑤重新靶向 ICIs 抗体，以限制其系统暴露；⑥可以重新使用新的药物或者新的方法，如改变微生物群可以改善 irAEs 的发生。

## 第三节　生活质量与生存结局

### 一、生活质量

irAEs 常对老年人的生活质量影响更大。与其他抗癌疗法相比，ICIs 耐受性良好，即使 3 级和 4 级 irAEs 也不能转化为临床上有意义的健康相关生命质量的差异，但与健康相关的生活质量却明显降低。研究发现 irAEs 对接受 ICIs 治疗幸存患者的心理健康存在潜在影响，如更多的黑色素瘤和脑转移患者因 ICIs 而存活更长时间，常出现社会、心理、神经认知和与健康有关的生活质量问题。

## 二、生存结局

发生 irAEs 患者往往比未发生 irAEs 者表现出更好地对癌症治疗反应，提示自身免疫与 ICIs 引起的抗肿瘤作用密切相关；与未发生 irAEs 患者相比，发生 irAEs 者在无进展生存率、总生存率和总有效率方面明显改善，相较于 CTLA-4 单抗，这在 PD-1 单抗和 PD-L1 单抗中表现更加一致。在与提高存活率相关的器官特异性 irAEs 中，皮肤系统 irAEs 特别是皮疹和白癜风表现尤为明显。然而，关于 irAEs 其他特异性因素（如受累器官、严重程度、发病时间或治疗）在增加生存率方面可能起到的作用有待研究。

尽管在癌症结局方面有这些明显的好处，但 irAEs 的发展与不可逆转的器官损害有关，某些情况下可能是致命的。不同治疗方案的死亡原因差异很大，例如，70% 与 CTLA-4 单抗相关的死亡是由于结肠炎，而与 PD-1 单抗和 PD-L1 单抗相关的死亡通常是由于肺炎（35%）、肝炎（22%）和神经毒性（15%）。在接受联合治疗（PD-1 和 CTLA-4 单抗）死亡的患者中，37% 是由结肠炎引起，25% 是由心肌炎引起。此外，死亡时间也因所使用的 ICIs 而异，联合治疗在 ICIs 开始后早期死亡，从症状开始到死亡的中位时间为 14.5 天，而单一治疗为 32 天。在各类 irAEs 中，心肌炎死亡率最高，其次为 MG、间质性肺病、结肠炎，其他与 irAEs 相关的死亡已报告还有肝炎、GBS 或自身免疫性细胞减少等。

## 第四节　展望

目前，努力制定以证据为基础的多学科管理指南和快速纳入某些新的防治方法，有望减少 irAEs 的多样性和严重性。未来研究的主要目标应该是开发更有效的治疗管理措施，并努力开展更精确的机制研究，以更全面的了解 irAEs 的病理生理学机制；基于此，未来 irAEs 研究方向笔者认为可以从以下几方面进行思考。

### 一、探索预测免疫相关不良事件的发生和严重程度的指标

目前为止，临床上还无法准确预测哪些患者会出现 irAEs，以及不良事件的严重程度。因此，通过相关指标精准的筛选免疫治疗的获益人群和预测 irAEs 的研究显得至关重要。

### （一）肠道菌群

近年来越来越多的研究发现，肠道菌群不仅参与了多种疾病的发生，还与 irAEs 相关。虽然相关的调控机制还不是很清楚，但是，肠道菌群失调可能会加重患者 irAEs 症状。所以，有学者建议在免疫治疗前、中、后等多个连续时间点采集患者粪便样本，结合肠道微生物组测序技术，深入挖掘高通量多组学数据，鉴定出 irAEs 相关的肠道微生物。肠道微生物通过与免疫细胞发生相互作用重新编程肿瘤免疫微环境，从而改善 ICIs 反应。值得注意的是，微生物衍生的循环代谢物可以调节人体生理机能，并从其在肠道中的原始位置扩散到局部和全身，介导抗肿瘤免疫反应，从而提高 ICIs 疗效。利用肠道微生物联合 ICIs 的治疗策略，例如选择适当的抗生素、摄入益生菌、粪菌移植和细菌基因工程等，可能为减轻 irAEs 提供新的研究方向，而且，进一步了解 ICIs 与肠道微生物群之间的作用机制，准确识别免疫刺激剂和免疫抑制菌株，有望为 ICI 开发更有效的联合治疗策略和推进精准医疗策略提供帮助。

### （二）免疫相关细胞

免疫相关细胞在肿瘤免疫治疗过程中发挥着重要作用，其功能异常可能导致自身免疫性疾病，除了免疫细胞，肿瘤微环境（TME）中其他细胞也值得关注，如肿瘤成纤维细胞。这些细胞不同的转录组特征、信号通路和异质性有助于 irAEs 的有效分层和管理，针对这些特异性的免疫相关细胞，可能会带来新的治疗方法，并为预测 irAEs 提供一定的理论支撑。有研究通过分析 73 例经 ICIs 治疗出现 irAEs 的肿瘤患者，其中 57 例治疗后出现嗜酸性粒细胞增多，并且与 irAEs 出现具有显著相关性（尤其内分泌系统 irAEs），因此推测嗜酸性粒细胞数量能作为 irAEs 的预测指标。

### （三）细胞因子

白细胞介素、肿瘤坏死因子（TNF）和干扰素等多种细胞因子是肿瘤免疫必不可少的组成成分。irAEs 出现时，患者机体中某些细胞因子也会发生显著变化，这些细胞因子可能增强免疫系统，以往的研究表明细胞因子水平高低与 irAEs 是否发生存在明显相关关系，提示深入研究细胞因子有利于及时干预 irAEs。目前已有不少涉及细胞因子与 irAEs 的报道，包括 IL-6、IL-17、IL-10、IL-1RA、IL-8、IL-2RA 和可溶性 CD163、CD25 等。遗憾的是，这些丰富的研究结果还未得到进一步的临床验证，有些结果甚至前后矛盾，这可能与外周血血清中细胞因子不稳定有关，患者血清的采集时间、基础代谢率高低、是否使用激素类药物，甚至短暂剧烈运动、储存温度等都会对细胞因子的数量产生影响；这些客观因素导致对接受 ICIs 治疗患者细胞因子的检测很难标准化，不能统一比较分析检测结果。在未来的研究中，需要建立统一的标准来检测细胞因子，对检测结果的分析也应依据患者自身情况。

### （四）肿瘤突变负荷

肿瘤突变负荷（TMB）定义为肿瘤样本中每百万 DNA 碱基突变的数量，它反映了肿瘤细胞基因组发生变异的程度和肿瘤异质性。许多研究也表明，高 TMB 与高免疫治疗获益具有明显相关性，高 TMB 肿瘤患者能够获得更多新生抗原，使肿瘤免疫原性变强从而加强与 ICIs 的反应；同时，这也可能加强 irAEs 风险，已有研究表明，在 PD-1 单抗治疗期间 irAEs 与多种癌症类型中 TMB 存在显著的正相关，TMB 中位数越高，irAEs 的发生率就越高。最近有研究检测了 TCGA 中具有不同 TME 特征的 31 种癌症类型中免疫相关因子水平，并将其与 2 277 名接受 ICIs 治疗（PD-1/PD-L1 单抗）患者的 TMB 和反应数据相结合，结果显示，TME 中高水平的 M1 型巨噬细胞和低静息的树突状细胞（DC）代表具有高 TMB 效力的癌症类型，且建立了基于这两种免疫因子的模型准确预测特定癌症类型中对 TMB 的影响；该团队还利用现有数据研究 TMB 在一种新的、尚未探索或探索不足的癌症类型中能否作为疗效和 irAEs 的有效指标，并将 TMB 与其他变量相结合，得到更具有预测性的指标。

### （五）多指标联合预测

目前大多数研究都使用生物样本来挖掘预测 irAEs 的指标，如患者的外周血或粪便样本。在血液样本中检测到的 irAEs 生物标志物包括 HLA、CD177、CEACAM1、某些细胞因子和抗甲状腺自身抗体和其他自身免疫相关的抗体等；淋巴细胞、嗜酸性粒细胞、B 淋巴细胞或整个白细胞群的丰度及淋巴细胞与单核细胞比率、中性粒细胞与淋巴细胞比率或血小板与淋巴细胞的比率也被认为是 irAEs 的潜在指标。但是，外周血固有地整合了机体系统反应，故这些指标不仅受 irAEs 的影响，还受感染、肿瘤负荷、抗肿瘤反应和恶性肿瘤类型的影响；另外，由于样本收集的成本限制和时间限制，导致相关的研究规模较小，纳入数量不足，试验结果可能没有足够的说服力；此外，这些对 irAEs 的研究大多集中在最常见的器官，如皮肤、胃肠道和内分泌腺，导致识别特定器官的 irAEs 的指标通常不能预测其他系统的 irAEs。因此，鉴于外周血单一的指标可能不具有足够准确的预测性，所以需要将多种指标综合起来去预测 irAEs，可将真实世界数据（RWD）和多组学数据结合起来探索最佳的组合指标预测 irAEs。

## 二、利用大数据研究免疫相关不良事件

由于 irAEs 发生部位和时间不同，想要进行大规模的临床研究是件很不容易的事情。最近研究表明，通过比较分析临床数据、RWD 和多组学数据有助于探索 irAEs 潜在机制和临床表现。

### （一）整合临床研究数据

随机临床试验是评估潜在 irAEs 有效性和安全性的金标准，irAEs 相关临床反应及管理指南促使临床试验人员定期记录和报告这些不良事件，为研究 ICIs 单一治疗和联合治疗相关 irAEs 的发病率提供了机会。根据美国临床试验注册库的数据，在近十年期间，超过 1 000 项临床试验在多达 10 万名癌症患者中使用了 PD-1/PD-L1 单抗，这些临床试验的患者都有明确的纳排标准、干预措施或既往病史等方面内容，并且样本数量大，所以可以作为循证医学和临床决策的重要数据来源。

然而，临床研究数据来源于已发表文献的研究结果，可能不包括 meta 分析所需的关键信息；另外，鉴于肿瘤类型和分期、药物剂量和时间、研究类型等多方面的异质性使汇总工作变得更加复杂化；在不同的临床试验中，关于 irAEs 的定义和诊断也各不一样。为了解决这些存在的问题，可以在收集临床试验中患者安全数据时建立一些准则来标准化 irAEs 定义，如 irAEs 症状、解决日期和类固醇使用持续时间；这项举措需要由专科临床医生、制药和生物技术公司、临床研究组织者和其他利益相关者的代表组成小组进行协调和实施。此外，"Clinical Study Data Request.com" 是一个对外开放的数据资源，用于共享临床试验的患者数据，以便推动科学创新发展，改善医疗保健。因此，利用这两个数据库，研究人员可以获取高质量的 irAEs 相关研究数据。

### （二）大规模真实世界数据

RWD 收集的是各种与患者身体状况或治疗有关的日常数据。从这个角度，我们可以更加关注记录了大量患者数据和疾病登记的数据库，如来自美国食品药品监督管理局（FDA）的药物警戒数据、医疗保险索赔数据和电子病历等。其中，美国食品药品监督管理局不良事件报告系统（FAERS）和世界卫生组织全球不良反应数据库（VigiBase）已广泛应用于 irAEs 研究中。然而，RWD 最大的缺点就是数据质量不能得到保障。由于药物警戒数据库相关报告系统的自愿性质和记录来源不一（如医疗保健提供者、赞助临床试验的制药公司或其他临床医生），可能造成数据质量不同、数据字段不完整和重复报告；医疗保险索赔数据库仅从投保个人和保险范围内的医疗活动中收集信息，故一些患者数据没有包括在内；此外，如果患者在多个医疗中心接受医疗服务，他们完整的临床数据集可能难以获得。为了克服这些缺点，建议免疫肿瘤学专家规范 irAEs 的监测、诊断和治疗，期望未来 irAEs 研究中可用的 RWD 质量得到显著提高。

### （三）多组学数据

由于高通量测序技术的发展，近年来相关的转录组、基因组、蛋白组和代谢组学测序数据量呈爆炸式增长，联合这些多组学数据为全面研究 irAEs 的病因和潜在机制提供了广阔平台。例如，英国生物银行（UK Biobank, UKB）的数据被用于开发甲状腺功能减退的多基因风险评分，进而用于评估甲状腺 irAEs 的风险；使用 TCGA 数据库全面调查分子特征，并将其与 RWD 药物警戒数据库进行比对，以确定 irAEs 发生的潜在生物标志物。虽然目前这些组学数据在种族、社会经济和地区等方面存在较大差异，但可以通过招募不同种族人群（特别是代表性不足的人群）参与临床研究、改善医疗机构的开放性以及建立国际和区域间合作等措施来减轻这种差异。

综上所述，整合的临床试验研究数据、大规模 RWD 和多组学数据的汇总数据能为研究 irAEs 提供更为开阔的研究思路，更重要的是这种联合可以推进这一领域深入发展。随着大量资源投入免疫治疗临床试验和药物开发中，大数据分析还有可能揭示 irAEs 潜在的重要机制，并反过来为临床管理提供新的方法。

### 三、免疫检查点抑制剂相关不良事件风险相关人口统计学和计量学特征

实施 ICIs 治疗癌症患者的人口统计学和计量学因素如年龄、性别和体重指数是否能预测 irAEs 发生，目前研究得还不够透彻，常规的临床决策也没有充分考虑这些因素。衰老可以引起机体发生广泛的变化，这些变化几乎包括了免疫系统的每一个部分，这个过程被称为免疫衰老，所以 ICIs 在年长和年轻患者中引起免疫反应也许是不同的，但到目前为止年龄能否预测 irAEs 还没有明确的定论。另外，患者性别对自身和外来抗原免疫反应的影响也是必须考虑的，有研究表明接受免疫治疗的女性患者发生症状性不良事件 HR 比男性高出 66%，接受免疫治疗的女性患者更有可能发生严重血液学免疫不良事件；所以，有必要进一步研究性激素与 irAEs 之间的相关性。此外，肥胖症对癌症具有矛盾的影响，其可能会促进肿瘤的免疫功能障碍，但却能增加 PD-1/PD-L1 单抗的功效。因此，需要进行全面的研究，利用大数据分析可以阐明人口统计学和人体计量学因素与 irAEs 的关系，鉴于每种数据库的优缺点，将多种数据库结合起来可能更有说服力。

### 四、免疫检查点抑制剂相关不良事件与免疫检查点抑制剂疗效关系

irAEs 的发生可以预测 ICIs 的治疗效果，已有研究表明，发生这些不良事件的患者比没有发生的患者预后更好，但也有其他研究指出 irAEs 与 ICIs 疗效之间不存在关联。所以，目前 irAEs 的发生部位、发病时间和 ICIs 治疗持续时间等是否会影响 ICIs 的治疗疗效仍值得深入探索。一般来说，这种研究是根据患者发生或未发生 irAEs、客观缓解率（ORR）、无进展生存期（PFS）、总生存率（OS）、疾病控制率和/或无复发生存率进行分层的。许多研究报道了 irAEs 的发生与 ORR 和 PFS 之间存在正相关，特别是在 NSCLC 和黑色素瘤患者中，但也在其他癌症类型如肾细胞癌、头颈部鳞状细胞癌和胃癌的患者中发现类似结果。其他研究表明器官特异性 irAEs 特别是皮肤、胃肠道和/或内分泌腺可能与更好的治疗结局相关。此外，与单个 irAE 相比，多个 irAEs 患者的中位生存时间明显更长。但值得注意的是，胰腺 irAEs 患者通常 OS 更差。然而，上述大多数单个临床研究都受到样本数量少的限制，这表明使用大数据进行分析可能有希望弥补这一缺点。

## 五、新一代免疫检查点抑制剂与免疫检查点抑制剂相关不良事件

新一代的 ICIs 与 irAEs 的发病率有待进一步研究。新的双特异性抗体、以抗体为基础的替代结构（同时靶向多种肿瘤和免疫成分，并可选择性地增强定位的、靶向肿瘤的免疫活性）和双重免疫调节剂［靶向抑制性 PD-1 和淋巴细胞激活基因 3（LAG-3）或靶向刺激性 OX40 和抑制性 CTLA-4］即将出现。国内已上市的 PD-1/CTLA-4 双特异性抗体卡度尼利单抗在单药用于治疗各类肿瘤中，观察到发生率≥10% 的 irAEs 包括皮疹、贫血、甲状腺功能减退症、天冬氨酸转氨酶（AST）升高、丙氨酸转氨酶（ALT）升高、瘙痒症、疲乏和蛋白尿，3 级以上不良事件主要是输液相关反应和贫血；此外，已观察到 LAG-3 联合 PD-1 单抗最常见的 irAEs 是疲劳和皮疹，也会出现 3 级或更高级别的不良事件；另外，随着肿瘤精准治疗发展，更多的定位免疫治疗是否会影响触发 irAEs 的频率和严重程度将是一个重要的问题，为了最大限度地减少组织外效应，已经设计了用于体内局部和持续释放的给药系统，包括纳米颗粒、支架、水凝胶和细胞，可以装载多种治疗剂，这些治疗剂根据患者活检样本中确定的靶点来选择，但这些系统是否减少 irAEs 的发展还需要进一步研究。

## 第五节 总结

总之，irAEs 的出现对于肿瘤患者有利有弊；即便越来越多的证据显示 irAEs 与 ICIs 有效性具有一定正相关性，但严重的 irAEs 会对患者造成不可挽救的伤害，甚至威胁到生命。这就要求临床工作者严格把控整个过程，对接受 ICIs 治疗患者，治疗前应进行基线检查、主动预防，治疗中严密观察、定期监测，及时诊断 irAEs 和及时处理，后期加强随访。免疫治疗为癌症患者带来了新的抗癌武器，irAEs 可以帮助机体激活抗肿瘤免疫，然而，如果过度激活，免疫细胞就会攻击机体正常组织，伤及自身，所以如何安全有效地利用这把双刃剑，值得我们深思。

（张琳琳　孔光耀）

## 参考文献

[1]  MOK T S K, WU Y L, KUDABA I, et al. Pembrolizumab versus chemotherapy for previously untreated, PD-L1-expressing, locally advanced or metastatic non-small-cell lung cancer (KEYNOTE-042): a randomised, open-label, controlled, phase 3 trial[J]. Lancet, 2019, 393(10183): 1819-1830.

[2]  KENNEDY L B, SALAMA A. A review of cancer immunotherapy toxicity[J]. CA Cancer J Clin, 2020, 70(2): 86-104.

[3]  TESFAYE S, SLOAN G, PETRIE J, et al. Comparison of amitriptyline supplemented with pregabalin, pregabalin supplemented with amitriptyline, and duloxetine supplemented with pregabalin for the treatment of diabetic peripheral neuropathic pain (OPTION-DM): a multicentre, double-blind, randomised crossover trial[J]. Lancet, 2022, 400(10353): 680-690.

[4]  ROHAAN M W, BORCH T H, VAN DEN BERG J H, et al. Tumor-Infiltrating Lymphocyte Therapy or Ipilimumab in Advanced Melanoma[J]. N Engl J Med, 2022, 387(23): 2113-2125.

[5]  TAWBI H A, SCHADENDORF D, LIPSON E J, et al. Relatlimab and Nivolumab versus Nivolumab in Untreated Advanced Melanoma[J]. N Engl J Med, 2022, 386(1): 24-34.

[6]  SALEM J E, ALLENBACH Y, VOZY A, et al. Abatacept for Severe Immune Checkpoint Inhibitor-Associated Myocarditis[J]. N Engl J Med, 2019, 380(24): 2377-2379.

[7]  SULLIVAN R J, WEBER J S. Immune-related toxicities of checkpoint inhibitors: mechanisms and mitigation strategies[J]. Nat Rev Drug Discov, 2022, 21(7): 495-508.

[8]  RAMOS-CASALS M, BRAHMER J R, CALLAHAN M K, et al. Immune-related adverse events of checkpoint inhibitors[J]. Nat Rev Dis Primers, 2020, 6(1): 38.

[9]  HWANG W L, PIKE L, ROYCE T J, et al. Safety of combining radiotherapy with immune-checkpoint inhibition[J]. Nat Rev Clin Oncol, 2018, 15(8): 477-494.

[10]  JOHNSON D B, NEBHAN C A, MOSLEHI J J, et al. Immune-checkpoint inhibitors: long-term implications of toxicity[J]. Nat Rev Clin Oncol, 2022, 19(4): 254-267.

[11]  DOUGAN M, LUOMA A M, DOUGAN S K, et al. Understanding and treating the inflammatory adverse events of cancer immunotherapy[J]. Cell, 2021, 184(6): 1575-1588.

[12]  ZHOU X, YAO Z, BAI H, et al. Treatment-related adverse events of PD-1 and PD-L1 inhibitor-based combination therapies in clinical trials: a systematic review and meta-analysis[J]. Lancet Oncol, 2021, 22(9): 1265-1274.

[13]  BOORJIAN S A, ALEMOZAFFAR M, KONETY B R, et al. Intravesical nadofaragene firadenovec gene therapy for BCG-unresponsive non-muscle-invasive bladder cancer: a single-arm, open-label, repeat-dose clinical trial[J]. Lancet Oncol, 2021, 22(1): 107-117.

[14]  SALEM JE, MANOUCHEHRI A, MOEY M, et al. Cardiovascular toxicities associated with immune checkpoint inhibitors: an observational, retrospective, pharmacovigilance study[J]. Lancet Oncol, 2018, 19(12): 1579-1589.

[15]  DOMS J, PRIOR J O, PETERS S, et al. Tocilizumab for refractory severe immune checkpoint

inhibitor-associated myocarditis[J]. Ann Oncol, 2020, 31(9): 1273-1275.

[16] HAANEN J, OBEID M, SPAIN L, et al. Management of toxicities from immunotherapy: ESMO Clinical Practice Guideline for diagnosis, treatment and follow-up[J]. Ann Oncol, 2022, 33(12): 1217-1238.

[17] HAANEN J, ERNSTOFF M S, WANG Y, et al. Autoimmune diseases and immune-checkpoint inhibitors for cancer therapy: review of the literature and personalized risk-based prevention strategy[J]. Ann Oncol, 2020, 31(6): 724-744.

[18] TOPALIAN S L, SZNOL M, MCDERMOTT D F, et al. Survival, Durable Tumor Remission, and Long-Term Safety in Patients With Advanced Melanoma Receiving Nivolumab[J]. J Clin Oncol, 2023, 41(5): 943-954.

[19] SCHNEIDER B J, NAIDOO J, SANTOMASSO B D, et al. Management of Immune-Related Adverse Events in Patients Treated With Immune Checkpoint Inhibitor Therapy: ASCO Guideline Update[J]. J Clin Oncol, 2021, 39(36): 4073-4126.

[20] D'SOUZA M, NIELSEN D, SVANE I M, et al. The risk of cardiac events in patients receiving immune checkpoint inhibitors: a nationwide Danish study[J]. Eur Heart J, 2021, 42(16): 1621-1631.

[21] TISON A, GARAUD S, CHICHE L, et al. Immune-checkpoint inhibitor use in patients with cancer and pre-existing autoimmune diseases[J]. Nat Rev Rheumatol, 2022, 18(11): 641-656.

[22] YAU T, KANG Y K, KIM T Y, et al. Efficacy and Safety of Nivolumab Plus Ipilimumab in Patients With Advanced Hepatocellular Carcinoma Previously Treated With Sorafenib: The CheckMate 040 Randomized Clinical Trial[J]. JAMA Oncol, 2020, 6(11): e204564.

[23] KOSTINE M, FINCKH A, BINGHAM C O, et al. EULAR points to consider for the diagnosis and management of rheumatic immune-related adverse events due to cancer immunotherapy with checkpoint inhibitors[J]. Ann Rheum Dis, 2021, 80(1): 36-48.

[24] DELANOY N, MICHOT J M, COMONT T, et al. Haematological immune-related adverse events induced by anti-PD-1 or anti-PD-L1 immunotherapy: a descriptive observational study[J]. Lancet Haematol, 2019, 6(1): e48-e57.

[25] AWADALLA M, MAHMOOD S S, GROARKE J D, et al. Global Longitudinal Strain and Cardiac Events in Patients With Immune Checkpoint Inhibitor-Related Myocarditis[J]. J Am Coll Cardiol, 2020, 75(5): 467-478.

[26] MULDER F I, HORVÁTH-PUHÓ E, VAN ES N, et al. Venous thromboembolism in cancer patients: a population-based cohort study[J]. Blood, 2021, 137(14): 1959-1969.

[27] YUAN L, TATINENI J, MAHONEY K M, et al. VISTA: A Mediator of Quiescence and a Promising Target in Cancer Immunotherapy[J]. Trends Immunol, 2021, 42(3): 209-227.

[28] CHEN X, AFFINATI A H, LEE Y, et al. Immune Checkpoint Inhibitors and Risk of Type 1 Diabetes[J]. Diabetes Care, 2022, 45(5): 1170-1176.

[29] GEISLER A N, PHILLIPS G S, BARRIOS D M, et al. Immune checkpoint inhibitor-related dermatologic adverse events[J]. J Am Acad Dermatol, 2020, 83(5): 1255-1268.

[30] WONGVIBULSIN S, PAHALYANTS V, KALINICH M, et al. Epidemiology and risk factors for the development of cutaneous toxicities in patients treated with immune-checkpoint inhibitors: A United States population-level analysis[J]. J Am Acad Dermatol, 2022, 86(3): 563-572.

[31] THOMPSON J A, SCHNEIDER B J, BRAHMER J, et al. NCCN Guidelines Insights: Management of

Immunotherapy-Related Toxicities, Version 1. 2020[J]. J Natl Compr Canc Netw, 2020, 18(3): 230-241.

[32] AJANI J A, D'AMICO T A, BENTREM D J, et al. Gastric Cancer, Version 2.2022, NCCN Clinical Practice Guidelines in Oncology[J]. J Natl Compr Canc Netw, 2022, 20(2): 167-192.

[33] TISON A, QUÉRÉ G, MISERY L, et al. Safety and Efficacy of Immune Checkpoint Inhibitors in Patients With Cancer and Preexisting Autoimmune Disease: A Nationwide, Multicenter Cohort Study[J]. Arthritis Rheumatol, 2019, 71(12): 2100-2111.

[34] SUN X, ZHANG T, LI M, et al. Immunosuppressive B cells expressing PD-1/PD-L1 in solid tumors: A mini review[J]. QJM, 2019, 26: hcz162.

[35] GALLAN A J, ALEXANDER E, REID P, et al. Renal Vasculitis and Pauci-immune Glomerulonephritis Associated With Immune Checkpoint Inhibitors[J]. Am J Kidney Dis, 2019, 74(6): 853-856.

[36] BRAHMER J R, ABU-SBEIH H, ASCIERTO P A, et al. Society for Immunotherapy of Cancer (SITC) clinical practice guideline on immune checkpoint inhibitor-related adverse events[J]. J Immunother Cancer, 2021, 9(6): e002435.

[37] GLUTSCH V, GRÄN F, WEBER J, et al. Response to combined ipilimumab and nivolumab after development of a nephrotic syndrome related to PD-1 monotherapy[J]. J Immunother Cancer, 2019, 7(1): 181.

[38] KOBAYASHI T, IWAMA S, YASUDA Y, et al. Pituitary dysfunction induced by immune checkpoint inhibitors is associated with better overall survival in both malignant melanoma and non-small cell lung carcinoma: a prospective study[J]. J Immunother Cancer, 2020, 8(2): e000779.

[39] SAADE A, MANSUET-LUPO A, ARRONDEAU J, et al. Pericardial effusion under nivolumab: case-reports and review of the literature[J]. J Immunother Cancer, 2019, 7(1): 266.

[40] GONG J, DROBNI Z D, ZAFAR A, et al. Pericardial disease in patients treated with immune checkpoint inhibitors[J]. J Immunother Cancer, 2021, 9(6): e002771.

[41] MARINI A, BERNARDINI A, GIGLI G L, et al. Neurologic Adverse Events of Immune Checkpoint Inhibitors: A Systematic Review[J]. Neurology, 2021, 96(16): 754-766.

[42] LEONHARD S E, VAN DER EIJK A A, ANDERSEN H, et al. An International Perspective on Preceding Infections in Guillain-Barré Syndrome: The IGOS-1000 Cohort[J]. Neurology, 2022, 99(12): e1299-e1313.

[43] BAIR S M, CHOUEIRI T K, MOSLEHI J. Cardiovascular complications associated with novel angiogenesis inhibitors: emerging evidence and evolving perspectives[J]. Trends Cardiovasc Med, 2013, 23(4): 104-113.

[44] SALZMANN M, TOSEV G, HECK M, et al. Male fertility during and after immune checkpoint inhibitor therapy: A cross-sectional pilot study[J]. Eur J Cancer, 2021, 152: 41-48.

[45] KRAMER R, ZAREMBA A, MOREIRA A, et al. Hematological immune related adverse events after treatment with immune checkpoint inhibitors[J]. Eur J Cancer, 2021, 147: 170-181.

[46] AGOSTINETTO E, EIGER D, LAMBERTINI M, et al. Cardiotoxicity of immune checkpoint inhibitors: A systematic review and meta-analysis of randomised clinical trials[J]. Eur J Cancer, 2021, 148: 76-91.

[47] AI Q, CHEN W, LI Y, et al. Upper Gastrointestinal Tract IrAEs: A Case Report About Sintilimab-Induced Acute Erosive Hemorrhagic Gastritis[J]. Front Immunol, 2022, 13: 840916.

[48] CHENNAMADHAVUNI A, ABUSHAHIN L, JIN N, et al. Risk Factors and Biomarkers for Immune-Related Adverse Events: A Practical Guide to Identifying High-Risk Patients and Rechallenging Immune Checkpoint Inhibitors[J]. Front Immunol, 2022, 13: 779691.

[49] WU J, SONG Y, CHEN X, et al. Camrelizumab for relapsed or refractory classical Hodgkin lymphoma: Extended follow-up of the multicenter, single-arm, Phase 2 study[J]. Int J Cancer, 2022, 150(6): 984-992.

[50] OKADA K, SEKI M, YAGUCHI H, et al. Polyradiculoneuropathy induced by immune checkpoint inhibitors: a case series and review of the literature[J]. J Neurol, 2021, 268(2): 680-688.

[51] SEKI M, KITANO S, SUZUKI S. Neurological disorders associated with immune checkpoint inhibitors: an association with autoantibodies[J]. Cancer Immunol Immunother, 2022, 71(4): 769-775.

[52] LUPI I, BRANCATELLA A, CETANI F, et al. Activating Antibodies to The Calcium-sensing Receptor in Immunotherapy-induced Hypoparathyroidism[J]. J Clin Endocrinol Metab, 2020, 105(5): dgaa092.

[53] ALBARRÁN V, CHAMORRO J, ROSERO D I, et al. Neurologic Toxicity of Immune Checkpoint Inhibitors: A Review of Literature[J]. Front Pharmacol, 2022, 13: 774170.

[54] COZMA A, SPORIS N D, LAZAR A L, et al. Cardiac Toxicity Associated with Immune Checkpoint Inhibitors: A Systematic Review[J]. Int J Mol Sci, 2022, 23(18): 10948.

[55] VENNERI M A, FRANCESCHINI E, SCIARRA F, et al. Human genital tracts microbiota: dysbiosis crucial for infertility[J]. J Endocrinol Invest, 2022, 45(6): 1151-1160.

[56] LI C, BHATTI S A, YING J. Immune Checkpoint Inhibitors-Associated Cardiotoxicity[J]. Cancers (Basel), 2022, 14(5): 1145.

[57] PIZZAMIGLIO C, PITCEATHLY R, LUNN M P, et al. Factors associated with the severity of COVID-19 outcomes in people with neuromuscular diseases: Data from the International Neuromuscular COVID-19 Registry[J]. Eur J Neurol, 2023, 30(2): 399-412.

[58] PASCHOU S A, LIONTOS M, ELEFTHERAKIS-PAPAIAKOVOU E, et al. Oncological Patients With Endocrine Complications After Immunotherapy With Checkpoint Inhibitors Present Longer Progression-Free and Overall Survival[J]. Front Oncol, 2022, 12: 847917.

[59] PATEL R P, PARIKH R, GUNTURU K S, et al. Cardiotoxicity of Immune Checkpoint Inhibitors[J]. Curr Oncol Rep, 2021, 23(7): 79.

[60] THOUVENIN L, OLIVIER T, BANNA G, et al. Immune checkpoint inhibitor-induced aseptic meningitis and encephalitis: a case-series and narrative review[J]. Ther Adv Drug Saf, 2021, 12: 20420986211004745.

[61] ZHAO Y, CAO Y, WANG X, et al. Treatment of PD-1 Inhibitor-Associated Toxic Epidermal Necrolysis: A Case Report and Brief Review[J]. Onco Targets Ther, 2022, 15: 345-351.

[62] KAZAMEL M, STINO A M, SMITH A G. Metabolic syndrome and peripheral neuropathy[J]. Muscle Nerve, 2021, 63(3): 285-293.

[63] RAMBHIA P H, REICHERT B, SCOTT J F, et al. Immune checkpoint inhibitor-induced sarcoidosis-like granulomas[J]. Int J Clin Oncol, 2019, 24(10): 1171-1181.

[64] TSO D K, AVERY L L, LEV M H, et al. Nivolumab-induced small bowel obstruction and perforation: a rare but life-threatening side effect of immunotherapy[J]. Emerg Radiol, 2020, 27(1): 107-110.

[65] ALEXANDRIS D, ALEVIZOPOULOS N, GAKIOPOULOU H, et al. Cutaneous Stevens Johnson - Toxic Epidermal Necrolysis Immunotherapy related Toxicities in Lung Cancer Patients[J]. J Oncol Pharm Pract, 2022, 28(5): 1276-1282.

[66] 王文娴，宋正波，张沂平. 肿瘤免疫检查点抑制剂相关的心脏毒性 [J]. 中华肿瘤杂志，2020，

42（7）：609-613.

[67] 吕明圣，王洪武，班承钧，等. 2022 年冬季京冀鲁地区 196 例新型冠状病毒奥密克戎变异株感染者临床表现及中医证候分析 [J]. 北京中医药大学学报，2023，46（5）：644-650.

[68] 陆舜，刘天舒. 免疫检查点抑制剂相关不良事件的研究进展 [J]. 中国临床医学，2020，27（6）：903-908.

[69] 张璐宁，谢长生. 恶性肿瘤免疫相关血小板减少的发生机制及中西医治疗对策 [J]. 肿瘤学杂志，2022，28（3）：191-196.

[70] 赵静，苏春霞.《CSCO 免疫检查点抑制剂相关的毒性管理指南》解读：对比 NCCN 免疫治疗相关毒性管理指南 [J]. 实用肿瘤杂志，2020，35（1）：11-15.

# 中英文名词对照索引

EB 病毒（Epstein-Barr virus, EBV） 43

γ 干扰素（interferon-γ, IFN-γ） 3

## B

白癜风疾病活动度评分（vitiligo disease activity score, VIDA） 45

白细胞介素 -1（interleukin-1, IL-1） 107

白细胞介素 -2（interleukin 2, IL-2） 64

白细胞介素 -10（interleukin 10, IL-10） 64

丙氨酸转氨酶（alanine transaminase, ALT） 55

丙型肝炎病毒（hepatitis C virus, HCV） 25

## C

《常见不良事件评价标准》5.0 版（*Common Terminology Criteria for Adverse Events, CTCAE* V5.0） 27

程序性死亡受体 1（programmed death-1, PD-1） 3

程序性死亡受体配体 1（programmed cell death protein ligand-1, PD-L1） 3

纯红细胞再生障碍性贫血（pure red cell aplasia, PRCA） 142

促甲状腺激素（thyroid stimulating hormone, TSH） 25

促甲状腺激素受体抗体（thyroid stimulating hormone receptor antibody, TRAb） 25

促肾上腺皮质激素（adrenocorticotropic hormone, ACTH） 20

促性腺激素功能低下型性腺功能减退症（hypogonadotropic hypogonadism, HH） 73

催乳素（prolactin, PRL） 72

错配修复缺陷（mismatch repair deficient, dMMR） 4

## D

单纯疱疹病毒（herpes simplex virus, HSV） 43

单核苷酸多态性（single nucleotide polymorphisms, SNP） 21

单核细胞趋化蛋白 1（monocyte chemotactic protein-1, MCP-1） 174

蛋白酪氨酸磷酸酶抗体（protein tyrosine phosphatase antibody, IA-2A） 78

动脉血栓栓塞（arterial thromboembolism, ATE） 128

多形红斑（erythema multiforme, EM） 34